经河南省普通高等教育教材建设委员会审定

审定人　方家选

眼视光公共卫生

主编　邢华燕

郑州大学出版社

郑 州

图书在版编目(CIP)数据

眼视光公共卫生/邢华燕主编. —郑州:郑州大学
出版社,2014.8
ISBN 978-7-5645-0756-5

Ⅰ.①眼… Ⅱ.①邢… Ⅲ.①屈光学-公共卫生学-高等
学校-教材 Ⅳ.①R778

中国版本图书馆 CIP 数据核字(2014)第 149755 号

郑州大学出版社出版发行

郑州市大学路 40 号 邮政编码:450052

出版人:王 锋 发行部电话:0371-66966070

全国新华书店经销

河南地质彩色印刷厂印制

开本:787 mm×1 092 mm 1/16

印张:18.5

字数:426 千字

版次:2014 年 8 月第 1 版 印次:2014 年 8 月第 1 次印刷

书号:ISBN 978-7-5645-0756-5 定价:37.00 元

作者名单

主　编　邢华燕

副主编　黄贺梅　段丽菊

编　委　（以姓氏笔画为序）

王丽娅　河南省人民医院眼科研究所

邢华燕　郑州铁路职业技术学院

吕保良　郑州铁路职业技术学院

朱　豫　郑州大学第一附属医院

刘　意　郑州铁路职业技术学院

李媛媛　郑州铁路职业技术学院

杨　林　郑州铁路职业技术学院

周路坦　郑州铁路职业技术学院

赵小钊　河南医学高等专科学校

段丽菊　郑州大学公共卫生学院

黄贺梅　郑州铁路职业技术学院

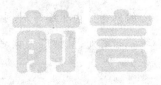

前言

　　随着人们近距离用眼的增多、人口老龄化速度加快,人们爱眼意识逐步增强,对眼视光专业人才要求越来越高。眼视光专业医生不但能从临床角度处理眼视光问题,从个别患者的诊断与治疗中总结经验,而且能从公共卫生学角度处理社区人群中存在的眼视觉健康问题,并进行以人群为基础的临床研究与调查研究,以获得眼视光疾病发生、发展和转归的特征,研究眼视光疾病发生的危险因素及防治措施等问题,为了适应形势需要,我们编写了《眼视光公共卫生》。

　　《眼视光公共卫生》是眼视光专业"基于工作过程、工学结合","知识、能力、素质"协调发展的新型课程体系专业课配套教材之一。本教材与人民卫生出版社出版的第一部《眼视光公共卫生学》本科教材,在课程目标及内容上有所不同。本教材是在近十年的眼保健与眼病预防的教学基础上,通过广泛的临床调研,校企共同研究确定课程目标与教学内容、教学方法。全书共分五部分、十个项目,介绍了眼视光公共卫生学的基本概念、研究内容和任务,医学统计方法在眼视光学领域的应用,流行病学的基本理论与主要研究方法,眼病的流行病学调查,眼保健与健康教育,防盲治盲工作的开展,正常人群与特殊人群的眼保健,常见眼病的流行病学特点和群体防治措施,社区眼视光学服务。通过本教材的学习使学生熟悉公共卫生的基本原则与方法及其在眼视光学领域的应用。

　　本教材在编写过程中强调科学性、先进性、启发性、实用性、准确性,以及基本理论、知识、技能与素养培养,通过案例引导、知识拓展与自学指导、实践技能综合练习,突出学生综合分析解决问题能力和自主学习能力的培养。全书采用的案例、图表可读性强。本教材不仅可作为高职高专院校和医学院专科层次的眼视光技术专业学生的教科书,也可作为我国眼视光工作者的继续学习或专业参考用书。

郑州大学第一附属医院眼科、河南省人民医院眼视光中心及眼视光企业专家参与了本教材的研讨、编写与指导审核工作，在此表示衷心的感谢！由于编写时间比较仓促，我们的能力和水平有限，难免出现不当之处，恳请广大读者批评指正。

编者
2014 年 4 月

目 录

导论 眼视光公共卫生学的基本概念

模块一 公共卫生学的基础知识

模块二 眼保健与健康教育

模块三　防盲与治盲

模块四　不同人群的眼保健

眼视光公共卫生学的概念

学习目标

◆ **掌握** 眼视光公共卫生学的基本概念。
◆ **熟悉** 眼视光公共卫生学在视光学中的应用及意义。
◆ **了解** 眼视光公共卫生学的研究内容;眼视光公共卫生学的学习方法。

📌 **问题引导**

一些眼病具有潜伏期,一旦发现往往比较严重,为患者及家庭带来很大的痛苦。如何才能早发现、早诊断?如何采取积极的治疗措施,减轻患者的痛苦,阻止病情的进一步发展?

任务一　眼视光公共卫生学的基本概念

随着科技进步和社会经济的发展,社会对眼视光医疗保健的需求日益增多。一是,近距离用眼越来越多,出现的视觉问题越来越突出。①近视:据不完全统计,目前我国近视人口总数接近 4 亿(占总人口的 30%),且每年新增近视患者超过 3 000 万。近年来,青少年时期因学习、生活中用眼不当而导致的近视不断增加。据调查,小学生近视发病率为 35%,中学生发病率为 50%,大学毕业生发病率高达 80%~90%。②斜视、弱视:弱视发病率为 2%~4%,低视力发病率为 1%~2%。据我国小儿斜视、弱视专家,北京大学第一医院郭静秋教授在对北京 3 万名学龄前儿童视力检查结果的统计分析,视力不良率达到 20%,其中斜视、弱视是导致视力不良的主要病因。对于该疾病的防治,关键在于早期发现(学龄前),通过物理训练进行矫正。二是,医学模式与疾病谱的改变。医学模式由单一的"生物模式"转变为"生物-心理-社会医学模式",这需要医务工作者树立大卫生、全社会和多方位的服务理念。因居民慢性病患病率越来越高,如原发性高血压、糖尿病、白内障、青光眼等相关的眼科疾病。三是,我国的人均寿命和期望寿命不断延长,人口老龄化速度加快。据资料显示,我国老年人口占总人口的12.9%,老年人口数超过了1.4亿,这些人中90%都需要配戴合适的眼镜。四是,人们爱眼、护眼意识逐步增强,眼保健市场成为21世纪的朝阳产业。

由此可知,目前综合性医院眼科远远不能满足社会对眼视光医疗保健的需求,眼视光专科医院正越来越多,对高素质的眼视光技术人才需求量越来越大。眼视光技术人才不但能解决个别患者的眼视觉问题,也能解决社区人群中存在的眼视觉健康问题和危害健康的公共卫生问题;不但从个别患者的诊断与治疗中总结经验,还能进行以人群为基础的临床研究与调查研究,以获得眼视觉疾病发生、发展和转归等信息,促进眼视光学的发展与提升。在我们的眼视光服务中,将眼镜的功能提升到矫正视力功能、物理功能和心理功能,以提高人群的眼健康水平与生活质量。作为一名眼视光学专业的医务工作人员,不但要学习眼视光学的专门知识和技能,还应懂得公共卫生的基本原则与方法。

一、眼视光学

眼视光学是一门以保护人眼视觉健康为主要内容的医学领域学科,是以眼科学和视光学为主,结合现代医学、生理光学、应用光学、生物医学工程等知识所构成的一门专业性强、涉及面广的交叉学科;是现代光学技术和现代眼科学相结合,运用现代光学的原理和技术解决视觉障碍的新兴交叉学科。目的是发现人眼视力不止常的光学缺陷,并以光学眼镜、"药物"眼镜、接触镜和低视力助视器、手术和心理等给予矫治以提高视力,以改善和促进清晰舒适视觉为目标,以保护眼睛健康为己任。它与眼科学的不同之处在于前者矫治视力的缺陷,而后者医治眼部疾病。眼视光学是眼科学的起点,也是眼科学的终点。眼视光学最主要的任务是以光学技术解决视觉障碍,其学科特征是进行与人眼视觉有关的生理、病理和光学方面的临床、科研和教学等。科研重点主要针对视觉方面的研究,包括近视、远视、散光、弱视、低视力、光学眼镜、角膜接触镜、屈光手术及其他视觉方面矫正的基础、临床研究等内容。经过长期不懈地努力,眼视光学已属于临床医学的一部分,为解除公众的眼疾痛苦和提供眼保健服务做出了很大贡献。

视光学的英文名称为Optometry,系希腊语optikos(眼视觉)和metres(量度)的结合,意为视力测定和验光法,其定义为对视觉功能的保护和矫正。视光学经过了几百年的探索研究。1619年Christoph Sceheiner证明物体在视网膜上形成倒像,由物理光学向眼的生理光学发展了一步。在19世纪中叶,对眼的屈光研究仍处于生理光学的范围。直到Donders发表了《屈光不正与其结果》《散光与柱镜》《眼的调节与屈光不正》等专著,为眼的光学性视觉障碍及其矫正法奠定了基础。眼的生理光学发展,把屈光的理论应用于临床的检查和治疗,同时临床应用光学仪器的研究不断深入,使眼视光学逐渐发展成为一门具有独立性强、优势明显及应用广泛的眼科学分支学科——视光学。

视光师是提供眼睛保健的专业人员,他们善于测定视功能、诊断眼睛和视觉疾病,更会利用光学镜片进行视觉矫正和视觉训练。其主要工作有:视觉检查,眼睛的健康保健,屈光矫正眼镜的验配,角膜接触镜的验配,视觉训练,近视控制,低视力保健,公众视觉保

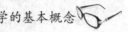

健普及和咨询服务等。作为一名视光师应担负起"保护视功能，诊治低视力"的重任。

目前，在欧美及澳大利亚大部分眼科方面的基础保健和检查工作由视光师承担。视光学所包含的内容如下。

▶屈光矫正：框架眼镜的屈光矫正，屈光矫正手术。

▶双眼视：非眼位异常的双眼视屈光矫正，双眼视训练。

▶低视力：低视力的屈光矫正，低视力的康复。

▶角膜接触镜：屈光矫正性接触镜，治疗性角膜接触镜。

▶儿童屈光：儿童视觉发育，青少年近视的控制和预防，弱视的防治。

目前，我国已开展的视光服务项目如下。

▶青少年近视防控、检查、筛选及评估。

▶视功能的全面检查、诊断、训练及服务。

▶软性及硬性角膜接触镜的检查、诊断、配戴、评估及服务。

▶成人视觉健康体检。

▶儿童视觉健康体检。

二、公共卫生学

公共卫生学是改善人群健康和减少健康不平等的联合行动。即通过政策发展和保障措施有组织的社区活动来改善环境、预防疾病、延长生命和促进心理和躯体健康并能发挥个人更大潜能的科学，是为消除或改变对所有的人，包括对患者和健康人都会产生不良影响的因素所采取的有组织的集体行动。其工作范围包括：环境卫生、控制传染病、个体健康教育、组织医护人员对疾病进行早期诊断和治疗并建立一套社会体制，以及保障公民都享有的健康与寿命。公共卫生学是随着社会经济、科技的进步、人们意识形态的改变而发展变化。不同的时代、不同的群体对公共卫生学的界定不尽相同。

公共卫生学是从群体的角度，应用流行病学的基本理论与方法，研究临床医学、社区和人群中存在的疾病和健康问题。公共卫生学为人类控制疾病做出了巨大贡献，在与疾病的斗争中得以快速的发展，主要体现在：①从最初的注重传染病的控制发展到慢性病的控制，甚至是社区、国家或全球范围内与健康相关的所有活动；②从注重卫生管理发展到人们的生活方式；③从注重环境对健康的影响发展到对遗传、心理、行为与生活习惯等相关疾病的控制，甚至是公共卫生突发事件的发生的应对；④从注重预防疾病发展到注重健康服务的组织与管理。为此，将公共卫生学引入眼视光领域与其相结合，形成眼视光公共卫生学，将有助于眼视光学领域的拓展，并向纵深发展。

三、眼视光公共卫生学

眼视光公共卫生学是运用公共卫生学的原理与方法研究眼视光学中的公共卫生问题的一门学科，是公共卫生学与眼视光学相结合的结果，其主要是应用流行病学和统计学的理论和方法来解决眼视光学中的公共卫生问题，研究眼视光疾病在人群中发生、发展和分布的特征，及其预防与控制措施，提供社区人群中的眼保健服务，以提高人群的眼健康水平。公共卫生学的原理与方法在眼视光学领域的应用促进了其发展。通过世界和我国各地的眼病现况调查,我们基本了解了世界上其他国家和我国的盲和视力损伤的现状、原因与发生、发展的趋势,为全球和我国开展防盲治盲工作明确了目标,制订防治措施提供了科学依据。近十余年,通过世界卫生组织统一组织的以人群为基础的学龄期儿童屈光不正调查,摸清了儿童屈光不正的现状与发生、发展规律,将屈光不正和低视力列入全球最大规模的防盲治盲项目"视觉2020,享有看得见的权利"(简称"视觉2020")行动的重点;医学模式的转变,影响人群视觉健康是多因素、多方位的,且许多因素是可变的,在这些问题的临床研究中应用公共卫生学的基本理论与技术,将使研究设计更加科学合理,测量各类数据更加准确,对结果的评价也更加客观,得到的结论较为科学可靠;为做好社区人群中的眼保健服务,实施和管理社区眼保健服务项目,需要对社区人群的眼病发生情况,发生发展规律与变化趋势有所了解,也需要由眼视光公共卫生学来完成。可见,眼视光公共卫生学在眼视光领域发挥重要的作用。对于眼视光公共卫生学所取得的成绩,我们应认真总结和推广,以便在我国眼视光学的发展中发挥更大的作用。

眼视光公共卫生学的特点:①研究对象具有广泛性,患者与健康者,个人与群体;②公共卫生学与眼视光学的结合,是公共卫生学的原理与方法在眼视光学中的应用;③理论性与实践性相结合,具有较强的理论性与实践性。

任务二　眼视光公共卫生学的任务及其研究范围

公共卫生学的内容十分丰富,其主要基础是流行病学和统计学。眼视光公共卫生学的任务是应用流行病学和统计学的原理与方法,解决眼视光学领域中的一些重要的公共卫生问题,研究眼视光疾病在人群中发生、发展和分布的特征,及其预防与控制措施,提供社区人群中的眼保健服务,以提高人群的眼健康水平及其生活质量。其研究内容涉及眼视光学的各个方面。如眼病的现况调查;了解眼病的发生、发展规律,确定防盲治盲和眼保健工作的重点;社区眼保健项目的实施与管理;一些眼病的危险因素的探寻;筛查常见眼病的早期患者和高危人群;评价预防与治疗眼病的干预措施的效果;探索眼病的群体防治措施等。

根据眼视光公共卫生学的知识结构,眼视光工作者的工作任务及要求,将眼视光公共卫生学概括为两大部分:一是公共卫生学的基本理论与方法;二是公共卫生学在眼视光学领域中的应用。前者包括:流行病学的基本理论与主要研究方法;统计学的基本理论与方法;眼病现况调查的实施与眼病筛查的基本概念和特点。后者主要包括:眼保健与健康教育;全球和我国盲和视力损伤的状况;不同人群的眼保健;常见眼病的流行病学特点与群体防治;防盲和防治眼病项目的组织与实施;社区眼视光服务;眼保健工作人员的培训。通过对这些内容的学习,眼视光工作者能运用流行病学和统计学的基本理论与方法开展眼视觉健康状况和眼病的调查与分析,具有预防与控制眼视光疾病的健康教育及指导能力;熟悉我国防盲治盲工作的开展,会结合眼视觉疾病和眼病的流行病学特点制订防治措施,开展眼病的"三级预防"及群体防治;熟悉影响人群眼健康的因素及环境视觉,树立眼保健意识,开展健康教育指导;培养学生的科研能力及自主学习能力;能利用所学知识开展社区眼保健与眼视光学服务,为从事眼视光学专业的临床、研究、防盲治盲和眼保健工作奠定良好的基础。

眼视光公共卫生学是公共卫生学与眼视光学的结合,理论性与实践性均较强,学生在学习该门课程时须注意一些问题:①注重理论学习,掌握流行病学的基本理论与方法,理解统计学基本概念与常用方法,尤其是要学会常用流行病学方法的应用及各种统计方法的应用适用范围,对统计公式不做推导,重点是理解其意义和适用条件;②注重理论联系实际,学习过程中要把理论与实际结合起来理解,有条件的应参与一些眼病的流行病学调查和防盲治盲项目的实施,理解实际中如何运用眼视光公共卫生学的理论知识来解决眼视光学中的一些问题;③注重学习过程中,将学习的理论知识和技能与眼视光学的理论和方法紧密结合起来,运用流行病学与统计学的理论与方法解决眼视光学中问题,其结果是否具用代表性、科学性、可比性,考虑常用的眼视光学检测方法的真实性、可靠性和实用性,研究对象目标人群的代表性、样本大小、检测方法等是否合理;④注重文献资料的利用与自主学习能力的培养,学习过程中要结合所学知识,广泛查阅医学文献,分析、评价其设计、测量和分析的优缺点,从中汲取经验与教训。同学之间展开讨论、开展社区调研,撰写调研报告,从而培养自己的自主学习能力与社会实践能力。

总之,在该课程的学习过程中,只有将眼视光公共卫生学与眼视光学相关知识结合起来学习,才能学以致用,眼视光公共卫生学才能发挥其更大的作用,掌握更多解决眼视光学领域中难题的方法,切实解决眼视学领域中的实际问题,以提高人群的眼健康水平及其生活质量,最大限度地发挥一名眼视光工作人员应有的作用。

归纳总结与思考

眼视光公共卫生学是运用公共卫生学的原理与方法研究眼视光学中的公共卫生问题的一门学科。其主要任务是应用流行病学和统计学的理论和方法来解决眼视光学中的公共卫生问题,研究眼视光疾病在人群中发生、发展和分布的特征及其预防与控制措施,提供社区人群中的眼保健服务,以提高人群的眼健康水平。其内容包括公共卫生学的基本理论与方法和公共卫生学在眼视光学领域中的应用两部分。

⊙学习检测

1.眼视光技术专业学生学习眼视光公共卫生学的目的是什么?

2. 眼视光公共卫生学的任务及研究范围是什么？
3. 如何才能学好眼视光公共卫生学？

（邢华燕　王丽娅）

公共卫生学的基础知识

项目一

统计学在眼视光学中的应用

学习目标

◆ **掌握** 眼视光学领域中常用的统计描述指标、统计推断的方法及其应用条件。

◆ **熟悉** 统计学中的几个基本概念;眼视光学领域中资料的收集与处理,并能正确区分不同类型的资料。

◆ **了解** 统计学的基本概念及在眼视光学领域中的意义。

◆ **基本技能** 能够对不同类型的资料进行收集、整理、分析,同时会用统计表与统计图表达统计分析结果,结合工作实际得出结论;培养学生逻辑分析及推断能力、自主学习能力。

 问题引导

1. 已知某高等职业院校有 4 993 名学生,其视力情况如何?
2. 某视光医生研究一种矫正近视的眼镜,其效果如何?
3. 郑州市白内障患病率与上海市白内障患病率是否相同?
4. 如何分析某大学 2002 ~ 2012 年新生视力情况?

卫生统计方法是运用数理统计的原理和方法,研究居民健康状况、医药卫生实践、卫生服务领域和医学科学研究的一门应用学科。通过对此领域资料的收集、整理、分析与推断,有利于我们科学、客观地认识事物的本质特征与规律。医学领域中的很多问题离不开卫生统计学,如对某种眼病危险因素的评估、某措施对某种眼病防治效果的评价、疾病不同地区患病情况分析等。同样,眼视光学中,对盲与低视力、眼轴、眼压、视力等的分析与比较也需要卫生统计学的基本理论与方法。

任务一 统计学的基础知识

一、几个基本概念

1.总体与样本 总体(population)是根据研究目的所确定的同质的观察单位的全体。如研究某市儿童的盲与低视力情况,某市所有儿童构成一个总体。个体(individual)是研究的最基本单位,又称观察单位。有时总体中观察单位数是有限的,称为有限总体。若总体中观察单位数是无限的,称为无限总体。

样本(sample)是从总体中随机抽取的部分个体。随机是指总体中的每一个观察单位具有同等的机会被抽取到样本中。这种从总体中抽取样本的过程称为抽样(sampling)。该样本所包含的个体数目,称为样本含量或样本大小。研究某市儿童的盲与低视力情况,我们从该市的所有儿童中随机抽取2 000名儿童进行研究,这2 000名儿童就是一个样本,其样本量为2 000。

为保证样本能够正确反映总体情况须注意:①对总体要有明确的规定;②总体内所有观察单位必须是同质的;③在抽取样本的过程中,遵循随机化原则;④要有一定的样本量(样本含量足够大)。

2.误差 是指各种原因导致的观测值与真值之间的差异,主要有系统误差、随机测量误差和抽样误差。

(1)系统误差(systematic error):由确定的原因所引起的测量值与真值之差。如仪器不准确、检查者掌握的标准过高或过低、所引起观测值单向偏大或偏小。系统误差可以避免。

(2)随机测量误差(random error):又称偶然误差,是指由于偶然的因素导致同一观察对象多次检测结果的不完全一致。该误差无固定方向,也不可避免。但可通过培训观察人员、严格规范操作等措施将该误差降到最低范围。

(3)抽样误差(sampling error):是指由于抽样而引起的样本指标与总体指标或样本指标与样本指标之间的差异,统计学上称为抽样误差。它是由于总体中各观察单位间存在个体变异引起的。一般来讲,样本越大,则抽样误差越小,样本特征就越接近总体,用样本推断总体的精度越高,反之亦然。由于个体变异是客观存在的,因而抽样误差是不可避免的,但是通过增加样本含量可减少抽样误差。如从某地随机抽取1 000名健康成年人,其平均眼轴长度为24.5 mm,这一样本均数不一定完全等于该地区所有健康成年人的平均眼轴长度。

3. 概率(probability)　是用来描述随机事件发生可能性大小的度量指标。如事件 A 发生的可能性大小,即称为事件 A 的概率,常记为 $P(A)$,或简记为 P。取值范围为 $0 \leqslant P \leqslant 1$。随机事件的概率为 $0 < P < 1$。事件的 P 值越接近 1 发生的可能性越大;P 值越接近 0 发生的可能性越小;必然发生的事件概率为 1,不可能事件的概率为 0。习惯上常将 $P \leqslant 0.05$ 或 $P \leqslant 0.01$ 的事件称为小概率事件,表示该事件发生的可能性小于或等于 0.05。通常将其作为事物间有无统计学意义的界值标准。如在医学文献中经常会看到 $P > 0.05$,$P < 0.05$ 或 $P < 0.01$ 等,以表达统计分析结果的可能性。

 知识拓展与自学指导

参数与统计量

描述总体特征的有关指标,称为为参数(parameter),用希腊字母表示。如总体平均数(μ)、总体标准差(σ)和总体率(π)等;描述样本特征的有关指标,称为统计量(statistic),用拉丁字母表示。如样本均数(X)、样本标准差(S)和样本率(p)等。如研究某地 12 岁男孩身高的情况,该地所有 12 岁男孩作为观察对象,得到的身高均数为参数。若进行抽样研究,用随机的方法从总体中抽出一部分 12 岁男孩,计算出的身高均数为统计量。

二、统计资料的类型

根据观察单位的某项特征的不同,将视光学领域中的统计资料分为计量资料、计数资料和等级资料。

1. 计量资料(measurement data)　又称数值变量,是指用定量方法测量每个观察单位某项指标量的大小,它的取值是定量的,表现为数值大小,一般有度量衡单位。如身高(cm)、体重(kg)、眼轴长度(mm)、眼压(mmHg[①])等。计量资料常用平均数、标准差、标准误等指标进行描述;用 t 检验、u 检验、方差分析、相关与回归分析等统计方法做资料的比较和分析。

2. 计数资料(count data)　是将观察单位按某种属性或类别分组,然后分别对各组观察单位的个数进行计数所得资料。此类型资料一般无度量单位。如血型分为 A 型、B 型、AB 型和 O 型,某地小学生近视人数。计数资料常用相对数指标进行描述;用率的 u 检验、卡方检验等统计方法做资料的比较和分析。

3. 等级资料(ordinal data)　是将观察单位按某种属性或类别的程度等级顺序分组,然后分别对各组观察单位的个数进行计数所得资料。各类别之间存在程度上的差别和等级顺序关系,如盲和低视力分为 1~5 级,疾病治疗结果分为痊愈、显效、好转、无效,尿

---

① 1 mmHg≈0.13 kPa,本书为贴近临床,压力单位均采用"mmHg"。

糖检测结果分为-、+、++、+++、++++等。

根据不同的研究目的,计量资料、计数资料和等级资料之间可以互相转化。如某人群视力测量所得资料是计量资料;若根据其视力情况分为近视患者组、未近视组,分别计数各组人数,则为计数资料;若将近视患者根据眼球屈光度数值将患者分为低度近视眼组(小于-3.00 D)、中度近视眼组(-3.00~-6.00 D)和高度近视眼组(大于-6.00 D),分别计数各组患者人数,为等级资料。

三、统计工作的基本步骤

卫生统计工作一般分四个步骤,即先有一个精密、完善的设计,然后根据设计的要求搜集资料,整理资料和分析资料。这四个步骤是相互联系、前后呼应、密不可分的整体。后三步是卫生统计工作的三个基本步骤。

1. 统计设计　是研究中最关键的一步,其设计的好坏将影响以后工作实施是否顺利及工作质量。其主要内容是根据研究目的,结合专业要求对资料搜集、整理和分析全过程进行总的、周密的设计和安排,以保证结果的准确性、严密性和可重复性。同时对采用何种统计指标与统计方法,预期试验结果都要考虑设计。统计设计是整个研究过程的总体规划,一个好的统计设计可以节省人力、物力和时间,取得更多的较为可靠的资料。

2. 搜集资料　是根据研究目的及统计设计的要求,及时取得完整、准确的原始数据的过程。这是保证统计分析结果正确的重要一步,是进行资料整理与分析的前提与基础。眼视光工作过程中常见资料来源:医疗卫生工作记录、视光门诊日常记录、视力检查结果、专题调研等。

搜集资料过程中须注意资料的完整、准确、及时。完整首先是指研究单位数量和研究对象的完整,即所有研究对象不能遗漏,也不能重复;其次指所有研究项目和内容都应填写记录,不能遗漏、重复。准确是指填写的项目应界限清晰、项目之间无矛盾、无重复,保证资料真实可靠。及时是指调查和实(试)验应在规定的时间内完成,不能任意拖延。否则资料可能无法反应特定时间的具体情况。只有获得完整、准确的原始资料,才能得出科学的结论。

3. 整理资料　是根据统计设计的要求,对搜集到的原始资料进行有计划、有目的的科学加工,使其系统化、条理化,以便进一步进行统计分析的过程。整理资料过程中不同工作环节过程均要检查核对。

4. 分析资料　是将整理好的资料,按照设计的要求,运用统计指标进行描述、运用统计方法进行统计推断,并结合专业知识得出统计结论,以阐明事物的内在规律与本质特征。有时可选择恰当的统计表与统计图将统计结果直观形象地表达出来。

统计描述(descriptive statistics)就是应用统计指标及统计表、统计图描述资料的某些特征,为进一步做统计推断奠定基础。统计推断(inferential statistics)的目的是由样本信息推断总体特征。因此,统计推断是统计学的主体。它是根据研究目的和资料性质,利用样本信息对总体特征或性质进行估计和推断的统计方法,包括参数估计和假设检验。分析资料时应注意,不同资料类型,不同分析目的,使用的统计分析方法不同。

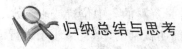

归纳总结与思考

　　卫生统计学是运用数理统计的原理和方法,研究居民健康状况、医药卫生实践、卫生服务领域和医学科学研究的一门应用科学。常用的基本概念有总体与样本、误差和概率。工作实践中常见的资料分为计量资料、计数资料和等级资料。统计设计、收集资料、整理资料和分析资料是统计工作的基本步骤。

⊙学习检测

1. 列举实例解释说明总体与样本的含义。
2. 列表比较不同类型的资料特点?
3. 工作实践中如何才能正确区分不同类型的资料?
4. 调查某市大学生的近视情况,所得资料是何种类型的资料?
5. 表1–1 所表达的资料为何种类型的资料?

表1–1　某地某年不同职业人群近视发病率

职业	男性(%)	女性(%)
工人	34.24	36.53
教师	78.63	80.23
职员	60.12	63.21
大学生	78.65	84.56
离退休干部	52.31	45.68
公安干警	26.89	30.12

任务二　计量资料的统计分析

　　统计分析包括统计描述和统计推断两大部分内容,统计描述是分析的基础。常用的统计描述指标有集中趋势指标与离散趋势指标两大类。

一、统计描述

(一)集中趋势指标

集中趋势指标是描述集中在某一位置水平的变量值。对计量资料进行分析时,经常用平均数。平均数(average)是用来表示一组性质相同的计量资料的集中位置或平均水平的指标体系。它常作为一组资料的代表值,使资料产生简明概括的印象,又便于进行组间的比较。常用的平均数有算术均数、几何均数、中位数。

1.算术均数(arithmetic mean)　简称均数(mean),总体均数用希腊字母 μ 表示,样本均数用拉丁字母 $\overline{X}$(读作 eiksba)表示。均数适用于对称分布资料,尤其是正态分布资料,是医学研究中最常用的平均水平指标。

均数的计算方法有直接法和加权法。

(1)直接法:用于样本含量较少时($n<50$),其公式为:

$$\overline{X} = \frac{X_1 + X_2 + X_3 \cdots + X_n}{n} = \frac{\sum X}{n} \qquad \text{(公式 1-1)}$$

式中,$X_1, X_2, \cdots, X_n$ 为各观察值;n 为样本含量,即观察值的个数;希腊字母 $\sum$(读作 sigma)表示求和。

例1　10 名 8 岁小学一年级轻度近视儿童的前房深度分别为 3.20,3.82,3.61,3.78,3.92,3.91,3.42,3.81,3.56,3.81(mm),求其平均水平。

$$\overline{X} = \sum \frac{X}{n} = \frac{3.20 + 3.82 + 3.61 + 3.78 + 3.92 + 3.91 + 3.42 + 3.81 + 3.56 + 3.81}{10}$$

$$= 3.69(\text{mm})$$

答:这 10 名 8 岁儿童的前房深度平均水平为 3.69(mm)。

(2)加权法(weighting method):也称为频数表法。当观察值个数较多时($n \geq 50$),用直接法比较麻烦且容易出错,为计算方便,可先编制频数表,再用加权法求均数。加权法的计算公式为:

$$\overline{X} = \frac{f_1 X_1 + f_2 X_2 + \cdots + f_n X_n}{f_1 + f_2 + \cdots + f_n} = \frac{\sum fX}{\sum f} \qquad \text{(公式 1-2)}$$

式中,$X_1, X_2, \cdots, X_n$ 与 $f_1, f_2, \cdots, f_n$ 分别为频数表资料中各组段的组中值和相应组段的频数。组中值是指某组段的下限与相邻较大组段的下限相加除以 2。

加权法计算较为复杂,不做过多介绍。随着计算机和数据库技术的广泛应用,给大样本统计分析带来较大方便,尤其是统计软件(如 SPSS、SAS)的普及,利用 SPSS、SAS 等数据库技术或统计软件进行样本均数和标准差计算非常简便和准确。首先建立数据库,即将数据录入计算机,然后采用相应的统计分析软件进行统计分析,得出相应的均数及其他相应统计指标。

应用均数时须注意的问题:均数用来描述一组变量值的平均水平,这些变量必须是同质的;均数适用于呈正态或近似正态分布的资料,因为它位于分布的中心,最能反映分布的集中趋势;对于偏态分布资料,可用几何均数、中位数等描述;均数只能反映数据集中趋势,对正态或近似正态分布资料,应结合离散趋势指标标准差来全面反映其分布的特征。

📌 **问题引导**

　　检测10例葡萄膜炎患者的血清抗弓形虫抗体效价,依次为1:4,1:4, 1:4,1:16,1:16,1:16,1:16,1:64,1:64,1:256。若说明其平均抗体滴度,能选用算术均数吗? 为什么?

　　2. 几何均数(geometric mean)　用 G 表示,适用于数据经过对数变换后呈正态分布的资料和观察值之间呈倍数变化(等比关系)的资料,如某些疾病的潜伏期、抗体滴度、平均效价等。

　　几何均数的计算方法有直接法和加权法。

　　(1)直接法:用于样本含量较少时($n<50$),其公式为:

$$G = \sqrt[n]{X_1 X_2 \cdots X_n}$$

或　　　　　$$G = \lg^{-1}\left(\frac{\lg X_1 + \lg X_2 + \cdots + \lg X_n}{n}\right) = \lg^{-1}\left(\frac{\sum \lg X}{n}\right) \qquad (公式1-3)$$

　　式中,$\sum \lg X$ 为变量值取对数后的和,$\lg^{-1}$ 为反对数符号。

　　例2　5人的血清效价分别为1:10,1:100,1:1 000,1:10 000,1:100 000,求平均滴度。

　　先求平均效价的倒数:

$$G = \sqrt[5]{10 \times 100 \times 1\,000 \times 10\,000 \times 100\,000} = 1\,000$$

或　　　$$G = \lg^{-1}\left(\frac{\lg 10 + \lg 100 + \lg 1\,000 + \lg 10\,000 + \lg 100\,000}{5}\right) = 1\,000$$

　　答:这5人的平均血清效价为1:1 000。

　　(2)加权法　当观察值个数较多时($n \geq 50$),先列频数表,再计算,其公式为:

$$G = \lg^{-1}\left(\frac{f_1 \lg X_1 + f_2 \lg X_2 + \cdots + f_n \lg X_n}{f_1 + f_2 + \cdots + f_n}\right) = \lg^{-1}\left(\frac{\sum f \lg X}{\sum f}\right) \qquad (公式1-4)$$

　　几何均数的应用与特性:

　　1)几何均数常用于呈等比数列的资料,即变量值呈倍数关系或近似倍数关系时,如血清中抗体滴度和血清凝集效价等;还可用于对数正态分布或近似对数正态分布的资料,如某些传染病的潜伏期。

　　2)计算几何均数时应注意:①观察值中不能有0,因为0不能与任何其他值呈倍数关系;②不能同时有正值和负值,若全是负值,计算时可先除去负号,得出结果后再加上负号。

　　3. 中位数(median)　是将一组观察值由小到大按顺序排列,位次居中的变量值即为中位数,用 M 表示。适用于描述偏态分布资料的集中位置,它不受两端特大值及特小值的影响。当一组变量值呈偏态分布时,用中位数表示集中趋势比均数更为合理。

　　直接法:当例数不多时,将观察值由小到大排列,按公式1-5或公式1-6计算。

　　n 为奇数时　　　　　　　　　　$$M = X_{\left(\frac{n+1}{2}\right)} \qquad (公式1-5)$$

n 为偶数时 $\qquad M = [X_{(\frac{n}{2})} + X_{(\frac{n}{2}+1)}] / 2$ （公式1-6）

式中，n 为样本例数，$\dfrac{n+1}{2}$，$\dfrac{n}{2}$，$\dfrac{n}{2}+1$ 为变量值按顺序排列后的位数。

例3　9 只近视眼的中央角膜厚度（单位 mm），分别为 0.46，0.48，0.51，0.54，0.56，0.49，0.50，0.54，0.53，试求中央角膜厚度的中位数。

本组数据为奇数（$n=9$），第（$n+1$)/2 个数值即为中位数，即第 5 个数值 0.5 mm 为中央角膜厚度的中位数。

（二）离散趋势指标

离散趋势指标就是用来描述计量资料的变量值之间参差不齐的程度，即离散程度或变异度。两组学生验光技术考试成绩分别为：

甲组：60，74，78，80，90，96，100。

乙组：78，80，86，88，88，90，92。

两组的集中趋势可用 $\bar{X}$ 来描述。$\bar{X}$ 均为 86 分，单从集中趋势指标可说明两组数据的分布特征是相同的，但这两组数据不尽相同，甲组各数据离均数的距离远，而乙组各数据离均数近。可见平均数只反映数据的集中趋势，只有把集中趋势指标和离散趋势指标结合起来才能全面反映计量资料的分布特征。常用的变异指标有极差、方差、标准差、变异系数。

1. 极差（range）　又称为全距，简记为 R，是一组同质观察值中最大值与最小值之差。它反映了个体差异的范围，极差大，说明变异度大；反之，极差小，说明变异度小。不足之处有：只考虑最大值与最小值之差异，不能反映组内其他观察值的变异度；样本含量越大，抽到较大或较小观察值的可能性越大，则全距可能越大；即使样本含量不变，全距的抽样误差亦较大。因此极差应用较少。

2. 方差（variance）　简记为 σ^2 或 S^2，为全面考虑观察值的变异情况，克服全距的缺点，可计算总体中每个观察值 X 与总体均数 μ 的差值（$X-\mu$）之和，即 $\sum(X-\mu)$。但由于正负抵消，同一组数据的离均差总和会等于 0，即 $\sum(X-\mu)=0$，不能反映变异度的大小，用离均差平方和 $\sum(X-\mu)^2$（sum of squares，SS）则可避免正负抵消的因素。但 $\sum(X-\mu)^2$ 的大小，除了受资料离散度的影响外，还与变量值的个数 N 的多少有关，当观察值数量很多时，即使资料的离散度不大，可其总和却很大，这不能反映资料间的离散度。若除以 N 求其平均数，得方差（variance，σ^2），即 $\sigma^2 = \dfrac{\sum(X-\mu)^2}{N}$，就可消除观察值个数的影响。方差越小，资料的离散程度越小；方差越大，资料的离散程度就越大。实际工作中，总体均数 μ 往往是未知的，所以只能用样本均数 $\bar{X}$ 作为总体均数 μ 的估计值，即用 $\sum(X-\bar{X})^2$ 代替 $\sum(X-\mu)^2$，用样本例数 n 代替 N，即 $S^2 = \dfrac{\sum(X-\bar{X})^2}{n}$ 计算的结果总是比实际 σ^2 小。英国统计学家 W. S. Gosset 于 1908 年建议用 $n-1$ 代替 n 来校正，即是样本方差 S^2。

$$S^2 = \frac{\sum(X-\bar{X})^2}{n-1}$$ （公式1-7）

式中，$n-1$ 称为自由度（degree of freedom），用希腊字母 ν 表示。

3. 标准差 方差的算术平方称为标准差(standard deviation),简记为 σ 或 S,是描述计量资料最常用的离散程度指标。标准差分为样本标准差 S 和总体标准差 σ。

$$\sigma = \sqrt{\frac{\sum (X - \mu)^2}{N}} \qquad \text{(公式 1-8)}$$

$$S = \sqrt{\frac{\sum (X - \overline{X})^2}{n - 1}}$$

直接法:
$$S = \sqrt{\frac{\sum X^2 - \frac{(\sum X)^2}{n}}{n - 1}} \qquad \text{(公式 1-9)}$$

例4 两组学生验光技术考试成绩如下。甲组:64,78,86,88,90,96,100。乙组:78,80,86,88,88,90,92。试比较两组资料的离散程度。

两组学生的平均成绩均为86分,经计算得甲、乙两组的标准差分别为12和5;甲组的标准差大于乙组,说明甲组学生的离散程度大于乙组学生的离散程度。

标准差的用途:

(1)表示资料的离散程度:当比较的两组资料均数相等或相近,且单位相同时,标准差大,资料的离散程度大;标准差小,资料的离散程度小。医学文献上常用($\overline{X} \pm S$)表示资料的平均水平和变异程度。当两组资料的均数相差较大或计量单位不同时,不能直接比较,应选择变异系数来比较。

(2)用标准差计算变异系数。

(3)用标准差估计变量值的频数分布情况。

(4)用标准差计算标准误。

4. 变异系数 变异系数(coefficient of variation),简记为 CV。当多组资料的单位不同或均数相差较大时,不能用标准差直接来比较,须采用变异系数进行比较。CV 值小表示变量值密集,变异度小;CV 值大表示变量值分散,变异度大。计算公式为:

$$CV = \frac{S}{\overline{X}} \times 100\% \qquad \text{(公式 1-10)}$$

例5 某研究者观察10只近视眼的屈光度为(-3.18 ± 0.26)D,中央角膜厚度为(0.52 ± 0.04)mm,试问两组数据的变异程度如何?

这两组数据的单位不同,均数相差也较大,须选择 CV 比较其变异程度大小。

屈光度:
$$CV = \frac{0.26}{3.18} \times 100\% = 8.18\%$$

中央角膜厚度:
$$CV = \frac{0.04}{0.52} \times 100\% = 7.69\%$$

由结果可知,屈光度的变异系数大于中央角膜厚度,说明屈光度的变异程度较大。

5. 标准误 医学研究中,很多情况下需要采用抽样研究,从而推断总体的特征与规律。由于事物的个体差异是客观存在的,抽样研究存在抽样误差,使样本统计量不一定等于相应的总体参数。这种由于抽样引起的样本指标与总体指标或样本指标与样本指标之间的差异,称为抽样误差。根据资料的性质和指标种类的不同,抽样误差分为均数的抽样误差和率的抽样误差两种。均数的抽样误差是指由于抽样引起的样本均数与总体均数或样本均数与样本均数之间的差异;率的抽样误差是指由于抽样引起的样本率与总体率或样本率与样本率之间的差异。

(1)均数/率的标准误(standard error):衡量均数/率的抽样误差大小的指标称为均数/率的标准误。总体均数的标准误用 $\sigma_{\bar{x}}$ 表示,样本均数的标准误用 $S_{\bar{x}}$;总体率的标准误用 σ_p 表示,样本率的标准误用 S_p 表示。计算公式为:

$$\sigma_p = \sqrt{\frac{\pi(1-\pi)}{n}} \qquad \text{(公式 1-11)}$$

式中, σ 为总体标准差, π 为总体率, n 为样本观察例数。

由于在抽样研究中, σ 或 π 常属未知,而用样本标准差 S 或 p 来估计。因此在实际工作中,常以公式 1-12 计算结果作为均数标准误的估计值 $S_{\bar{x}}$,率的标准误的估计值 S_p。

$$S_{\bar{x}} = \frac{S}{\sqrt{n}}$$

$$S_p = \sqrt{\frac{p(1-p)}{n}} \qquad \text{(公式 1-12)}$$

式中, S 为样本标准差, p 为样本率, n 为样本观察例数。

例 6 某研究者观察 10 只近视眼的屈光度为 (-3.18 ± 0.26) D,中央角膜厚度为 (0.52 ± 0.04) mm,试估计其抽样误差大小。将数据代入公式 1-12。

$$S_{\bar{x}} = \frac{0.26}{\sqrt{10}} = 0.08(\text{D}) \qquad S_{\bar{x}} = \frac{0.04}{\sqrt{10}} = 0.01(\text{mm})$$

因此,10 只近视眼的屈光度标准误为 0.08 D,中央角膜厚度的标准误为 0.01 mm。

从公式 1-12 可以看出,当 n 一定时,均数的标准误与标准差成正比。标准差越大,均数标准误越大,均数的抽样误差越大,反之亦然。当标准差一定时,均数的标准误与 $\sqrt{n}$ 成反比。样本含量愈大,均数的抽样误差愈小。在实际工作中,可通过适当增加样本例数来减小抽样误差。标准误是描述样本均数变异程度大小的指标,说明抽样误差的大小,也说明了样本均数的代表性。标准差表示个体变异程度的大小,而标准误是样本均数的标准差,表示样本均数间变异程度或样本均数与总体均数的接近程度。标准误小,表示样本均数抽样误差小,样本均数与总体均数接近。

(三)制定医学参考值范围

医学参考值范围亦称医学正常值范围。它是指所谓"正常人"的解剖、生理、生化等指标的波动范围。其确定步骤如下:

1.确定数量足够大的"正常人" 所谓"正常人"并非指身体没有任何疾病,而是指排除了影响所研究指标的疾病和有关因素的同质人群。

2.根据研究目的和使用要求选定适当的百分界值 正常值范围是指绝大多数正常人的观察指标所在的范围。通常"绝大多数"是指正常人的 90%、95% 和 99%,最常采用 95%。

3.根据指标的实际用途确定单侧或双侧界值 若指标过高或过低均属异常时,就定为双侧,有上限和下限两侧数值。如眼压过高或过低均属异常,这时取双侧界值;若指标仅过高或过低为异常时,求其正常范围时取单侧,即只有上限界值或只有下限界值。如视力过低为异常,求其正常值范围时取单侧下限。

4. 对入选的正常人进行统一、准确测量 测量准确才能获得较可靠的正常值范围。

5. 根据指标的实际意义确定是否按照正常人不同的特征分组 如某一指标具有年龄、性别、职业分布特征时,即同一指标不同特征之差的差异有统计学意义。如男、女成人白细胞数量差异有实际意义,须分别求其正常范围。

6. 根据资料的分布特点,选用恰当的计算方法 常用方法如下。

(1)正态分布法:正态分布法主要适用于正态或近似正态分布的资料。有双侧和单侧两种情况:

双侧界值: $\bar{X} \pm u_\alpha S$　　单侧上界: $\bar{X} + u_\alpha S$,或单侧下界: $\bar{X} - u_\alpha S$

式中, $\bar{X}$ 为均数, S 为标准差, u_α 为正态分布界值。根据选定正常值范围、单侧或双侧,确定不同的 u 值。见表1-2。

表1-2　常用 u 值表

参考值范围	单侧	双侧
90%	1.282	1.645
95%	1.645	1.960
99%	2.326	2.576

注意,单侧95%的界值1.645正是双侧90%的界值。因为,取双侧90%时,两边各占5%;若是取单侧95%上界时,左侧的5%视为正常,与中间的90%相加为95%,只有 $\bar{X} + 1.645S$ 的5%视为"异常"。见图1-1。

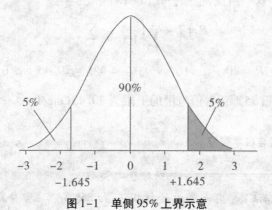

图1-1　单侧95%上界示意

例7　某研究者测定某地成人100只正常眼的眼压值,其均数 $\bar{X} = 16.18$ mmHg,标准差 $S = 2.69$ mmHg,求该地区正常人的眼压正常值范围。

根据本例题意分析,取双侧95%正常值范围($\bar{X} - 1.96s$,$\bar{X} + 1.96s$),得:

($16.18 - 1.96 \times 2.69$,$16.18 + 1.96 \times 2.69$),即 $10.9 \sim 21.5$ mmHg。

因此,该地成人正常眼的眼压值95%正常值范围是 $10.9 \sim 21.5$ mmHg。

(2)百分位数法:百分位数法常用于偏态分布资料以及资料中一端或两端无确切数值的资料。

双侧界值:$P_{2.5}$ 和 $P_{97.5}$;单侧上界:P_{95},或单侧下界:P_5。

例8　调查测定某地107名正常人尿铅含量(mg/L)如下,求正常人尿铅95%正常值范围。

表1-3　某地107名正常人尿铅含量

尿铅含量(mg/L)	例数
$0 \sim 4$	14
$4 \sim 8$	22
$8 \sim 12$	29
$12 \sim 16$	18
$16 \sim 20$	15
$20 \sim 24$	6
$24 \sim 28$	1
28 以上	2
合计	107

由于铅是人体非必须元素,故只需制定单侧95%偏态分布的上限,即求 P_{95}。

P_{95} 处在 $20 \sim 24$ 这一组段,根据公式(1-13):

$$P = L + \frac{i}{f_x}\left(\frac{nx}{100} - \sum f_x\right) \qquad （公式1-13）$$

$$P = 20 + \frac{4}{6}(107 \times 95\% - 98) = 20.43 \text{ mg/L}$$

因此,正常人尿铅95%正常值范围的上限为 20.43(mg/L)。

 知识拓展与自学指导

对数正态法

对数正态法:是指一些原始数据不呈正态分布,当分别对其取对数后,相应的数值呈正态分布。求对正态分布数据的正常值范围时,须用对数正态法。具体内容请自学。

二、统计推断

(一)总体均数的估计

抽样研究的目的是通过样本均数推断总体均数。总体均数估计的方法有两种,点估计和区间估计。点估计(point estimation)就是直接以样本均数估计总体均数。但由于抽样误差的存在,不同的样本,可能得到不同的均数,从而对总体均数可以得到不同的点估计,估计正确程度很难评价。区间估计(interval estimation)是估计总体均数大概在哪一个范围,这个范围称为均数的可信区间(confidence interval,CI)。通常对一个样本均数以95%的可信度或99%的可信度估计总体均数的一个范围,称为总体均数95%可信区间或99%可信区间。实际工作中,常用区间估计。总体均数的区间估计方法,根据总体标准差 σ 是否已知,以及样本含量 n 的大小而不同。

1. 点估计　即直接用样本均数估计总体均数。

2. 区间估计　样本均数抽样分布服从 t 分布, $t = \dfrac{\overline{X} - \mu}{S_{\overline{X}}}$ 利用 t 分布曲线下面积的规律可估计出总体均数的可信区间(confidence interval,CI)。当样本含量较大时($n \geq 50$), t 分布接近 u 分布,可用 u 分布代替 t 分布。当 $\alpha = 0.05$ 时,称95%的可信区间(95% CI);当 $\alpha = 0.01$ 时,称99%的可信区间(99% CI)。

(1)总体标准差 σ 未知:根据 t 分布的原理, $P(-t\alpha,\nu < t < t\alpha,\nu) = 1 - \alpha$,按代入进行变量变换,可得可信度为 $1-\alpha$ 的总体均数可信区间的公式为:

$$\overline{X} - t\alpha,\nu \cdot S_{\overline{X}} < t < \overline{X} + t\alpha,\nu \cdot S_{\overline{X}} \qquad \text{(公式 1-14)}$$

简记为

$$\overline{X} \pm t\alpha,\nu \cdot S_{\overline{X}} \qquad \text{(公式 1-15)}$$

临床常用95%和99%可信区间的公式如下:

总体均数95%可信区间公式

$$\overline{X} \pm t0.05,\nu \cdot S_{\overline{X}} \qquad \text{(公式 1-16)}$$

总体均数99%可信区间公式

$$\overline{X} \pm t0.01,\nu \cdot S_{\overline{X}} \qquad \text{(公式 1-17)}$$

(2)总体标准差 σ 已知,或 σ 虽未知但 n 足够大, σ 已知,可按照正态分布估计,公式如下:

总体均数95%可信区间公式

$$\overline{X} \pm 1.96 \sigma_{\overline{X}} \qquad \text{(公式 1-18)}$$

总体均数99%可信区间公式

$$\overline{X} \pm 2.58 \sigma_{\overline{X}} \qquad \text{(公式 1-19)}$$

σ 未知但 n 足够大($n \geq 100$), $t_{0.05,\nu}$ 接近 1.96 , $t_{0.05,\nu}$ 接近 2.58 ,可近似替代,公式为:

总体均数95%可信区间公式

$$\overline{X} \pm 1.96 S_{\overline{X}} \qquad \text{(公式 1-20)}$$

总体均数 99% 可信区间公式

$$\overline{X} \pm 2.58 S_{\overline{X}} \qquad （公式 1-21）$$

例 9 抽样研究 100 名 8 岁一年级轻度近视儿童的前房深度，得平均数为 3.69 mm，$S_{\overline{X}}=0.29$ mm。试估计该地 8 岁 1 年级轻度近视儿童的前房深度总体均数 95% 可信区间。

本例为大样本资料，按公式 1-20 得：

总体均数 95% 可信区间 $=\overline{X} \pm 1.96 S_{\overline{X}}=3.69 \pm 1.96 \times 0.29 =（3.12 \sim 7.95）$ mm。

（二）均数假设检验的基本概念及步骤

1. 假设检验的基本概念 假设检验（hypothesis test）是统计推断的另一重要内容，也称显著性检验（significant test），是用来推断样本均数所代表的总体均数与另一样本均数所代表的总体均数间、某一样本均数所代表的总体均数与已知的总体均数间的差异是由抽样误差引起，还是总体间存在本质差别所引起的统计推断方法。假设检验是对所估计的总体首先提出一个假设，然后通过样本数据去推断是否拒绝这一假设。如果拒绝，认为该样本很可能不是来自这个总体。否则，很可能是来自这个总体。其基本思想是建立在小概率事件（$P \leqslant 0.01$ 或 $P \leqslant 0.05$）基础之上，在一次试验中基本上不会发生的。

例 10 已知某地 8 岁一年级视力正常儿童的眼前房深度的总体均数为 3.98 mm。现随机抽取 8 岁轻度近视儿童 30 名，得眼前房深度均数为 3.65 mm，标准差为 0.26 mm。试问能否认为该轻度近视儿童眼前房深度的均数与正常儿童眼前房深度的均数不同？

本例两个均数不等的可能性有两种：①抽样误差引起；②事物本质不同，即轻度近视使儿童眼前房深度变浅。如何做出判断呢？若是由于抽样误差引起的差异，统计上认为无显著意义，如果这种差异超出了抽样误差的范围，那么很可能是本质上的差异，统计上称这种差异有显著意义。要判断两个均数之间的差异是否是由抽样误差所引起，则必须用假设检验。

2. 假设检验的步骤

（1）建立假设和确定检验水平：在建立假设之前，首先应根据资料的性质和分析目的的确定做双侧检验（two-sided test）还是单侧检验（one-sided test）。一般应用双侧检验较为稳妥，如无特别说明，都是双侧检验。

检验假设（hypothesis under test）亦称无效假设，符号为 H_0。假设样本指标与总体指标或样本指标与样本指标之间的差异是由于抽样误差引起的。

备择假设（alternative hypothesis）亦称对立假设，符号为 H_1。它是与 H_0 相对立的假设。假设样本指标与总体指标或样本指标与样本指标之间的差异，不是由于抽样误差引起的。

确定检验水平：检验水平（size of test）的符号为 α，它是肯定或否定 H_0 的概率标准，通常取 $\alpha=0.05$，有时根据实际情况，也可以取 $\alpha=0.01$，$\alpha=0.10$ 等。

（2）选择检验方法与计算统计量：建立假设后，应根据资料性质类型、分析目的和检验方法的适用条件等选择适当的检验方法计算统计量。确定检验假设 H_0 成立的可能性大小。不同的检验方法有不同的统计量，如 t 值、u 值和 χ^2 值。

（3）确定 P 值：即确定样本指标与已知总体指标或样本指标与样本指标之间的差异

由抽样误差引起的概率。如果 H_0 成立的可能性小,则认为检验假设 H_0 不成立。反之,可能性大,则认为检验假设 H_0 成立。根据计算出的检验统计量,查相应的界值表即可得概率 P。如 t 检验计算出统计量 t 值后,根据自由度,查 t 界值表(表1-4),把 t 值的绝对值与 t 界值做比较,就可以确定 P 值的范围。

$$t \geqslant t_{0.05(v)}, 则 \quad P \leqslant 0.05$$
$$t \geqslant t_{0.01(v)}, 则 \quad P \leqslant 0.01$$
$$t < t_{0.05(v)}, 则 \quad P > 0.05$$

表1-4 t 界值表

自由度(v)		概率(P)								
	单侧	0.25	0.10	0.05	0.025	0.01	0.005	0.0025	0.001	0.0005
	双侧	0.50	0.20	0.10	0.05	0.02	0.01	0.005	0.002	0.001
1		1.000	3.078	6.314	12.706	31.821	63.657	127.321	318.309	636.619
2		0.816	1.886	2.920	4.303	6.965	9.925	14.089	22.327	31.599
3		0.765	1.638	2.353	3.182	4.541	5.841	7.453	10.215	12.924
4		0.741	1.533	2.132	2.776	3.747	4.604	5.598	7.173	8.610
5		0.727	1.476	2.015	2.571	3.365	4.032	4.773	5.893	6.869
6		0.718	1.440	1.943	2.447	3.143	3.707	4.317	5.208	5.959
7		0.711	1.415	1.895	2.365	2.998	3.499	4.029	4.785	5.408
8		0.706	1.397	1.860	2.306	2.896	3.355	3.833	4.501	5.041
9		0.703	1.383	1.833	2.262	2.821	3.250	3.690	4.297	4.781
10		0.700	1.372	1.812	2.228	2.764	3.169	3.581	4.144	4.587
11		0.697	1.363	1.796	2.201	2.718	3.106	3.497	4.025	4.437
12		0.695	1.356	1.782	2.179	2.681	3.055	3.428	3.930	4.318
13		0.694	1.350	1.771	2.160	2.650	3.012	3.372	3.852	4.221
14		0.692	1.345	1.761	2.145	2.624	2.977	3.326	3.787	4.140
15		0.691	1.341	1.753	2.131	2.602	2.947	3.286	3.733	4.073
16		0.690	1.337	1.746	2.120	2.583	2.921	3.252	3.686	4.015
17		0.689	1.333	1.740	2.110	2.567	2.898	3.222	3.646	3.965
18		0.688	1.330	1.734	2.101	2.552	2.878	3.197	3.610	3.922
19		0.688	1.328	1.729	2.093	2.539	2.861	3.174	3.579	3.883
20		0.687	1.325	1.725	2.086	2.528	2.845	3.153	3.552	3.850
21		0.686	1.323	1.721	2.080	2.518	2.831	3.135	3.527	3.819

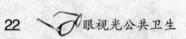

续表 1-4

自由度(ν)		概率(P)								
	单侧	0.25	0.10	0.05	0.025	0.01	0.005	0.0025	0.001	0.0005
	双侧	0.50	0.20	0.10	0.05	0.02	0.01	0.005	0.002	0.001
22		0.686	1.321	1.717	2.074	2.508	2.819	3.119	3.505	3.792
23		0.685	1.319	1.714	2.069	2.500	2.807	3.104	3.485	3.768
24		0.685	1.318	1.711	2.064	2.492	2.797	3.091	3.467	3.745
25		0.684	1.316	1.708	2.060	2.485	2.787	3.078	3.450	3.725
26		0.684	1.315	1.706	2.056	2.479	2.779	3.067	3.435	3.707
27		0.684	1.314	1.703	2.052	2.473	2.771	3.057	3.421	3.690
28		0.683	1.313	1.701	2.048	2.467	2.763	3.047	3.408	3.674
29		0.683	1.311	1.699	2.045	2.462	2.756	3.038	3.396	3.659
30		0.683	1.310	1.697	2.042	2.457	2.750	3.030	3.385	3.646
31		0.682	1.309	1.696	2.040	2.453	2.744	3.022	3.375	3.633
32		0.682	1.309	1.694	2.037	2.449	2.738	3.015	3.365	3.622
33		0.682	1.308	1.692	2.035	2.445	2.733	3.008	3.356	3.611
34		0.682	1.307	1.691	2.032	2.441	2.728	3.002	3.348	3.601
35		0.682	1.306	1.690	2.030	2.438	2.724	2.996	3.340	3.591
36		0.681	1.306	1.688	2.028	2.434	2.719	2.990	3.333	3.582
37		0.681	1.305	1.687	2.026	2.431	2.715	2.985	3.326	3.574
38		0.681	1.304	1.686	2.024	2.429	2.712	2.980	3.319	3.566
39		0.681	1.304	1.685	2.023	2.426	2.708	2.976	3.313	3.558
40		0.681	1.303	1.684	2.021	2.423	2.704	2.971	3.307	3.551
50		0.679	1.299	1.676	2.009	2.403	2.678	2.937	3.261	3.496
60		0.679	1.296	1.671	2.000	2.390	2.660	2.915	3.232	3.460
70		0.678	1.294	1.667	1.994	2.381	2.648	2.899	3.211	3.435
80		0.678	1.292	1.664	1.990	2.374	2.639	2.887	3.195	3.416
90		0.677	1.291	1.662	1.987	2.368	2.632	2.878	3.183	3.402
100		0.677	1.290	1.660	1.984	2.364	2.626	2.871	3.174	3.390
200		0.676	1.286	1.653	1.972	2.345	2.601	2.839	3.131	3.340
500		0.675	1.283	1.648	1.965	2.334	2.586	2.820	3.107	3.310
1000		0.675	1.282	1.646	1.962	2.330	2.581	2.813	3.098	3.300
∞		0.674	1.281	1.644	1.960	2.326	2.5758	2.807	3.090	3.290

（4）判断结果：当 $P \leqslant \alpha$ 时，说明样本指标与已知总体指标，或样本指标与样本指标的差别由抽样误差引起的概率很小。根据"小概率事件在一次试验中基本上不会发生"的原理，就有理由按 α 水平拒绝 H_0，接受 H_1；相反，当 $P > \alpha$ 时，就没有理由按 α 水平拒绝 H_0，即统计上所称的不拒绝 H_0，差别有可能由抽样误差引起。通常的判断标准是，$P >$ 0.05 表示差别无统计学意义，$P \leqslant 0.05$ 或 $P \leqslant 0.01$ 表示差别有统计学意义。

（三）t 检验与 u 检验

t 检验和 u 检验是常用的检验方法，其计算的统计量分别为 t 和 u。适用条件是测量值符合正态分布，则称为 u 检验。样本含量 n 较大时，用 u 检验进行分析；当样本含量 n 较小时，用 t 检验进行分析。当测量值呈偏态分布或分布未知时，应采用非参数统计方法，如秩和检验。因此，实际应用时应注意各种检验方法的适用条件和注意事项。常用的均数假设检验方法有：

1. 样本均数与总体均数的比较　该方法的目的是推断已知的样本是否来自已知总体均数（一般把标准值、理论值或经大量调查所获得的较稳定值作为已知的总体均数 μ）的总体。即样本均数所属的总体均数（未知的）与已知总体均数 μ_0 有无差别。要求服从正态分布。计算公式如下：

$$t = \frac{|\overline{X} - \mu_0|}{S_{\overline{X}}} = \frac{|\overline{X} - \mu_0|}{S / \sqrt{n}} \qquad （公式 1-22）$$

例 10 检验步骤如下：

（1）建立假设和确定检验水平。

H_0：轻度近视儿童与正常儿童的眼前房深度均数差异无统计学意义，即 $\mu = \mu_0$ = 3.98 mm。

H_1：轻度近视儿童与正常儿童的眼前房深度均数差异有统计学意义，即 $\mu \neq \mu_0$。

$\alpha = 0.05$。

（2）计算 t 值：按公式 1-22 计算。

本题 $\overline{X} = 3.65$ mm，$\mu_0 = 3.98$ mm，$S = 0.26$ mm，$n = 30$，代入公式 1-22，得

$$t = \frac{3.65 - 3.98}{0.26 \sqrt{30}} = 6.951\ 9$$

（3）确定 P 值：按 $\nu = 30 - 1 = 29$，查 t 界值表，得 $t_{0.05(29)} = 2.045$，$6.951\ 9 > t_{0.05(29)}$，$P < 0.05$。

（4）判断结果：按 $\alpha = 0.05$ 水平，拒绝 H_0，还不能认为轻度近视儿童眼前房深度与正常儿童的眼前房深度均数相同。

 问题引导

例 11　某研究者测得 12 例中度近视眼患者左右眼屈光不正度资料见表 1-5，试问该组患者双眼屈光度是否有差别？

表1-5 12例中度近视眼患者左右眼屈光不正度

序号	左眼（D）	右眼（D）	差值（X）	x^2
1	3.70	4.00	0.3	0.09
2	4.45	4.45	0	0
3	3.70	3.75	0.05	0.0025
4	4.50	4.75	0.25	0.0625
5	3.70	3.95	0.25	0.0625
6	3.50	3.35	−0.15	0.0225
7	5.00	5.75	0.75	0.5625
8	4.00	4.25	0.25	0.0625
9	4.95	5.45	0.50	0.25
10	4.45	4.70	−0.25	0.0625
11	5.00	5.50	0.50	0.25
12	4.45	4.65	0.2	0.04
合计	$\sum x = 2.65$			$\sum x^2 = 1.4675$

2.配对计量资料的比较 配对设计（paired design）是医学研究中经常采用的一种设计形式。这种设计能减少误差，提高检验效率。其假设检验的目的是推断两种处理或处理前后的结果有无差别。即差值的总体均数是否为0。常见配对设计主要有：①将试验对象按照一定的条件配成若干对，然后随机将每对中的两个观察单位分配到实验组和对照组中去，给予不同的处理，观察某种指标的变化；②同一组试验对象在处理前后观察某种指标的变化；③对同一样品用两种方法检测结果的比较等。计算公式如下：

$$t = \frac{|\bar{d} - 0|}{S_{\bar{d}}} = \frac{|\bar{d} - 0|}{S/\sqrt{n}} \qquad （公式1-23）$$

式中，$\bar{d}$ 为差数的均数，$S_{\bar{d}}$ 为差数的标准误，S_d 差数的标准差。

$$S_d = \sqrt{\frac{\sum d^2 - (\sum d)^2/n}{n-1}} \qquad （公式1-24）$$

式中，$\sum d^2$ 为差数的平方之和，$\sum d$ 为差数之和。

例11 检验步骤如下：

（1）建立假设和确定检验水平。

H_0：12例中度近视眼患者左右眼屈光不正度差异无统计学意义，即差数的总体均数等于零，$\mu_d = 0$。

H_1：12 例中度近视眼患者左右眼屈光不正度差异有统计学意义，差数的总体均数不等于零，$\mu_d \neq 0$。

$\alpha = 0.05$。

（2）计算 t 值：先计算 d，$\sum d$，$\sum d^2$，见表 1-5，代入公式 1-24 和公式 1-23，得

$$S_d = \sqrt{\frac{\sum d^2 - (\sum d)^2/n}{n-1}} = \sqrt{\frac{1.467\,5 - (2.65)^2/12}{12-1}} = 0.283\,2$$

$$t = \frac{|\bar{d} - 0|}{S_d/\sqrt{n}} = \frac{0.220\,8}{0.283\,2/\sqrt{12}} = 2.700\,8$$

（3）确定 P 值：按 $\nu =$ 对子数 $-1 = 12 - 1 = 11$，查 t 界值表，$t_{0.05(11)} = 2.201$，$t_{0.01(11)} = 3.106$，本例 $t_{0.05(11)} > t = 2.700\,8 > t_{0.05(11)}$，$0.01 < P < 0.05$。

（4）判断结果：按 $\alpha = 0.05$ 水平，拒绝 H_0，接受 H_1，即根据本资料可以认为中度近视眼患者左右眼屈光不正度不同。

 问题引导

> **例 12** 某研究者为研究眼轴长度变化与近视关系，测得 25 例 7～13 岁中度近视儿童的眼轴长度均数为 24.90 mm，标准差为 0.66 mm；测得 25 例 7～13 岁中度近视儿童的眼轴长度均数为 23.90 mm，标准差为 0.51 mm；试问两组儿童的眼轴长度差异有无不同？此案例的统计推断能否选择配对 t 检验。

3. 两小样本均数的比较　两样本均数的比较又称为成组设计两独立样本均数的比较，小样本资料均数比较可选择 t 检验。目的是推断两样本分别所属的总体均数 μ_1 与 μ_2 是否相等。t 检验的应用条件是两组数据均服从正态分布且两总体方差相等（即总体方差齐）。当两个样本含量较小，即 $n_1 + n_2 < 100$ 时，用 t 检验，t 值的计算公式如下：

$$t = \frac{|\overline{X_1} - \overline{X_2}|}{S_{\bar{x}_1 - \bar{x}_2}} = \frac{|\overline{X_1} - \overline{X_2}|}{\sqrt{S_c^2\left(\frac{1}{n_1} + \frac{1}{n_2}\right)}} \qquad \text{（公式 1-25）}$$

式中，$S_{\bar{x}_1 - \bar{x}_2}$ 为两均数之差的标准误，S_c^2 为两样本合并方差。

$$S_c^2 = \frac{\sum x_1^2 - \frac{(\sum x_1)^2}{n_1} + \sum x_2^2 - \frac{(\sum x_2)^2}{n_2}}{n_1 + n_2 - 2}$$

$$= \frac{(n_1 - 1)S_1^2 + (n_2 - 1)S_2^2}{n_1 + n_2 - 2} \qquad \text{（公式 1-26）}$$

例 12 检验步骤如下：

（1）建立假设和确定检验水平。

H_0：两样本所代表的总体均数差异无统计学意义。

H_1:两样本所代表的总体均数差异有统计学意义。

$\alpha = 0.05$。

(2)计算 t 值:先求 S_c^2。

$$S_c^2 = \frac{(25-1) \times 0.66^2 + (25-1) \times 0.51^2}{25+25-2} = 0.347\,9$$

$$t = \frac{|24.90 - 23.90|}{\sqrt{0.347\,9 \times \left(\frac{1}{25} + \frac{1}{25}\right)}} = 5.994\,1$$

(3)确定 P 值:按 $\nu = n_1 + n_2 - 2 = 50 - 2 = 48$,查 t 界值表,$t_{0.05(49)} = 2.009$,$t_{0.01(48)} = 2.678$,本例 $t = 5.994\,1 > 2.678$,$P < 0.01$。

(4)判断结果:因为 $P < 0.01$,按 $\alpha = 0.05$ 水平,拒绝 H_0,可以认为两组儿童眼轴长度不同。

 问题引导

例13 某研究者观察100例7~13岁正视眼学龄儿童中央角膜厚度为(0.56±0.038)mm,观察90例中度近视学龄儿童的中央角膜厚度为(0.55±0.034)mm;试问两组儿童中央角膜厚度差异有无显著性?此案例的统计推断能否选择两小样本均数的 t 检验?

4.两个大样本均数比较的 u 检验   当两个样本含量较大(n_1、n_2 均大于50)时,可用 u 检验代替 t 检验,u 值计算公式简化运算如下:

$$u = \frac{|\bar{x_1} - \bar{x_2}|}{\sqrt{S_{\bar{x_1}}^2 + S_{\bar{x_2}}^2}} = \frac{|\bar{x_1} - \bar{x_2}|}{\sqrt{\frac{S_1^2}{n_1} + \frac{S_2^2}{n_2}}} \qquad \text{(公式1-27)}$$

双侧检验,如下:

$$u \geq 1.96,则 P \leq 0.05$$

$$u \geq 2.58,则 P \leq 0.01$$

$$u < 1.96,则 P > 0.05$$

例13检验步骤如下:

(1)建立假设和确定检验水平。

H_0:两组儿童的中央角膜厚度差异无统计学意义。

H_1:两组儿童的中央角膜厚度差异有统计学意义。

$\alpha = 0.05$。

(2)计算 u 值。本题 $n_1 = 100$,$\bar{x_1} = 0.56$,$S_1 = 0.038$,$n_2 = 100$,$\bar{x_2} = 0.55$,$S_2 = 0.034$,代入公式1-27,得:

$$u = \frac{\overline{x_1} - \overline{x_2}}{\sqrt{\frac{S_1^2}{n_1} + \frac{S_2^2}{n_2}}} = \frac{0.56 - 0.55}{\sqrt{\frac{0.038^2}{100} + \frac{0.034^2}{100}}} = 1.9611$$

（3）确定 P 值：本例 $u=1.9611>1.96$，$P<0.05$。

（4）判断结果：按 $\alpha=0.05$ 水平，拒绝 H_0，接受 H_1，可以认为两组儿童的中央角膜厚度不同。

 问题引导

例14 某研究者为研究不同民族儿童维生素 A 水平，在汉族、苗族、黎族儿童中各随机抽取 15 名，测定血浆中维生素 A 水平（μmol/L），获得资料见表1-6，问三个民族儿童血浆中维生素 A 水平有无不同？此资料是何种类型的资料？能否选用两样本比较的 t 检验？

表1-6　汉族、苗族、黎族儿童血浆中维生素 A 水平(1) （单位：μmol/L）

汉族	苗族	黎族
21.5	20.1	14.5
21.6	19.7	16.7
20.7	14.5	19.9
14.6	16.7	18.7
22.1	19.8	16.3
17.6	17.7	19.9
18.9	16.2	20.1
20.4	19.2	21.3
16.7	18.8	22.4
18.9	20.3	22.1
17.9	17.5	20.1
20.4	14.4	16.2
22.3	13.2	15.3
24.5	11.5	13.1
20.7	12.4	15.1

表1-7，分为上下两部分。上半部为原始数据，每个原始数据可用 X_{ij} 表示，下标 i 表示组号（列号）$i=1,2,3,\cdots,k$，本例 $k=3$，下标 j 表示各组内观察单位序号，$j=1,2,3,\cdots,$

n_i,本例 $n_i=15$。下半部是与上半部原始数据有关的合计数,分别是:

$\sum\limits_{j} X_{ij}$:表示第 i 组内从 $j=1$ 到 $j=n_i$ 的各个观察值之和。

n_i:表示第 i 组的观察值个数。

$\overline{X_i}$:表示第 i 组的观察值均数。

$\sum\limits_{j} X_{ij}^2$:表示第 i 组内从 $j=1$ 到 $j=n_i$ 的各个观察值的平方之和。

下半部右端是上述合计数的合计,它们分别是:

$\sum\limits_{i}\sum\limits_{j} X_{ij}$:表示各组观察值之和的合计数。

N:表示全部观察值个数之和,即总频数。

$\overline{\overline{X}}$ 表示全部观察值的均数,即总均数。

$\sum\limits_{i}\sum\limits_{j} X_{ij}^2$:表示各组内观察值平方之和的合计,即全部观察值的平方之和。

表 1-7　汉族、苗族、黎族儿童血浆中维生素 A 水平(2)　　　　(单位:μmol/L)

	汉族	苗族	黎族		
	21.5	20.1	14.5		
	21.6	19.7	16.7		
	20.7	14.5	19.9		
	14.6	16.7	18.7		
	22.1	19.8	16.3		
	17.6	17.7	19.9		
	18.9	16.2	20.1		
	20.4	19.2	21.3		
	16.7	18.8	22.4		
	18.9	20.3	22.1		
	17.9	17.5	20.1		
	20.4	14.4	16.2		
	22.3	13.2	15.3		
	24.5	11.5	13.1		
	20.7	12.4	15.1		
$\sum\limits_{j} X_{ij}$	298.8	252	217.7	768.5	$\left(\sum\limits_{i}\sum\limits_{j} X_{ij}\right)$
n_i	15	15	15	45	(N)
$\overline{X_i}$	19.92	16.8	18.11	18.28	$(\overline{\overline{X}})$
$\sum\limits_{j} X_{ij}^2$	6 040.7	4 357.04	5 044.57	15 442.31	$\left(\sum\limits_{i}\sum\limits_{j} X_{ij}^2\right)$

5.方差分析 方差分析(analysis of variance,ANOVA),是检验两个或两个以上样本均数间差异有无统计学意义的统计方法,应用条件是数据服从正态分布,并且各个组都有共同的总体方差(即总体方差相同)。其检验步骤与 t 检验步骤基本一致。

完全随机设计的资料的方差分析:完全随机设计是将受试对象完全随机分配到各个处理组,设计因素中只考虑一个处理因素,目的是比较各组间平均值的差别是否有统计学意义(即由处理因素引起)。如例14所示。

从表1-7中可见,各组均数是有差别的,大的为19.92,小的为16.8,这种差别似乎表明不同民族儿童血浆中维生素 A 水平不同。但是,仔细观察数据就会发现,即使同一民族儿童血浆中维生素 A 水平也不完全一致。显然,这种差别与民族无关,而是由于随机变异(包括个体差异和随机测量误差)所造成的。既然在同一民族儿童中,随机变异可以造成各观察值间的差别,那么,各组均数的差别是否也仅仅是由于这种随机变异所造成的呢? 这就是完全随机设计资料方差分析所要回答的问题。

检验步骤如下:

(1)建立假设和确定检验水平。

H_0:三个民族儿童血浆中维生素 A 水平差异无统计学意义,即 $\mu_1 = \mu_2 = \mu_3$。

H_1:三个民族儿童血浆中维生素 A 水平差异有统计学意义(即三组均数不相同或不全相同)。

$\alpha = 0.05$(双侧)。

(2)求 F 值:F 值是方差之比,方差等于离均差平方和除以自由度,因此求 F 值要先求离均差平方和及自由度。

1)计算离均差平方和:

计算总变异的离均差平方和 $SS_{总}$:求45个观察值与总均数之差的平方和,计算公式1-28。

$$SS_{总} = \sum_i \sum_j (X_{ij} - \overline{\overline{X}})^2 = \sum_i \sum_j X_{ij}^2 - C \qquad (公式1-28)$$

式中,C 为校正数,按式(1-29)计算。

$$C = \frac{(\sum_i \sum_j X_{ij})^2}{N} \qquad (公式1-29)$$

本例 $C = (768.5)^2 / 45 = 13\ 124.27$。

计算组间变异的离均差平方和:将各组均数与总均数之差的平方乘以各组观察值个数,再求其和,计算公式及计算结果如下:

$$SS_{组间} = \sum_i n_i (\overline{X_I} - \overline{X})^2 = \frac{\sum_i (\sum_j X_{ij})^2}{n_i} - C \qquad (公式1-30)$$

对于各组样本含量相等的资料,组间离均差平方和可按公式1-30计算。

对于各组样本含量不相等的资料,整个方差分析过程,除组间离均差平方和应按公式1-31计算外,其余计算公式均与各组样本含量相同的公式相同。

$$SS_{组间} = \sum_i \frac{\left(\sum_j X_{ij}\right)^2}{n_i} - C \qquad （公式1-31）$$

本例为各组样本含量相等的资料,组间平方和按公式1-31计算。

$$SS_{组间} = (298.8^2 + 252^2 + 217.7^2)/15 - 13\ 124.27 = 220.98$$

计算组内变异的离均差平方和:先求各组内观察值的离均差平方和,再将各组离均差平方和相加即得,但这样计算较麻烦。实际工作中,组内离均差平方和可按公式1-32计算。

$$SS_{组内} = SS_总 - SS_{组间} \qquad （公式1-32）$$

本例 $SS_{组内} = 2\ 138.04 - 220.98 = 1917.06$。

2)计算自由度、均方和 F 值:

计算自由度:

总自由度: $\nu_总 = N-1$,本例 $\nu_总 = 44$。

组间自由度: $\nu_{组间} = k-1$,本例 $\nu_{组间} = 2$。

组内自由度: $\nu_{组内} = N-k$,本例 $\nu_{组内} = 42$。

计算均方:样本的方差又称均方,以符号 MS 表示,是离均差平方和除以自由度所得的商。

组间均方: $MS_{组间} = SS_{组间}/\nu_{组间}$,本例　$MS_{组间} = 110.49$。

组内均方: $MS_{组内} = SS_{组内}/\nu_{组内}$,本例　$MS_{组内} = 45.64$。

计算 F 值: $F = MS_{组间}/MS_{组内}$,本例 $F = 2.64$。

将以上计算结果列成表1-8。

表1-8　方差分析表

变异来源	SS	ν	MS	F
总变异	2 318.04	44	—	—
组间变异	220.98	2	110.49	2.42
组内变异	1 917.06	42	45.64	—

(3)确定 P 值:根据自由度 ν_1 和 ν_2 查 F 界值表,将 F 值与所查得的 F 值做比较,确定 P 值。本例 $\nu_1 = 2$,$\nu_2 = 42$,查 F 界值表(表中纵标目为较大均方自由度,本例为2,横标目为较小均方自由度本例为42),$F_{0.05(2,42)} = 3.22 > 2.64$,所以 $P > 0.05$。

(4)判断结果:按 $\alpha = 0.05$ 水平,不拒绝 H_0,不能据此资料认为三个民族儿童血浆中维生素 A 水平均数不相同。

方差分析结果,各组均数之间差异无统计学意义,则无须做进一步统计比较;若各组均数间差异有统计学意义,可进一步进行各组之间的显著性检验(q 检验)。因计算方法较为烦琐,在此不做详述,请参考相关专业书籍自学。

在计算 F 值时,我们把组间均方作为分子,而把组内均方作为分母。如果组间均方略小于组内均方,则 F 值就小于1,此时不必查 F 表就可以确定 $P>0.05$;如果组间均方远小于组内均方,则 F 值就远小于1,这是异常情况,应从实验设计或实验数据的搜集等方面查明原因。

6. 假设检验的注意事项

(1)注意检验方法的应用条件,正确选择检验方法。资料的性质不同、设计类型不同、检验方法不相同,因此,要正确选择检验方法,并注意检验方法的应用条件。

t 检验和 u 检验中,要求资料服从正态或近似正态分布,同时两样本资料 t 检验还要求两样本来自的总体方差齐。正态分布可用正态性检验方法来判断,方差齐性需要用方差齐性检验(F 检验)。不满足条件时须进行秩和检验。

(2)确定检验的单、双侧。在假设检验之前须根据资料的性质、样本特征、专业要求及经验确定检验选用单侧或双侧检验。当研究两种方法的效果时,只考虑两种方法大于,而不考虑小于,或只考虑小于而不考虑大于,则为单侧;若两种方法的效果比较时,同时考虑大于或小于时用双侧检验。

(3)注意资料的可比性。

(4)要注意判断结果不能绝对化 如 $P \leqslant 0.05$ 而拒绝无效假设 H_0,是指当无效假设 H_0 成立时,由抽样误差造成如此大差别的概率很小,而并不是 H_0 绝对不能成立。P 值越小,越有理由拒绝检验假设;反之,如 $P>0.05$,不拒绝 H_0,是指当 H_0 为真时,由抽样误差造成如此大差别的概率 $P>0.05$,并不是 H_0 绝对成立。在检验假设中,不论接受 H_0 还是拒绝 H_0,都可能犯错误。如果无效假设 H_0 为真,拒绝了它,这叫第一类错误(type Ⅰ error)。如果无效假设 H_0 不真,接受它,这叫第二类错误(type Ⅱ error)。第一类错误又称假阳性错误,第二类错误又称假阴性错误。第一类错误的概率为检验水平 α,如 $P<0.05$,在 100 次抽样中,发生这样的错误不到 5 次,第二类错误的概率用 β 表示,β 很难估计,当样本含量确定时,α 愈小,β 愈大;反之,α 愈大,β 愈小,要同时减小 α 和 β,唯一的方法是增大样本含量。

(5)要注意实际差别大小与统计意义的区别。当统计检验结果拒绝 H_0 时,可认为差别有显著性,而不应该误解为两均数相差很大;$P<0.01$ 和 $P<0.05$,表示犯第一类错误的概率大小,并不意味着 $P<0.01$ 比 $P<0.05$ 的两均数实际差别更大。

(6)报告结论时须注明所使用的统计方法、统计量、单双侧检验以及 P 值的确切数值。

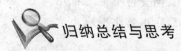 归纳总结与思考

计量资料有两大特点,集中趋势与离散趋势,描述前者的指标是平均数,常用的是算术均数、几何均数和中位数。离散程度指标又称变异度指标,有全距、方差、标准差和变异系数,最常用的是标准差和变异数。

计量资料的统计推断主要包括参数估计和假设检验。参数估计的方法有两种:点估计和区间估计,常用区间估计。假设检验是用统计学的方法来判断

引起两均数之间的差别是抽样误差,还是事物本质。假设检验的步骤均为四大步骤。常用的均数检验方法有单样本 t 检验、配对 t 检验、两独立样本 t 检验、大样本的 u 检验和方差分析。但不同的资料类型,不同的分布特点应选择不同的检验方法,选择不同统计方法用时要注意其应用条件。

◉学习检测

1. 描述数值变量资料集中趋势的指标主要有哪些? 应用条件有何不同? 如何计算?

2. 描述数值变量资料离散趋势的指标主要有哪些? 应用条件有何不同? 如何计算?

3. 何谓医学参考值范围? 应用正态分布理论估计医学参考值范围时应注意哪些问题?

4. 说出标准差与变异系数、标准差与标准误的区别。

5. 何谓区间估计? 它和医学参考值范围有什么区别?

6. 假设检验的基本步骤有哪些? 如何选择单侧检验和双侧检验?

7. 调查收集某大学眼视光技术和康复技术两个专业学生的两眼瞳孔距离数据。问题:

(1) 制订调查收集资料的设计方案。

(2) 分别整理两个专业所收集的资料,并编制其频数分布表。

(3) 分别求出两个专业学生两眼瞳孔距离的算术平均数、中位数、极差、标准差、变异系数、标准误。

(4) 分别估计两个专业学生两眼瞳孔距离的 95%、99% 的可信区间。

(5) 比较不同专业学生平均两眼瞳孔距离的差别有无统计学意义?

8. 抽样研究所在学校某专业一年级和三年级学生视力平均水平有无差别?

任务三　计数资料的统计分析

问题引导

1. 某研究者为研究甲、乙两地儿童近视患病情况,调查得甲地近视儿童 2 000 人,乙地近视儿童 3 000 人,该研究者得出乙地儿童比甲地儿童近视程度高的结论?

(1) 你是否认同以上说法?

(2) 用什么指标比较甲、乙两地儿童近视的患病程度?

2. 郑州市白内障患病率与上海市白内障患病率是多少? 二者有无差别?

一、相对数

绝对数是反映事物在某时某地出现的实际情况,是统计分析和制订计划的基础。但绝对数的大小,常受基数多少的影响,不便于进行深入的分析比较。若比较资料的特征与规律,需计算相对数,再进行比较,才能得出正确的结论。相对数(relative number)是两个有联系的指标之比值,常用于计数资料的统计分析,常用的相对数有率(rate)、构成比(constituent ratio)、相对比(ratio)和动态数列。

1.率 又称频率指标,是某现象实际发生的观察单位数与可能发生该现象的观察单位总数之比,用以说明一定时间内某现象发生的频率或强度。常以百分率(%)、千分率(‰)、万分率(1/万)、10万分率(1/10万)等表示。计算公式如下。

$$率 = \frac{发生某现象的观察单位数}{可能发生某现象的观察单位总数} \times K \qquad (公式1-33)$$

式中,K为比例基数,常以百分率(%)、千分率(‰)、万分率(1/万)、十万分率(1/10万)表示。计算时比例基数的选择,主要依据习惯用法或使算得的率至少保留1~2位整数。常用的率在模块一中项目二的任务二有详细叙述。

例15 为了解某校新生近视情况,某研究者调查了某校2005~2011年新生视力,并计算相应指标。见表1-9中的检出率,其大小说明某校2005~2011年每年新生近视患病的严重程度。其中2011年患病率最高,2007年最低。为进一步分析不同时间(年)近视的分布情况,选择什么指标?

2.构成比 又称构成指标,它表示某一事物内部各组成部分所占的比例或分布,只能说明某事物所占的比例,不能说明事物发生的频率或强度。通常以100%为基数,故又称百分比,计算公式如下。

$$构成比 = \frac{某一组成部分的观察单位数}{同一事物各组成部分的观察单位总数} \times 100\% \qquad (公式1-34)$$

表1-9 某校2005~2011年新生视力严重程度分析

时间(年)	N	n	检出率(%)
2005	1 658	912	55.00
2006	1 495	765	51.17
2007	1 398	714	51.07
2008	1 411	766	54.29
2009	2 471	1 407	56.94
2010	2 339	1 683	71.95
2011	2 939	2 354	80.09
合计	12 965	8 601	66.34

例16　表1-10 列出了某校 2005～2011 年每届新生近视人数及其不同程度分布情况。

表1-10　某校 2005～2011 年新生视力低下情况分析

时间 （年）	N	n	检出率 （%）	构成比 （%）	轻度		中度		重度	
					n	%	n	%	n	%
2005	1 658	912	55.00	10.60	216	23.69	249	27.30	447	49.01
2006	1 495	765	51.17	8.89	163	21.31	199	26.01	403	52.68
2007	1 398	714	51.07	8.30	95	13.31	302	42.30	317	44.40
2008	1 411	766	54.29	8.91	180	23.50	291	37.99	295	38.51
2009	2 471	1 407	56.94	16.36	216	15.35	623	44.28	568	40.37
2010	2 339	1 683	71.95	19.57	255	15.15	738	43.85	690	40.99
2011	2 939	2 354	80.09	27.37	377	16.02	1032	43.84	945	40.14
合计		8 601	66.34	100.0	1 716	19.95	3 330	38.72	3 555	41.33

一般来说，构成比的总和应为 100%（也可表示为 1），但有时由于计算尾数取舍的关系，其总和不一定恰好等于 100%，须对各构成比的尾数做适当调整，使构成比的总和等于 100%。

事物各构成部分构成比的大小，受两方面因素的影响：一是该部分自身数值变化的影响，这一影响易被人们所察觉；二是其他部分数值变化的影响，这一影响往往被人们所忽视。

 问题引导

例17　某研究者为说明白内障在某省不同地区的患病情况，经调查得 A 市白内障患者数为 1.5 万人，B 市白内障患者数为 2 万人，A 与 B 两市的白内障患者数的关系如何？

3. 相对比　又称比值，是两个有关指标之比，常以倍数或百分比表示。用以描述两者的对比水平。这两个指标可以是计数资料，也可以是计量资料；可以是绝对数，也可以是相对数，可以是同类指标，也可以是性质不同的两个有联系的指标，都可以计算相对比。相对比常以倍数或百分数（%）表示。计算公式如下。

$$相对比 = \frac{甲指标}{乙指标}（或 \times 100\%）　　　　（公式1-35）$$

例17 中，A、B 市白内障患者数之比为 1.5/2=0.75∶1 或 75%。

知识拓展与自学指导

应用相对数的注意事项

1. 计算相对数时分母不宜过小，一般不能小于 30 例。

2. 构成比和率不能相互混淆。

3. 求两组或多组数据的总平均率时，不能将各率相加后求平均求得，而应将分子、分母分别相加再相除后求得。

4. 注意资料的同质性与可比性。

5. 样本率或构成比的比较应建立在随机抽样的基础上，并要进行检验假设。

二、率的 u 检验

（一）率的抽样误差与标准误

 问题引导

　　例18　某研究者从某地随机抽取小学生 1 000 名，其中近视学生 190 名，近视眼患病率为 19%，该地小学生近视眼的总体患病率是否为 19%？若某研究者从该地再随机抽取 1 000 名小学生，其近视眼的患病率是多少？

　　由抽样引起的样本率与总体率之间的差异，称为率的抽样误差。率的抽样误差大小用率的标准误表示，S_p 为样本标准误，σ_p 为总体标准误。

　　本例中患病率 $p = 19.0\%$，样本例数 $n = 1\,000$，标准误为：

$$S_p = \sqrt{\frac{p(1-p)}{n}} = \sqrt{\frac{0.19 \times (1-0.19)}{1\,000}} = 0.012$$

　　率的标准误越小，率的抽样误差就越小，样本率与总体率就越接近，用 P 代表 π 就越可靠。率的标准误越大，率的抽样误差就越大，样本率与总体率就越不接近，用 P 代表 π 就越不可靠。

　　率的标准误的主要用途：①说明样本率的可靠性；②估计总体率的可信区间；③进行率的显著性检验。

（二）总体率的可信区间估计

　　当样本含量 n 足够大（如 $n > 50$），且 p 与 $(1-p)$ 均不接近于 0，即 np 与 $n(1-p)$ 均 ≥ 5 时，样本率 p 的频数分布近似正态分布，可采用正态近似法。即总体率的 95% 可信区间为 $p \pm 1.96\,S_p$，总体率的 99% 可信区间为 $p \pm 2.58\,S_p$。通常对一个样本率以 95% 的可信度或 99% 的可信度估计总体率的一个范围，称为总体率 95% 可信区间或 99% 可信区间。

(三)样本率与总体率的比较

 问题引导

案例1 我国50岁及以上人群白内障的患病率为47%,从某省随机抽取2 000名50岁及以上人群得其白内障的患病率为49%,能否由此得出某省白内障患病率高于全国水平?为什么?

案例2 某研究者为研究城乡40岁及以上人群糖尿病视网膜病变的患病情况,在某省分别随机抽样40岁及以上的城市居民5 000名,农村居民5 000名,进行调查得其城市和农村糖尿病视网膜病变患病率分别为36.0%和40.0%。能否直接得出农村糖尿病视网膜病变患病率高于城市?为什么?

适用条件:当样本含量 n 足够大(如 $n>50$),且 p 与 $(1-p)$ 均不接近于0,即 np 与 $n(1-p)$ 均 ≥ 5 时,样本率 p 的频数分布近似正态分布,故应用正态分布的原理对样本率进行 u 检验。计算公式为:

$$u = \frac{|p - \pi_0|}{\sigma_p} \qquad \text{(公式1-36)}$$

式中,p 为样本率,π_0 为总体率,σ_p 为率的标准误。

$u \geq 1.96$,则 $P \leq 0.05$,或 $u \geq 2.58$,$P \leq 0.01$,表示差异有统计学意义。

$u < 1.96$,$P > 0.05$,表示差异无统计学意义。

例19 如问题引导案例1,已知白内障患病率 $\pi = 47\%$,$P = 49\%$。

检验步骤:

(1)建立假设,确定检验水平。

H_0:某省白内障患病率与全国总患病率差异无统计学意义,$\pi = \pi_0$。

H_1:某省白内障患病率与全国总患病率差异有统计学意义,$\pi \neq \pi_0$。

$\alpha = 0.05$。

(2)计算 u 值。本例 $n = 2\,000$,$\pi_0 = 47\% = 0.47$。

$$\sigma_p = \sqrt{\frac{\pi(1-\pi)}{n}} = \sqrt{\frac{0.47(1-0.47)}{2\,000}} = 0.011\,2$$

$$u = \frac{|0.49 - 0.47|}{0.011\,2} = 1.785\,7$$

(3)确定 P 值:因 $u = 1.785\,7 < u_{0.05} = 1.96$,则 $P > 0.05$,差异无统计学意义。

(4)判断结果:按 $\alpha = 0.05$ 水平,不拒绝 H_0,据此资料还不能认为某省50岁及以上的人群白内障患病率与全国该病的患病水平有所不同。

(四)两样本率的显著性检验

适用条件同上,计算公式如下。

$$u = \frac{|p_1 - p_2|}{S_{p_1-p_2}}$$ （公式1-37）

式中，p_1 与 p_2 分别为两个样本率，$S_{p_1-p_2}$ 为两个样本率相差的标准误，按下式求得：

$$S_{p_1-p_2} = \sqrt{p_c(1-p_c)\left(\frac{1}{n_1} + \frac{1}{n_2}\right)} \Rightarrow p_c = \frac{x_1 + x_2}{n_1 + n_2}$$ （公式1-38）

式中，p_c 为合并样本率，x_1，x_2 分别为两样本的阳性数，n_1，n_2 分别为两个样本含量。

例20 某研究者为研究城乡40岁及以上人群糖尿病视网膜病变的患病情况，在某省分别随机抽样40岁及以上的城市居民5 000名，患病人数1 800名，患病率为36.0%。农村居民5 000名，患病人数2 000名，患病率为40.0%，试问城市与农村40岁及以上人群糖尿病视网膜病变的患病率差异有无统计学意义？

检验步骤：

（1）建立假设与确定检验水平。

H_0：某省城市与农村糖尿病性视网膜病变患病率差异无统计学意义，$\pi_1 = \pi_2$。

H_1：某省城市与农村糖尿病性视网膜病变患病率差异有统计学意义，$\pi_1 \neq \pi_2$。

$\alpha = 0.05$。

（2）计算 u 值：本例 $x_1 = 1\,800$，$x_2 = 2\,000$，$n_1 = 2\,000$，$n_2 = 5\,000$ 代公式1-37和1-38得：

$$p_C = \frac{1\,800 + 2\,000}{5\,000 + 5\,000} = 38\%$$

$$s_{p_1-p_2} = \sqrt{0.38(1-0.38)\left(\frac{2}{5\,000}\right)} = 0.009\,7$$

$$u = \frac{|0.38 - 0.40|}{0.009\,7} = 4.123\,7$$

（3）确定 P 值：因 $u = 4.1237 > u_{0.01} = 2.58$，故 $P < 0.01$，差别有极显著的统计学意义。

（4）判断结果：按 $\alpha = 0.05$ 水平，拒绝 H_0，据此资料可认为某省城市与农村40岁及以上的人群糖尿病视网膜病变的患病率差别有极显著的统计学意义，城市高于农村。

三、卡方检验

（一）四格表资料的卡方检验

 问题引导

例21 某研究者研究了两种治疗青少年近视眼远视力的药物，其治疗结果见表1-11，试比较治疗结果差异有无统计学意义。此资料的比较能否用 u 检验？能否用其他检验方法？

表1-11 两种药物对青少年近视眼的远视力改善的疗效比较

组别	有效	无效	合计	有效率(%)
甲药	354	105	459	77.12
乙药	29	156	185	15.68
合计	383	261	644	59.47

χ^2 检验(chi-square test)是一种用途非常广泛的假设检验方法,由统计学家 Karl Pearson 于 1900 年提出。主要用于检验两个率(构成比)或多个样本率(构成比)的比较,也用于检验配对分类变量资料的差异等。其基本思想是以卡方值的大小来反映理论频数与实际频数的吻合程度,在无效检验假设($H_0:\pi_1=\pi_2$)成立的条件下,实际频数与理论频数相差不应很大,即卡方值不应该很大,若实际计算的卡方值较大,超过了设定的检验界值,则有理由怀疑 H_0 的真实性,从而拒绝 H_0,接受 H_1。

四格表资料的设计特点:2 行 2 列四个基本数字。

1. 四格表资料卡方检验的基本公式 其适用条件是样本量 $n>40$,所有格子的理论数 $T \geqslant 5$。例 21 检验步骤如下。

(1)建立假设,确定检验水平。

H_0:两种药物对青少年治疗近视眼远视力的疗效差异无统计学意义。

H_1:两种药物对青少年治疗近视眼远视力的疗效差异有统计学意义。

$\alpha=0.05$。

(2)计算 χ^2 值,四格表的基本公式如下。

$$\chi^2 = \sum \frac{(A-T)^2}{T}$$ （公式1-39）

式中,A 为实际数,如表 1-11 四格表内的四个基本数据就是实际数,分别为 354、105、29、256;T 为理论数,它是根据检验假设推算出来的,计算理论数的公式如下。

$$T_{RC} = \frac{n_R n_C}{n}$$ （公式1-40）

式中,T_{RC} 为 R 行 C 列的理论数,n_R 为与理论数同行的合计数,n_C 为与理论数同列的合计数,n 为总例数。

从基本公式可以看出 χ^2 值反映了实际数与理论数的吻合程度。如果检验假设成立,则实际数 A 与理论数 T 之差一般不会很大,出现大的 χ^2 值的概率 P 是很小的。

按公式 1-40,可计算出四个格子的理论数:

表 1-11 第 1 行第 1 个格子的理论数,$T_{1.1}=459 \times 383/644=273$。

同理,其余三个格子的理论数(表 1-12):

$$T_{1.2}=459 \times 261/644=186, T_{1.2}=459-273=186$$

$$T_{2.1}=185 \times 383/644=110, T_{2.1}=383-273=110$$

$$T_{2.2}=185 \times 261/644=75, T_{2.2}=261-186=75$$

表1-12 两种药物对青少年近视眼的远视力改善的疗效比较

组别	有效	无效	合计	有效率(%)
甲药	354(273)	105(186)	459	77.12
乙药	29(110)	156(75)	185	15.68
合计	383	261	644	59.47

$$\chi^2 = \frac{(354-273)^2}{273} + \frac{(105-186)^2}{186} + \frac{(29-110)^2}{110} + \frac{(156-75)^2}{75} = 206.43$$

(3)确定 P 值:卡方检验的自由度=(行数-1)(列数-1)或 $\nu = (R-1)(C-1)$,则四格表资料卡方检验自由度为(2-1)(2-1)=1。查表得 $\chi^2_{0.05(1)} = 3.84$,$\chi^2_{0.01(1)} = 6.6465$,本例 $\chi^2 = 4.1237 > \chi^2_{0.01(1)}$,$p < 0.01$。

(4)判断结果:两种药物对青少年近视眼的远视力改善的疗效不同,甲药组高于乙药组。

2. 四格表资料卡方检验的专用公式 四格表资料卡方检验还可用专用公式求 χ^2 值。

$$\chi^2 = \frac{(ad-bc)^2 n}{(a+b)(c+d)(a+c)(b+d)} \qquad (公式1-41)$$

式中,a、b、c、d 分别为四格表中四个实际数,n 为总例数,即为 $a+b+c+d$ 之和。现仍以表1-11资料为例,将上式符号标记见表1-13。

表1-13 四格表资料的基本构成

组别	有效	无效	合计
甲药	a	b	$a+b$
乙药	c	d	$c+d$
合计	$a+c$	$b+d$	$a+b+c+d$

仍以例21资料为例,见表1-11。

检验步骤同四格表资料卡方检验的基本公式。

卡方值计算: $\chi^2 = \frac{(354 \times 156 - 105 \times 29)^2 \times 644}{459 \times 185 \times 26 \times 383} = 4.1237$

3. 四格表资料卡方检验的校正公式

(1)适用条件:当四格表中有理论数 $1 \leq T < 5$,且样本总例数 $n \geq 40$ 时,则 χ^2 值公式须进行连续性校正,否则算出的 χ^2 值偏大,这样很可能会把差异无显著性的结果误判断为有显著性,特别是 χ^2 值在临界值附近时,更应注意校正。

(2)四格表资料卡方值校正公式见公式1-42。

(3)检验步骤同基本公式和专用公式。

(4)任一格的 $T < 1$ 或 $n < 40$,用确切概率计算法。当理论数 $T < 1$ 或样本总例数 $n < 40$ 时,即使采用校正公式计算的 χ^2 值也有偏差,须改用四格表的确切概率计算法。

$$\chi^2 = \sum \frac{(A - T - 0.5)^2}{T} \qquad \chi^2 = \sum \frac{(ad - bc - n/2)^2 n}{(a + b)(c + d)(a + c)(b + d)}$$

（公式 1-42）

 问题引导

例 22 为研究糖尿病性视网膜病变同糖尿病病程的关系,某研究者调查 30 例病程小于 5 年的糖尿病患者,其中患糖尿病性视网膜病变者 5 例;同时调查 25 例病程大于或等于 5 年,且小于 10 年的糖尿病患者,其中患糖尿病性视网膜病变者 8 例。若比较两组人群患糖尿病性视网膜病变的差异有无统计学意义,能否选择四格表资料的基本公式或专用公式?为什么? 资料整理见表 1-14。

表 1-14　不同病程糖尿病患者糖尿病性视网膜病变患病情况比较

分组	患病人数	未患病人数	合计	患病率(%)
病程<5 年	5(a)	25(b)	30(a+b)	16.67
5≤病程<10	8(c)	17(d)	25(c+d)	32
合计	13(a+c)	42(b+d)	55(n)	23.64

(二)行列表资料的卡方检验

 问题引导

例 23 某学者研究了两种治疗青少年近视眼远视力的药物,其治疗结果见表 1-15,试比较治疗结果差异有无统计学意义。此资料的比较能否用四格表资料的卡方检验? 为什么?

表 1-15　两种药物对青少年近视眼的远视力改善的疗效比较

组别	显效	有效	无效	合计
甲药	153	201	105	459
乙药	8	21	156	185
合计	161	222	261	644

行列表资料的卡方检验的设计特点：行数大于 2，列数等于 2；行数等于 2，列数大于 2；行数、列数均大于 2，这时可采用行列表资料的卡方检验。

$$\chi^2 = n\left(\sum \frac{A^2}{n_R n_C} - 1\right) \qquad (公式 1-43)$$

式中，n 为总例数，A 为每个格子的实际频数，n_R 和 n_C 分别为与 A 相应的行合计数与列合计数。自由度 $\nu = (R-1)(C-1)$。

1. 检验步骤　以例 23 为例。

(1) 建立假设与确定检验水平。

H_0：两种药物对青少年治疗近视眼远视力的疗效差异无统计学意义。

H_1：两种药物对青少年治疗近视眼远视力的疗效差异有统计学意义。

$\alpha = 0.05$。

(2) 计算 χ^2 值：本例最小的理论频数是：

$T_{14} = \dfrac{185 \times 161}{644} = 46.25$，故可用公式 1-43 计算 χ^2 值。

$$\chi^2 = 644\left[\left(\frac{153^2}{459 \times 161} + \frac{201^2}{459 \times 222} + \frac{105^2}{459 \times 261} + \frac{8^2}{185 \times 161} + \frac{21^2}{185 \times 222} + \frac{156^2}{185 \times 261}\right) - 1\right]$$

$= 207.48$

(3) 确定 P 值：因 $\chi^2 = 207.48$，自由度 $\nu = (2-1) \times (3-1) = 2$，查 χ^2 界值表（表 1-16）得 $\chi^2_{0.05,2} = 5.99$，$P < 0.05$。

表 1-16　χ^2 界值表

自由度 ν	概率 P	
	0.05	0.01
1	3.84	6.63
2	5.99	9.21
3	7.81	11.34
4	9.49	13.28
5	11.07	15.09
6	12.59	16.81
7	14.07	18.48
8	15.51	20.09
9	16.92	21.67
10	18.31	23.21

(4) 判断结果：两种药物治疗青少年近视眼远视力的疗效差别有统计学意义，甲药好

于乙药。

2.注意事项　做行×列表资料的χ^2检验时应注意以下几点。

(1)行×列表资料χ^2检验应满足其应用条件:样本总量不能太小,一般为大于50;所有格子的理论数均不能小于1,且理论数$1<T<5$的格子数不宜多于格子总数的1/5。否则,可采用:①增加样本含量以增大理论频数;②将太小的理论数所在的行或列的实际数与性质相近的邻行或邻列的实际数合并;③删去理论数太小的行和列。但是后一种处理方法可能会损失信息,也会损害样本的随机性,不同的合并方式有可能影响推断结论,故应当在不得已时慎用。

(2)应正确理解行×列表资料χ^2检验的结果:如假设检验的结果是拒绝H_0,接受H_1,这只能认为各总体率或构成比之间总的来说有差别,但并不是说它们彼此之间都有差别。如想了解具体是哪两者间有差别,须利用χ^2分割法(四格表)进一步做两两比较。

如果行×列表中效应的分类是有序的,属于等级资料(如疗效按痊愈、显效、有效、无效分为四个等级),这种资料若做χ^2检验只能说明各处理组间的效应在构成比上有无差别,如欲判断各处理组间的效应有无差别,则应使用秩和检验的方法。

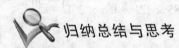

归纳总结与思考

　　相对数是描述计数资料常用的统计指标。常用的相对数有率、构成比和相对比。在使用相对数时,要注意资料的可比性。为消除资料内部不同的影响,采用统一的标准来计算各率的标准化率,使各率具有可比性。样本率与总体率之间存在着抽样误差,率的标准误是描述率的抽样误差大小的指标。当样本含量较大时,样本率的频数分布近似正态分布,可用u检验对两个率的差异进行假设检验。卡方检验是一种用途较广的假设检验方法。常用于检验两个或多个率(或构成比)之间有无差别,也可用于检验配对分类变量资料的差异等,主要有四格表资料的卡方检验、行列表资料的卡方检验。

◉学习检测

1.应用相对数的注意事项有哪些?

2.计数资料的统计推断方法有哪些? 从假设、公式、设计特点、应用条件、结果判断等方面列表比较他们的不同点?

3.随机抽样调查研究某大学眼视光技术和护理两个专业学生的近视发生程度,其患病率是多少? 并比较其差别有无统计学意义?

任务四 相关与回归

问题引导

例24 某研究者为探讨屈光度与眼轴的长度的关系,随机抽取10只近视眼进行其屈光度和眼轴长的测量,测量结果如表1-17所示,试问如何才能判断屈光度与眼轴的长度之间有无关系?

表1-17 10只近视眼的屈光度与眼轴长度

病例	屈光度(D)	眼轴长度(mm)	病例	屈光度(D)	眼轴长度(mm)
1	8.00	27.0	6	5.50	26.5
2	2.00	24.5	7	6.50	26.5
3	6.50	26.0	8	5.50	26.0
4	4.50	27.5	9	2.00	24.5
5	3.00	24.0	10	7.00	27.0

医学领域中,很多现象间都不是独立的,而是相互联系、互相制约。例如儿童的身高与体重、年龄与屈光度、学习时间与屈光度等均有一定的联系。当两种事物或现象的某种变量之间存在着密切的数量关系,又不像数学函数关系那样,能以一个变量精确地求出另一个变量的数值,这种关系称之为相关关系。用适当的统计指标与方法来描述与推断这两个变量之间的相关关系的分析方法,称之为相关分析。用数学函数的形式表达这两个变量之间的关系,称之为回归分析。直线相关分析适用于双变量正态分布,直线回归分析适用于双变量正态分布或单变量正态分布的资料。

一、直线相关

两事物间的关系往往是一个变量(Y)随着另一个变量(X)的变化而变化,X为自变量,Y为因变量。描述两变量间的相关关系的方法有散点图和相关系数。相关关系有正相关和负相关。正相关即两变量X、Y的变化趋势是同向的;负相关是指X、Y间呈反向变化。正相关或负相关并不一定表示一个变量的改变是另一个变量的原因,有可能同受另一个因素的影响。因此相关关系并不一定是因果关系。相关分析的任务就是对两个变量间的相关关系给以定量的描述,计算相关系数。

(一)直线相关系数

直线相关系数简称相关系数(correlation coefficient),又称积差相关系数,是描述两个变量直线相关的方向与密切程度的统计指标。总体相关系数用 ρ 表示,样本相关系数用 r 表示。相关系数取值范围为 $-1 \leqslant r \leqslant 1$,无单位。$r$ 值为正值表示正相关,即一个变量随着另一个变量的增加而增加;r 值为负表示负相关,即一个变量随着另一个变量的增加而减少;r 值等于零为零相关,即一个变量值的大小不受另一个变量值增加或减少而变化;r 的绝对值等于 1 为完全相关,即一个变量随着另一个变量的增加/减少而增加/减少,且完全呈一条直线。$r=1$ 为完全正相关,$r=-1$ 为完全负相关。r 值多界于 -1 与 $+1$ 之间。

(二)直线相关分析步骤

1. 绘散点图 根据原始数据绘制散点图,初步判断两变量间的直线相关关系。若两变量间的数量关系呈直线趋势,则进一步计算相关系数。

2. 计算直线相关系数

$$r = \frac{\sum (X - \bar{X})(Y - \bar{Y})}{\sqrt{\sum (X - \bar{X})^2 \sum (Y - \bar{Y})^2}} = \frac{l_{XY}}{\sqrt{l_{XX} \cdot l_{YY}}} = \frac{SS_{XY}}{\sqrt{SS_{XX}SS_{YY}}} \quad \text{(公式 1-44)}$$

$$SS_{XY} = \sum (X - \bar{X})(Y - \bar{Y}) = \sum XY - \frac{(\sum X)(\sum Y)}{n}$$

$$SS_{XX} = \sum (X - \bar{X})^2 = \sum X^2 - \frac{(\sum X)^2}{n}$$

$$l_{YY} = \sum (Y - \bar{Y})^2 = \sum Y^2 - \frac{(\sum Y)^2}{n}$$

3. 直线相关系数的显著性检验 就是推断总体的相关系数 ρ 是否等于零。双变量 $(X、Y)$ 正态分布总体 X 和 Y 的相关系数为 ρ。若 $\rho=0$,则 X 和 Y 无相关,只有 $\rho \neq 0$ 时 X 和 Y 才有直线相关关系,$\rho>0$ 为正相关,$\rho<0$ 为负相关。相关系数 r 是样本相关系数,它只是总体相关系数 ρ 的点估计。显然只有 $\rho \neq 0$,所求得的样本相关系数才有意义。检验假设 H_0 为 $\rho=0$;H_1 双侧为 $\rho \neq 0$;单侧为 $\rho>0$ 或 $\rho<0$。如果 H_0 成立,则 r 和 0 的差别完全由抽样误差造成。常用 t 检验,公式如下:

$$t = \frac{|r - 0|}{S_r} = \frac{|r|}{\sqrt{\dfrac{1 - r^2}{n - 2}}} \quad \text{(公式 1-45)}$$

以自由度 $\nu=n-2$ 查 t 界值表判断结果,得出 P 值。

以例 24 为例(表 1-17 中屈光度均为负值,负号省略)。

(1)绘散点图,确定两变量间的相关趋势,见图 1-2。此图显示,所绘散点呈直线趋势。

(2)求 $\sum X$、$\sum Y$、$\sum XY$、$\sum X^2$ 和 $\sum Y^2$。

$\sum X = 50.5$,$\sum Y = 259.5$,$\sum XY = 1\,328.75$,$\sum X^2 = 286.25$,$\sum Y^2 = 6\,747.25$

(3)求 l_{XY}、l_{XX}、l_{YY}。

$$SS_{XX} = l_{XX} = 286.25 - 50.5^2/10 = 31.225$$

$$SS_{YY} = l_{YY} = 6\,747.25 - 259.5^2/10 = 13.225$$

$$SS_{XY} = l_{XY} = 1\,328.75 - 50.5 \times 259.5/10 = 18.275$$

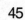

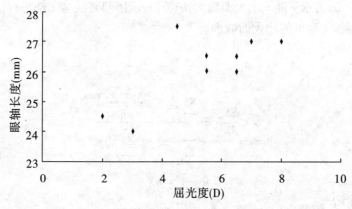

图 1-2 10 例近视眼患者的屈光度与眼轴长度散点图

（4）求相关系数 r 由公式 1-44 得。

$$r = \frac{18.275}{\sqrt{31.225 \times 13.225}} = 0.899\,3$$

（5）相关系数的显著性检验。

1）建立检验假设，确定检验水平。

$H_0 : \rho = 0$，10 例近视患者屈光度与眼轴长度无相关。

$H_1 : \rho \neq 0$，10 例近视患者屈光度与眼轴长度有相关。

$\alpha = 0.05$。

2）计算 t 值：由公式 1-45 得。

$$t = \frac{|r - 0|}{S_r} = \frac{|r|}{\sqrt{\dfrac{1 - r^2}{n - 2}}} = \frac{0.899\,3}{\sqrt{\dfrac{1 - 0.899\,3^2}{10 - 2}}} = 5.815\,6$$

3）确定 P 值：本例自由度 $\upsilon = 10-8$，查 t 界值表，$t_{0.01/2,8} = 2.896 < 5.815\,6$，$P < 0.01$，说明相关系数有极显著的统计学意义。

4）判断结果：10 例近视眼患者的屈光度与眼轴长度有正相关关系。

二、直线回归

当两变量之间存在经显著性检验有统计学意义的直线相关关系时，则可通过自变量 x 来推断算出因变量 y 的估计值。这种分析方法称为直线回归（linear regression）分析，直线回归分析的目的在于找出描述两个变量依存关系的直线方程，以确定一条最接近各实测点的直线，使各实测点与该线的纵向距离的平方和最小。这个方程为直线回归方程，表示为公式 1-46，据此方程描述的直线就是回归直线。

$$\hat{y} = a + bx \qquad\qquad （公式 1-46）$$

式中，a、b 是决定直线的两个常数。a 为回归直线在 y 轴上的截距。$a>0$，表示直线与纵轴的交点在原点的上方；$a<0$，则交点在原点的下方；$a=0$，则回归直线通过原点。b 为回归系数（regression coefficient），即直线的斜率。意为 x 每改变一个单位时，y 平均改

变b个单位。b>0,表示y随x增大而增大,b=0,表示回归直线与x轴平行,即x和y无直线关系;b<0,表示y随x的增大而减少。

以例24为例。

1.求a、b值

$$b = \frac{SS_{xy}}{SS_{xx}} = \frac{\sum xy - \dfrac{\sum x \sum y}{n}}{\sum x^2 - \dfrac{\left(\sum x\right)^2}{n}} \qquad (公式1-47)$$

$$a = \overline{Y} - b\overline{X} \qquad (公式1-48)$$

2.列出回归方程

上例中,

$$\overline{x} = \frac{\sum x}{n} = \frac{50.5}{10} = 5.05(\text{D})$$

$$\overline{y} = \frac{\sum y}{n} = \frac{259.5}{10} = 25.95(\text{mm})$$

$$b = \frac{SS_{xy}}{SS_{xx}} = \frac{18.275}{31.225} = 0.585\,3$$

$$a = \overline{y} - b\overline{x} = 25.95 - 0.585\,3 \times 5.05 = 22.994\,2$$

则回归方程:y=22.994 2+0.585 3x

在X的取值范围内(2.00~8.00D),令$x_1=3$,$x_1=7$,求y_1、y_2值:

y_1=22.994 2+0.585 3×3=24.750 1

y_2=22.994 2+0.585 3×6=26.506

在直角坐标系中,以屈光度为横坐标,以眼轴长度为纵坐标,通过(3,24.750 1)和(6,27.091 3)两点做一直线,即为回归直线,见图1-3。

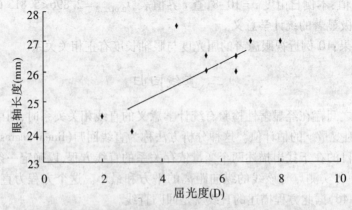

图1-3　10例近视眼患者的屈光度与眼轴长度散点图

3.回归系数的显著性检验　由样本求得的回归系数b是总体回归系数β的估计值,因存在抽样误差,故需要对回归系数b进行显著性检验。如果无统计学意义,则样本回

归系数 b 来自总体回归系数 $\beta=0$ 的总体。如果有统计学意义,则样本回归系数 b 来自总体回归系数 $\beta\neq0$ 的总体,表明 x、y 之间的直线回归关系存在。常用 t 检验,自由度 $\nu=n-2$。

$$t = \frac{b}{S_b} \qquad \text{(公式 1-49)}$$

$$S_b = \frac{S_{Y \cdot X}}{\sqrt{l_{XX}}} \qquad S_{Y \cdot X} = \sqrt{\frac{\sum (Y - \hat{Y})^2}{n-2}} = \sqrt{\frac{SS_{\text{剩}}}{n-2}} \qquad \text{(公式 1-50)}$$

其中,S_b 为回归系数的标准误,$S_{Y \cdot X}$ 为回归剩余标准差。

三、直线相关与回归分析的注意事项

做相关与回归分析要有实际意义,不能把毫无关联的两个事物或两种现象随意进行相关或回归分析。

要正确理解相关分析结果,相关系数反映两变量间相关关系的密切程度,回归分析则反映两变量间的数量依存关系,并不能表示两个事物或现象之间存在着本质联系,也不能证明两者之间确有因果关系。即必须结合专业知识做出合理解释。

未进行显著性检验的样本相关系数 b 不能直接得结论,因存在抽样误差。相关系数的显著性检验的显著性程度与两个变量相关的密切程度无关,只能说明拒绝检验假设所犯错误的概率大小。P 越小只能说明越有理由拒绝检验假设,而不能说两者相关的程度越密切。

直线回归方程求 y 值一般适用于自变量的取值范围内,若无充分理由证明超过自变量取值范围外还是直线,则不能任意外延。

进行相关与回归分析时,应先绘制散点图,若提示有直线趋势存在时,才适宜做直线相关与回归分析。绘制散点图后,若出现一些特大特小的异常点,则应及时复查修正与剔除。否则,异常点的存在会对回归方程中的系数 a、b 的估计产生较大影响。

相关分析要求两个变量 X、Y 是双变量正态分布,这种资料若进行回归分析称为 Ⅱ 型回归。回归分析要求因变量 Y 是服从正态分布的随机变量,而自变量 X 是可以精确测量和严格控制的变量,一般称为 Ⅰ 型回归。

同一资料,计算的 r 与 b 符号相同,显著性检验的 t 值相等,即 $t_r=t_b$,相关系数有统计学意义,回归系数也一定有统计学意义,反之亦然。如果要研究两个变量之间的相互关系,一般先做相关分析,当相关系数有统计学意义时,再做回归分析。

归纳总结与思考

当两种事物或现象的某种变量之间存在着密切的数量关系,又不像数学函数关系那样,能以一个变量精确地求出另一个变量的数值,这种关系称之为相关关系。描述两变量间直线关系的方法有散点图与相关系数。相关系数是描述两个变量直线相关的方向与密切程度的统计指标。

◉学习检测

1. 直线相关分析的步骤有哪些?
2. 直线相关分析与直线回归分析有何与区别与联系?
3. 若两变量间的相关系数 $r=0.876\,0$,能否直接得出两变量间有正相关关系的结论?

任务五　统计表与统计图

统计表与统计图均是统计描述的重要工具。在医学科学研究中,经常用统计表和统计图简单明了、直观形象地表达统计分析结果,以便于理解和接受、比较和分析。

一、统计表

广义的统计表(statistical table)包括调查资料所用的调查表、整理资料所用的整理汇总表以及分析资料所用的统计分析表。本节仅介绍在医学领域用于统计描述的表格,即统计分析表。它是将分析事物及其指标用表格的形式列出,用以表达被研究对象的特征、内部构成及研究项目之间的数量关系。

(一)统计表的结构

统计表由标题、标目、线条和数字等要素组成,必要时可加备注。基本格式如图 1-4 所示:

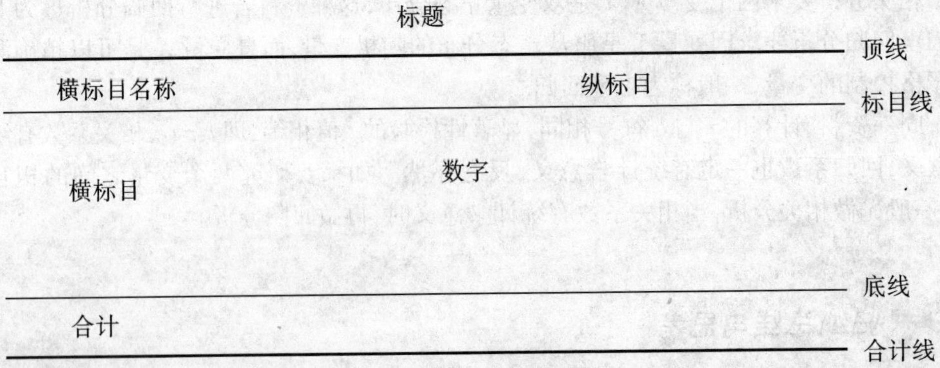

图 1-4　统计表的组成

（二）统计表的制作要求

编制统计表总的原则是结构简单、重点突出、层次分明、数据准确。制表的具体要求如下：

1. 标题 标题位于表格的上方中央，要求简明扼要地说明表的中心内容，必要时注明资料的时间和地点。

2. 标目 标目是表格内所列的项目，要求其文字简明，有单位时要注明单位。标目可分为分横标目和纵标目。

（1）横标目列在表的左侧，表明表中被研究事物的主要标志，相当于句子中的主语，说明表内同一横行数字的含义。

（2）纵标目列在表的右侧上方，表明横标目的各项统计指标，相当于句子的谓语，说明表内同一纵列数字的含义。

3. 线条 表内只有横线，竖线和斜线一律不要。横线也不宜过多，常用三条基本线表示，即顶线和底线，以及隔开纵标目和数字的标目线。如有合计，再加一条隔开合计与数字的合计线。通常顶线和底线略粗一点，另两条线可略细一点。

4. 数字 表内数字必须准确，一律用阿拉伯数字来表示，所有数字位次对齐，同一指标的小数位数应一致，表内不得留有空格。数据暂缺或未记录用"…"表示，无数字用"—"表示，数字若为0，则填写"0"。

5. 备注 备注不是统计表的必备部分，一般不列入表内。如需要对标题、标目或数字做出说明或解释时，应在表的右下角或左下角用"＊"标出，解释写在表的底线下面，多处备注须用不同符号表示。

（三）统计表的种类

统计表分为两种，简单表和组合表。

1. 简单表 只按单一特征或标志分组的统计表称为简单表。见表1-18，该统计表只按病型分组。

表1-18 某地某年流行性脑脊髓炎各病型的病死率

病型	患者数	死亡人数	病死率（%）
菌血型	126	9	7.14
脑型	883	51	5.78
混合型	982	28	2.85
合计	1 991	88	4.42

2. 组合表 按两种或两种以上特征或标志结合分组的表称为组合表。见表1-19，将调查对象疾病种类与性别两个标志结合起来分组，可以分析不同疾病和不同或相同年代性别间的患病率。

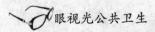

表 1-19　某市 45 岁以上知识分子常见病的患病率

疾病种类	男性患病率(%)		女性患病率(%)	
	2000 年	2005 年	2000 年	2005 年
高脂血症	32.16	38.34	31.63	26.15
高血压	24.32	19.68	21.92	20.37
脂肪肝	8.46	7.65	7.92	6.31
糖尿病	5.24	5.34	6.27	4.82
冠心病	3.26	4.68	3.87	3.52

(四)统计表的修改

统计表的制作是否良好,可从标题是否正确、标目的排列是否合适、线条是否过多过密等方面来检查。见表 1-20,指出其错误之处,并加以修改。

表 1-20　两个治疗组对比

并发症	西药组			中西药结合组		
	例数	结果		例数	结果	
		良好	死亡		良好	死亡
休克	13	6	7	10	10	0

表 1-20 表达的是用两种治疗方法治疗急性心肌梗死并发休克的疗效。缺点:①标题太简单,不能概括表的中心内容;②纵、横标目安排不当;③标目组合重复,两种治疗组的数据未能紧密对应,不便于相互比较;④表内线条过多,不符合制表原则。可修改为表 1-21。

表 1-21　两治疗组治疗急性心肌梗死并发休克患者的疗效比较

组别	患者例数	良好	死亡
西药组	13	6	7
中西药结合组	10	10	0

二、统计图

统计图(statistical chart)是用点的位置、线段的升降、直条的长短、图形面积的大小等形式来表达统计资料的一种形式。它把资料反映的趋势、多少、相互关系等直观形象地表达出来,便于资料间的相互比较。与统计表相比,统计图的缺点是不能精确地表达数据,故必要时可结合统计表用文字加以说明。

医学统计中常用的统计图有直条图、百分比条图、圆图、线图、直方图、散点图等。

(一)制作统计图的基本要求

1.选图　根据资料的性质和分析目的选择适合的图形。

2.标题　简要说明图的中心内容,必要时注明资料来源的时间、地点。标题一般放在图的正下方。若同一篇文章有多个统计图,则标题前应加上序号。

3.有的图须有横轴与纵轴　横轴尺度自左向右,纵轴尺度自下而上,数值由小到大,有单位的要注明单位。纵坐标长度与横坐标长度之比一般以5:7为宜。

4.图例　在同一图内比较两种以上的事物时,须用不同的线条、图标、图案或颜色表示,并附图例说明。

(二)常用统计图及其绘制要求

1.直条图(bar chart)　直条图又称条图,是用等宽直条的长短来表示统计指标数值的大小,适用于比较彼此相互独立的资料。分单式条图(图1-5)和复式条图(图1-6)两种。绘制直条图时应注意以下几点:

(1)以横轴为基线,以纵轴表示频数或频率,且纵轴必须从“0”开始。

(2)各直条之间距离相等,一般与直条等宽或为条宽的1/2。

(3)为了便于对比,直条一般按由高到低的次序排列或按时间的先后顺序排列。

(4)复式直条图以组为单位,每组直条不宜过多,同组直条不留间隙,组内直条排序前后一致。

图1-5、图1-6分别根据表1-18、表1-19的资料绘制。

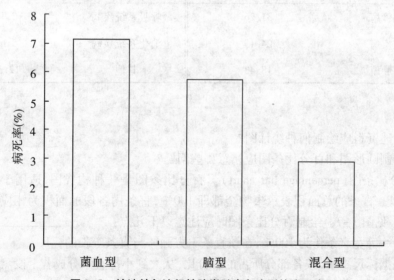

图1-5　某地某年流行性脑脊髓炎各病型的病死率

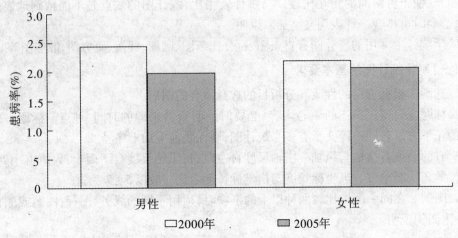

图 1-6 某市 45 岁以上知识分子男、女性高血压患病率

问题引导

例25 2002 年某地居民脑血管病、心脏疾病、恶性肿瘤、呼吸系统疾病、消化系统疾病和其他疾病的死因构成,见表 1-22。

表 1-22 2002 年某地居民 5 种主要疾病死因构成比

死因分类	构成比(%)	死因分类	构成比(%)
脑血管病	31.26	呼吸系统疾病	8.16
心脏疾病	24.15	消化系统疾病	5.63
恶性肿瘤	18.43	其他	12.37

问题:

(1)上述资料应绘制何种统计图?

(2)绘制圆形图和百分比条图应注意哪些问题?

2. 百分比条图(percentage bar chart) 百分比条图是一种构成图,适用于构成比资料。它是以一直条的总面积表示事物全部即 100%,直条内各段的面积为相应部分所占的百分比。见图 1-7。绘制百分比条图时应注意以下几点:

(1)绘一等宽直条作为 100%,在该直条下方画一与直条等长的标尺。

(2)根据标尺指示,按各部分所占的百分比,从大到小把直条分成若干段。

(3)直条各段用简单文字、不同颜色或图案表示,并标出百分比。

(4)如有两种或两种以上类似的百分比相互比较时,可绘制两个或两个以上长度、宽度都相等的直条,在同一起点上依次平行排列,各直条间留适当空隙, 般为直条宽度的一半。

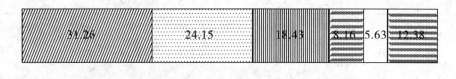

31.26	24.15	18.43	8.16	5.63	12.38

☑脑血管病 □心脏疾病 □恶性肿瘤 ☑呼吸系统疾病 □消化系统疾病 ☑其他

图 1-7 2002 年某地居民 5 种主要疾病死因构成比

3. 圆形图(pie chart) 圆形图也是一种构成图,适用的资料、用途与百分比条图相同。圆形图是以圆的总面积表示事物的全部即 100%,圆内各扇形面积表示事物各部分所占的比例,见图 1-8。绘制时应注意以下几点:

(1)以圆的总面积为 100%、圆心角为 3.6°的扇形面积为 1%,各部分的构成比分别乘以 3.6°,得各构成部分所占的圆心角度数。

(2)以相当于时钟 12 点的位置为起点,顺时针方向用量角器在圆上画出相应扇形面积,一般各组成部分按百分比的大小顺序排列。

(3)圆中各部分用不同线条或颜色表示,在图上标出百分比,并附图例说明。

(4)如果有两种或两种以上类似资料的百分比相互比较时,可绘制两个或两个以上直径相同的圆图,并注意各圆图的各构成部分排列次序和图例要一致。

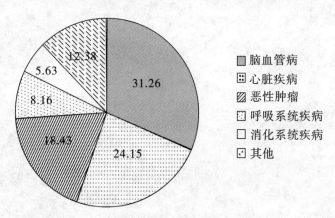

脑血管病
心脏疾病
恶性肿瘤
呼吸系统疾病
消化系统疾病
其他

图 1-8 2002 年某地居民 5 种主要疾病死因构成比

 问题引导

例 26 某地 1995~2004 年 10 年间男、女不同性别肺癌的发病率资料见表 1-23,请用统计图描述该地男、女肺癌的发病率随年代的变化趋势。

表1-23　某地10年间男、女肺癌的发病率(1/10万)

年份	1995	1996	1997	1998	1999	2000	2001	2002	2003	2004
男性	186.2	178.4	162.7	138.5	126.4	113.4	95.8	98.4	76.6	82.6
女性	151.6	125.6	132.8	134.1	108.5	99.8	85.4	86.7	65.2	52.3

问题：上述资料应绘制何种统计图？如何绘制？

4. 线图(line chart)　线图是用线段的上升或下降来表示事物在时间上的变化趋势，或某现象随另一种现象变迁的情况，适用于连续性资料。见图1-9。绘制方法如下：

(1)横轴表示某一事物的连续变量，纵轴表示统计指标。

(2)纵轴一般从"0"开始，若图形的最低点与"0"差距较大，可在纵轴基部做折断处理。

(3)横轴可以不从"0"开始，若以组段为单位时，各组段距离应相等，并以组段下限为起点。坐标点的位置应在组段中点，相邻两点用直线连接，切勿任意描成光滑曲线。

(4)纵、横轴长度的比例一般以5：7为宜。

(5)同一图内可有多条曲线，以不同线形或颜色相区分，并用图例说明。

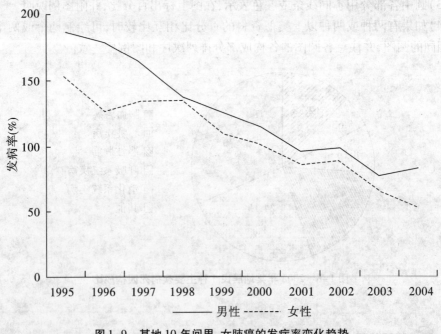

图1-9　某地10年间男、女肺癌的发病率变化趋势

 问题引导

例27　某地130名正常成年男子的红细胞数频数表资料见表1-24。

表 1-24 某地 130 名正常成年男子红细胞数

红细胞数 (×10¹²/L)	3.7~ 3.9	3.9~ 4.1	4.1~ 4.3	4.3~ 4.5	4.5~ 4.7	4.7~ 4.9	4.9~ 5.1	5.1~ 5.3	5.3~ 5.5	5.5~ 5.7	5.7~ 5.9
例数	2	4	9	16	22	25	21	17	9	4	1

问题：根据以上资料宜绘制何种统计图来描述资料的频数分布？如何绘制？

5.直方图(histogram) 直方图是以各矩形的面积表示各组段的频数。适用于表示连续性变量的频数分布情况。绘制要点如下：

(1)横轴表示被观察现象,纵轴表示频数或频率,以各矩形的面积代表各组段的频数。

(2)纵轴尺度应从"0"开始,横轴的刻度按实际范围制定。

(3)各直条间不留间隙。

由表 1-24 的频数表资料绘制直方图 1-10。

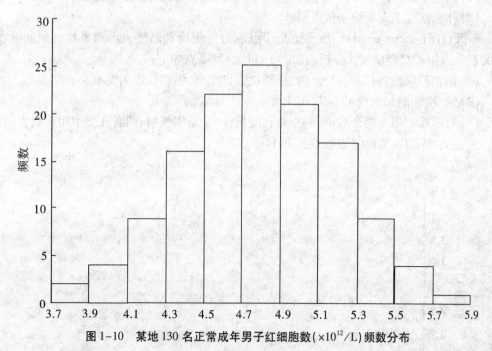

图 1-10 某地 130 名正常成年男子红细胞数(×10¹²/L)频数分布

 问题引导

例28 某研究者检测某地 12 名高三女学生的体重和肺活量的数据见表 1-25。

表 1-25　某地 12 名高三女学生的体重与肺活量的测量结果

序号	体重(kg)	肺活量(L)	序号	体重(kg)	肺活量(L)
1	43	2.16	7	48	3.02
2	44	2.48	8	50	3.52
3	44	2.25	9	50	3.24
4	46	2.84	10	54	3.81
5	46	2.41	11	56	3.48
6	48	2.59	12	58	3.52

问题:

(1)请绘制统计图来描述 12 名高三女学生的体重和肺活量之间的关系。

(2)什么情况下需要绘制散点图?

6.散点图(scatter chart)　散点图是用点的密集程度和趋势表示两事物现象间的相关关系。适用于双变量统计分析。如图 1-11,绘制要点如下:

(1)横轴和纵轴各代表一种事物,横轴代表自变量,纵轴代表因变量。

(2)纵、横轴的起点均可不从"0"开始。

(3)每组观察值有两个数值,一个是自变量,一个是因变量,两者在图中用一点表示。

由表 1-25 的资料绘制成散点图 1-11。

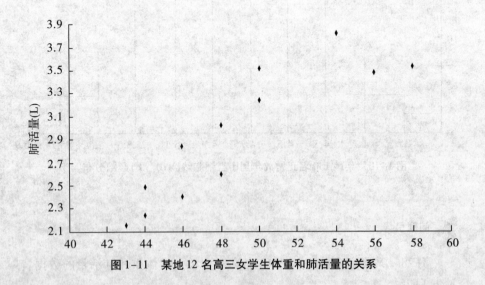

图 1-11　某地 12 名高三女学生体重和肺活量的关系

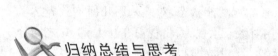

归纳总结与思考

　　统计表与统计图是统计描述的重要工具。统计表由标题、标目、线条和数字所构成,可分为简单表和组合表。制表要求重点突出、简单明了、层次清楚、符合专业逻辑。统计图可以更加直观形象地表达分析结果,方便阅读和分析。常用统计图的适用范围和分析目的见表1-26。

表1-26　常用统计图的适用范围和分析目的

图形	资料类型	分析目的
直条图	相互独立	用直条长短表达数值大小
百分比条图	构成比	用直条各段的面积表达内部构成比
圆形图	构成比	用圆的扇形面积表达内部构成比
线图	连续性	用线段的升降表达事物的动态变化
直方图	频数表	用矩形面积表达各组段的频数或频率
散点图	双变量	用点的密集度和趋势表达两变量间的相互关系

任务六　眼视光学中需注意的常见统计学问题

一、偏态分布的资料作为正态分布进行统计分析

　　视力是眼科和视光学中最重要的观测指标之一,其资料是偏态分布,工作实践中却常被研究者选择算术均数来进行统计分析评价。因正态分布的资料选用算术均数进行统计分析评价比较好,如果偏态分布的资料选用它,就不能较为真实客观地描述其资料的特征与规律。如正常人的视力多在1.0以上,年龄相关性黄斑变性患者的视力多在0.3以下,呈明显的偏态分布。这时选用均数会导致平均视力过高或过低,也就不能进行不同研究间的视功能的正确比较。偏态资料的资料可选用中位数或首先要进行数据转换,使其呈为对称分布,然后计算均值。视力数据通常可进行对数转换,转换为对数正态分布,这时计算的均值为几何均数。

　　目前,国外多数视力表的每两行视标的大小变化是按几何级数变化而制定的,即每两行之间的变化是恒定的,通常采用0.1 log单位,每两行视标的大小差别是1.258 9倍。

呈几何级数变化的视力表可以真实地反映患者的视功能状态,对此采用几何均数表达平均视力较为合适。LogMAR 视力表则直接采用对数表示视力,将视力在 0.1～1.0 之间分为 10 个对数等级,则可直接计算其均数,再取反对数即得到患者的平均视力。但是 Snellen 视力表的视力呈算术级数变化,视角变化呈调和级数时(国内常用的所谓国际标准视力表即为此设计),选用调和均数为佳,只是调和均数往往低估患者的平均视力。因此,对视标呈不同变化级别的视力表,应分别计算相应的不同的平均数。有条件时,最好选用 LogMAR 视力表测定视力,求其几何均数说明其平均视力。

二、研究中注意双眼或单眼的选择

1. 研究中选择双眼或单眼的方法　同一个人的双眼的某些资料具有高度相关性,在眼科或视光学研究中双眼不能作为独立样本来对待,应采用下列方法处理:①选择右眼;②选择左眼;③随机选择一只眼;④双眼取平均值。

2. 计算　利用双眼数值计算其相关性。

3. 双眼常做配对设计　在临床或试验研究中,常随机选择一只眼作为治疗眼(实验组),另一只眼作为观察眼(对照组),这种自身配对设计可比性较好。但是治疗作用必须在一只眼的局部,不能对另一只眼产生治疗影响。

三、注意不同类型资料间的转换

眼科或视光学研究中,不宜将计量资料转换为计数资料进行统计分析,因转化过程中可能会丢失有用信息,影响结论的正确性。如眼轴长度、屈光度或眼压等资料宜用计量资料进行统计分析,如果转化为计数资料进行统计处理,则会得出错误的结论。

四、样本量不宜过小

工作实践中,用较小的样本含量进行统计分析,因样本的代表性差,而会影响结论的代表性。例如实验动物(兔)采用 3 只、青光眼患者只选用 4 只眼进行统计分析是不恰当的。恰当的样含量应根据容许误差 δ、所研究总体的标准差 σ 和 I 类错误的概率 α(α 通常取 0.05)来估算。

实践技能　运用 SPSS 统计分析软件对眼视光学领域资料的统计分析

【操作目的】

通过对案例资料的学习与讨论,使学生初步了解社会科学统计程序包 SPSS 主界面的菜单及其主要功能;初步学会运用 SPSS 统计分析软件包对眼视光学中的常见资料进行简单统计分析;掌握常用的统计分析指标与统计分析方法;能运用所学统计方法对眼视光学领域中的资料进行正确综合分析;能选择正确的统计表和恰当的统计图来表达统计分析结果。

【职业素质】

●培养学生综合分析解决问题的能力。

●培养学生沟通能力和团队协助能力。

●培养学生逻辑思维能力与严谨认真、实事求是的科研精神和工作态度。

【操作方法】

●教师简介示范,提出实践技能相关要求。

●学生以小组形式(每组3~5人)学习讨论SPSS统计分析软件包的应用及操作,并结合实例分析矫正。

●师生讲评,每组选出代表发言、交流。

【操作内容与实施】

●教师讲解系统综合分析眼视光学领地中资料的思维过程及方法步骤。

●教师讲解SPSS统计分析软件包主界面的菜单及其主要功能,并结合实例进行演示示教。

(1)File(文件管理菜单):有新建、打开、存储、显示和打印文件等功能。

(2)Edit(编辑菜单):有关数据内容的选择、复制、剪贴、删除、寻找和替换等功能。

(3)View(视图观察):状态栏、工具条、字体、方格线和数值标识等。

(4)Data(数据管理菜单):有关数据变量定义、数据格式选定、观察对象的选择、排序、加权、数据文件的转换、连接、汇总等。

(5)Transform(数据转换处理菜单):有关数值的计算、计数和、重新赋值、缺失值替代等。

(6)Analyze(统计分析菜单):一系列统计方法的应用。

(7)Graphs(作图菜单):各种统计图的制作。

(8)Uilities(用户程序菜单):有关命令解释、字体选择、文件信息、定义输出标题、窗口设计等。

(9)Windows(窗口管理菜单):控制窗口的显示。

(10)Help(帮助菜单):主要有论题、指导、统计辅导等功能。

点击菜单选项即可激活菜单,弹出下拉子菜单,用户根据自己的需求再点击子菜单选项同,完成特定的统计功能。而统计分析结果输出后,不能被Word等常用文字处理软件直接打开,只能采用复制或粘贴方式使用。

【综合训练与技能提升】

●运用思维导图系统整理该项目各知识点间的关系,并对各学习小组作业学生自行评比。

●学生自主讨论、练习。

案例1 为研究眼轴与屈光度的关系,某验光师收集了20只近视眼的屈光度(D)与其眼轴长度(mm)。见表1-27。

表 1-27 20 只近视眼的屈光度与眼轴长度

病例	屈光度（D）	眼轴长度（mm）	病例	屈光度（D）	眼轴长度（mm）
1	8.00	27.0	11	8.00	26.6
2	3.00	24.0	12	3.00	24.5
3	6.50	26.0	13	6.00	26.0
4	2.00	24.5	14	5.50	26.5
5	3.00	25	15	3.00	24.5
6	5.50	26.0	16	2.00	24.0
7	5.00	26.0	17	2.50	24.5
8	6.50	26.5	18	6.50	26.5
9	7.00	26.5	19	3.00	24.5
10	7.00	27.0	20	5.00	26.0

（1）讨论思考题：

1）属于何种类型的资料？

2）选择恰当的指标分别描述 20 只近眼的屈光度和眼轴长度的集中趋势与离散趋势？为什么？

3）若比较 20 只近视眼的屈光度和眼轴长度的离散趋势应选择什么指标？为什么？

4）20 只近视眼的屈光度和眼轴长度之间有无关系？

5）运用 SPSS 统计分析软件包进行统计计算。

（2）每组选出代表发言交流与师生讲评。

案例 2 某研究者为研究某种治疗白内障的手术新方法,选择 26 名白内障患者,实验组 14 人,对照组 12 人,分别获得术前术后视力资料如表 1-28 和表 1-29,了解两组患者手术前后的视力有无差异？

表 1-28 实验组 14 例白内障患者手术前后的视力分布

序号	术前视力	术后视力	序号	术前视力	术后视力
1	0.1	0.8	8	0.2	0.5
2	0.2	0.6	9	0.08	0.6
3	0.1	0.7	10	0.5	0.8
4	0.3	0.6	11	0.4	1.0
5	0.4	0.8	12	0.2	0.8
6	0.1	1.0	13	0.1	0.6
7	0.3	0.6	14	0.3	1.0

表 1-29　对照组 12 例白内障患者手术前后的视力分布

序号	术前视力	术后视力	序号	术前视力	术后视力
1	0.1	0.7	7	0.3	0.8
2	0.2	0.6	8	0.3	0.6
3	0.4	0.8	9	0.09	0.6
4	0.3	0.6	10	0.5	0.8
5	0.4	0.8	11	0.4	1.0
6	0.1	1.0	12	0.2	0.8

（1）讨论思考题：

1）属于何种类型的资料？

2）选择何种显著性检验方法？为什么？

3）运用 SPSS 统计分析软件包进行统计处理。

（2）每组选出代表发言交流与师生讲评。

案例 3　探讨角膜塑形镜验配在不同年龄中度近视患者,相近程度近视性屈光不正矫治效果。方法利用标准片试戴法验配角膜塑形镜,在成功配戴角膜塑形镜的患者中,分别抽取 15 岁以下、16～20 岁和 20 岁以上中度近视患者各 30 例(60 只眼),利用 fareast 综合验光仪进行配前裸眼视力、屈光度数检查,与配戴角膜塑形镜矫治后裸眼视力进行对比。结果不同年龄的中度近视性屈光不正患者配戴角膜塑形镜后,青少年组显效率分别为 74.28% 和 86.67% ,20 岁以上组显效率为 4.54% 。角膜塑形镜能有效矫治近视吗？对不同年龄的近视患者矫治效果是否不同？

（邢华燕　赵小钊）

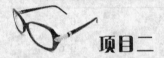

项目二

流行病学常用的研究方法

学习目标

◆**掌握**　描述性研究、分析性研究的特点、常用方法及基本模式；流行病学的研究内容及研究方法；现况调查的基本原理、分类、眼病筛检的应用及原则。

◆**熟悉**　流行病学的用途；研究疾病分布的意义；病例对照研究和队列研究的概念、研究对象的选择方法、资料分析的方法及特点、常见的偏倚及控制方法；病例报告的内容；抽样调查的方法及特点；普查的特点。

◆**了解**　流行病学、眼病流行病学的基本概念；流行病学的原理及描述疾病分布常用的统计指标。

◆**基本技能**　说出疾病的三间分布、现况调查的实施步骤；能独立完成病例报告；会开展眼病的现况调查与筛检。

问题引导

1. 如何获得某大学某年新生发生近视患者数？如何说明其严重程度？

2. 如何获得某市 60 岁及以上老年人白内障患病率？

以上问题的解决需要用到流行病学的基本知识与研究方法。流行病学是建立在观察、推理和计算基础上的一门科学，是公共卫生学的基础。它是一门预防和控制疾病、促进健康的实用科学，也是一门重要的方法学。眼视光医务工作者的主要工作是视觉检查、眼睛的健康保健、屈光矫正眼镜的验配、角膜接触镜的验配、视觉训练、近视控制、低视力保健、公众视觉保健普及等。因此，眼视光医务工作者需要学习流行病学的基本概念、原理和研究方法及其在眼视光领域中的应用。

任务一 流行病学的基本概念与研究内容

一、流行病学与眼病流行病学

流行病学(epidemiology)是揭示疾病、伤害、健康和卫生事件在人群中发生、发展和分布的现象及其决定因素,提出预防、控制和消灭疾病及促进健康的策略和措施的科学。它是在人类与疾病斗争过程中逐渐发展成熟起来的。早年,传染病在人群中广泛流行,给人类带来极大的灾难,流行病学以研究传染病的发生与流行规律为主,并进行深入的流行病学调查研究,采取防制措施,为传染病的控制发挥了重要的作用,形成了较系统的理论。随着主要传染病逐渐得到控制,传染病发病率和死亡率的大幅度下降,慢性非传染性疾病成为20世纪后期影响人类健康的主要疾病。危害人类健康的疾病谱与死因谱的变化,医学模式由生物医学模式向生物-心理-社会医学模式的转变,流行病学又应用于研究慢性非传染病,应用范围不断扩大。如心血管疾病、糖尿病、恶性肿瘤、视觉残疾等也成了流行病研究的重要任务。此外,流行病学还应用于促进人群的健康状态的研究,流行病学的理论与方法也日趋完善成熟,成为预防医学和现代医学的骨干学科,被誉为"公共卫生之母"。目前流行病学的研究对象又扩大到与健康有关的状态及卫生事件。

流行病学与眼科学结合起来,将流行病学的理论与方法运用到眼科学及视光学领域,研究眼病及视觉问题发生、发展和流行的规律,发现其危险因素和病因,评价预防、保健、防治的效果,提高人群的眼视觉健康水平,以提高其生命质量,也称之为眼病流行病学。1974年第三届巴黎国际眼科大会强调指出了"公共卫生眼科学"的新概念。眼科流行病学是公共卫生眼科学的重要内容之一。它不但研究传染性眼病,如沙眼、急性结膜炎、感染性角膜炎的研究和防治,也更加关注严重的非传染性致盲性眼病,如白内障、屈光不正、糖尿病视网膜病变、青光眼的研究和防治,同时眼病流行病学也是初级眼保健和防盲治盲工作的理论基础和重要的方法。

二、流行病学的研究内容

在长期的医学实践中,传统的流行病学所形成的科学方法在医学众多领域发挥着重要作用。流行病学不但渗透到公共卫生学、预防医学、临床医学领域,也渗入基础医学、视光学的各个领域,与相关学科相互结合、相互渗透,产生了许多交叉性学科。因此,流行病学研究及应用范围非常广泛,概括为以下几方面的内容。

1. 研究疾病、伤害与健康状况的分布 调查研究对象的年龄、性别、职业等自然特征,研究人群疾病、伤害与健康状态在不同时间、不同地区及不同人群中的发病率、患病率或死亡率等。研究疾病或健康状态的分布是流行病学研究工作的起点,依据疾病或健康状态在人群中的分布特点,可以提出某些病因或流行因素的假设,也可为卫生行政决策提供参考依据。例如,通过调查人群眼病患病率、近视率等,研究人群眼健康状况,评价眼保健措施的效果,为卫生管理部门制订眼保健政策提供依据。

2. 探讨疾病的病因、危险因素与流行因素,制订疾病预防和控制的对策与措施　流行病学可探讨引起各种疾病的特殊病因,从而寻找预防和控制这些疾病的防治措施。根据疾病的病因、分布特点,不同时期的气候条件,不同地区的地理环境条件、经济条件、卫生条件及人们的生活习惯、文化水平等可能影响某种疾病的发生或流行,成为影响疾病发生或流行的危险因素。流行病学可通过探讨疾病的散发、暴发或流行的因素,从而提出有效的控制措施。如某地区卫生条件差、住房拥挤等会加重沙眼的流行。若提高当地卫生条件,改善环境条件,人们养成良好的卫生习惯,可控制沙眼的发生与流行。

通过对人群健康状况的评价,了解和掌握疾病的病因、流行因素和分布状况,明确疾病的病因及其危险因素,针对具体地区、具体人群、具体疾病制订其合理有效的卫生策略和防治措施,以达到控制或根治某些疾病的目的。同时,对各种预防措施的考核与筛选也需要运用流行病学方法。

3. 研究疾病的自然史(natural history)　疾病从发生、发展到结局的整个过程,经历症状出现前阶段、临床症状和体征出现阶段及疾病结局(治愈、好转、死亡、恶化等)几个阶段。不同的疾病自然史不同,对疾病自然史的准确了解,可以帮助医务人员对患者病情做出迅速、准确的判断。通过流行病学方法研究人类疾病的自然史和健康的发展规律对研究与评价预后有着重要的意义,为提出准确的治疗和预防措施提供依据,以用于疾病预防和健康促进。

4. 患病概率、死亡概率的预测　根据人群调查研究,可以估计某因素引起个人或人群患某病的危险性,以及不患某病的概率。例如,通过流行病学调查资料表明,每天吸烟25 支以上者,死于肺癌的危险性比不吸烟者高 32 倍。

5. 用于医疗、卫生、保健服务的决策和评价　通过描述人群中有关疾病与健康状况,使卫生行政主管部门了解人群中的疾病及其有关因素所造成的负担,有助于确定优先的预防及保健项目的卫生规划,使有限的卫生资源发挥最好的效益。流行病学研究还可用于评价卫生服务的效果及效益,如确定某病(如脑梗死)的最适宜住院期限,确定治疗某病(如肺癌)的价值,确定最为经济有效的治疗方案等。

6. 评价防治疾病的效果　综合运用流行病学方法、统计学和社会医学的方法,针对主要疾病的防治措施评价其防治效果,为进一步提高疾病防治效果,制订相应措施提供科学依据。如观察疫苗接种的效果,了解新药的安全性和有效性,评价社区预防眼病的干预项目,评价卫生工作或卫生措施的效果等,均需进行流行病学研究是否降低了人群发病率,提高了治愈率和促进健康水平。

任务二 流行病学的基本理论

 问题引导

> 1854 年秋季,伦敦宽街暴发霍乱,10 天内死去 500 多人。惊人的死亡率促使当地居民纷纷逃往他处,在霍乱暴发后的 6 天内,发病严重的街道有 3/4 以上的居民离去。当时霍乱病原体尚未发现。英国医生 John Snow 深入现场,对 8 月 31 日至 9 月 2 日三天内所发生的 89 例死亡病例做了详细调查,并将死亡病例标点在地图上,首创了标点地图分析方法。从标点地图发现死亡病例集中分布在宽街水井周围。根据这种分布特点,John Snow 认为此次暴发是由于宽街水井被污染引起,封闭该水井后,暴发即告终止,该结果比霍乱弧菌的分离早 30 年。

一、疾病分布

疾病的分布(distribution of disease)是指通过疾病的频率指标描述疾病在不同时间、不同地区、不同人群的发生频度与分布现象,简称"三间分布"。疾病分布的研究是流行病学研究的起点和基础,属于描述性研究的范畴。任何疾病在人群中都具有一定的分布形式,通过描述疾病分布规律,分析、比较疾病的分布特征,可以认识疾病的流行特征;帮助查找重点防治对象和重点防治疾病;发现病因线索,探讨病因;为制定疾病的预防和控制策略和措施提供科学依据;评价预防和控制措施的效果。

(一)疾病频率测量指标

采用数量频率指标测量疾病的分布可进行定量比较分析发现差异。常用的测量指标有:

1. 疾病发生的频率指标

(1)发病率(incidence rate),是指特定人群在一定时间内(一般为 1 年)发生某病新病例的频率。

$$发病率 = \frac{一定期间内某人群中某病新病例数}{同期的暴露人口数} \times K \qquad (公式 1-51)$$

式中,$K = 100\%$,$1\,000‰$,$10\,000/$万或 $100\,000/10$ 万。

发病率是描述疾病的分布,探讨发病因素和评价预防措施效果的重要指标。在计算发病率时,时期通常以年来表示,也可根据所研究的病种及研究问题的特点而决定,以 1 天、1 周、1 个月来表示。新病例是指在观察期间新发生的病例。流行性感冒、急性心肌梗死、急性角膜炎等急性病,其发病时间容易确定,新旧病例容易区分。而慢性病发病时间难以确定,一般以初次确诊时间为发病时间。在观察期间内,如果同一个人发生一次以上同种疾病(如一年内患几次感冒),则应分别计为几个相应新发病例。暴露人口也称危险人群,必须符合两个条件:①必须是观察时间内观察范围内的人群;②必须有可能发生所观察的疾病。正在患病或因曾经患病或接受了预防接种,而在观察期内肯定不会再患该病的人不能算作暴露人口。

发病率反映了疾病发生的比率,可用于描述疾病的分布。发病率可按不同特征,如年龄、职业、性别、民族和婚姻状况分别计算,通过不同人群的某种疾病发病率的比较确定可能的病因,提出病因假设,探讨发病因素,评价防治措施的效果。

(2)罹患率(attack rate)与发病率同样是测量人群中新发病例发生频率的指标,常用于小范围人群或较短时期内某病新病例发生的频率,观察时间可以日、周、月为单位,也可以一个流行期为时间单位。其优点是能根据暴露程度更为精确地测量发病的频率,常用于疾病流行或暴发时病因的调查。

$$罹患率 = \frac{观察期内某人群中某病新病例数}{同期的暴露人口数} \times K \qquad (公式1\text{-}52)$$

式中,$K = 100\%$,$1\,000‰$。

(3)续发率(secondary attack rate,SAR),也称二代发病率,是指在某些传染病最短潜伏期到最长潜伏期之间,易感接触者中因受其感染而发病的病例数占所有易感接触者总数的百分率。

$$续发率 = \frac{一个潜伏期内易感接触者中发病人数}{易感接触者总人数} \times 100\% \qquad (公式1\text{-}53)$$

续发率是反映传染病传染力强弱的指标,也用于分析传染病流行因素及评价防疫措施的效果。

2. 疾病存在频率的指标

(1)患病率(prevalence rate),又称现患率,是指在某一特定时间内总人群中某种疾病的现患新旧病例所占的比例。常用来表示病程较长的慢性病的存在或流行情况,可为规划医疗设施,估计医院床位、卫生设施及人员的需求量,评估医疗质量和医疗费用的投入等提供科学依据。

$$患病率 = \frac{观察期间一定人群中现患某病的新旧病例数}{同期该人群的平均人口数} \times K \qquad (公式1\text{-}54)$$

式中,$K = 100\%$,$1\,000‰$,$10\,000/万$或$100\,000/10$万。

根据观察时间的不同,可将患病率分为时点患病率(point prevalence)和期间患病率(period prevalence)。时点患病率的调查时间期间一般在1个月以内,而期间患病率的调查期间常常超过1个月。

(2)感染率(infection rate),是指调查人群在某一特定时间内某病现有感染者人数所占的比例。感染率的性质与患病率相似,常用于研究某些传染病或寄生虫病的人群感染情况和分析防治工作的效果。

知识拓展与自学指导

影响患病率的因素

（1）增高患病率的因素：未治愈者寿命延长或病程延长；观察期间疾病发病率增加，新病例增加；疾病易感者在人群中比例升高，如疾病易感者迁入，健康者迁出；病例迁入；诊断水平提高，发现更多病例。

（2）降低患病率的因素：病程缩短；病死率增高；观察期间疾病发病率下降，病例减少；疾病易感者在人群中比例下降，如疾病易感者迁出，健康者迁入；病例迁出；治愈率提高。

当某地某种疾病的发病率和该病的病程在相当长时期内保持稳定时，患病率（P）= 发病率（I）×病程（D），这时可计算某些疾病的病程。

3. 死亡统计指标

（1）死亡率（mortality rate），是指在一定时期内（通常指 1 年），某一定人群中死于某种疾病或所有原因的人数在该人群中所占的比例。是测量人群死亡危险最常用的指标。

$$死亡率 = \frac{某期间内死于所有原因的死亡总数}{同期平均人口数} \times 1\,000‰ \qquad （公式 1-55）$$

计算时，常以年为单位。平均人口数，一般用年中人口数或年初人口数与年终人口数之和除以 2。

死于某种疾病的死亡率是某病死亡率，而死于所有原因的死亡率是一种未经调整的率，也称粗死亡率。死亡率用于评价一个国家或地区某一时期、某一地区的人群死亡危险性大小的指标，也反映居民总的死亡水平，是一个国家或地区卫生、经济、文化水平的综合。不同地区、不同年代人群的年龄、性别构成不同，死亡率不能直接比较，必须先将死亡率标准化，以排除年龄或性别构成不同造成的影响。因此常将未标准化的死亡率称为粗死亡率。死亡率也可以按照不同特征如疾病种类、人群的年龄、性别、职业等分别计算，称为死亡专率。死亡专率可以提供某病死亡在人群、时间和地区中变化的信息，也可用于探讨病因和制订防治措施。

（2）病死率（fatality rate），是指在一定时期内患某病的全部患者中因该病死亡者所占的比例。

$$病死率 = \frac{某期间内因某病死亡人数}{同期该病患者总数} \times 100\% \qquad （公式 1-56）$$

病死率可说明疾病的严重程度，常用于病程短的急性病，以衡量该病对生命威胁的程度，也可用于评价医院的医疗水平。

知识拓展与自学指导

　　·生存率

　　生存率(survival rate)是指接受某种治疗的患者或某病患者中,经若干年随访(通常为1年、3年、5年)后,尚存活的患者数所占的比例。生存率反映了疾病对生命的危害程度,也可用于评价某些病程较长疾病的远期疗效,在某些慢性病如癌症、心血管疾病等的研究中经常使用。

　　4. 频率测量指标在眼视光学中的应用

　　(1)白内障患病率,是指在某一特定时间内一定人群中白内障现患新旧病例数所占的比例。

　　(2)白内障手术覆盖率,是指应施行白内障手术的人群中接受白内障手术者所占比例。应施行白内障手术的人群包括接受白内障手术的人数、未接受白内障手术的人数和因白内障致盲而未施行白内障手术的人数之和,常以百分率来表示。

　　(3)致盲率(prevalence of blindness),是指某一特定时间内总人口中盲人所占的比例。

　　(二)疾病流行的强度

　　疾病的流行强度是指某种疾病在某地区一定时期内某人群中发病数量的变化及病例间的联系强度。常用散发、暴发、流行和大流行表示。

　　1. 散发(sporadic),是指某病在一定地区人群中呈历年的一般发病率水平(即发病率维持历年的一般水平),病例在人群中散在发生或零星出现,且病例间无明显联系。历年的一般发病率水平可参照当地前三年该病发病率的平均水平。确定是否散发一般与同一个地区的同一种疾病前三年的发病率水平比较,如当年的发病率未明显超过历年的一般发病率水平时为散发。形成散发的原因:①某病在当地常年流行,居民有一定的免疫力或因疫苗接种维持人群一定的免疫水平;②以隐性感染为主的传染病;③传播机制难以实现的传染病;④潜伏期的传染病。

　　2. 暴发(outbreak),是指在一个局部地区或集体单位的人群中短时间内突然发生许多临床症状相似的患者的现象。短时间主要是指在该病的最长潜伏期内。暴发的原因主要是通过共同的传播途径感染或由共同的传染源所引起,如集体食堂的食物中毒、托幼机构的麻疹暴发流行等。

　　3. 流行(epidemic),是指某地区某病发病率显著超过历年的散发发病率水平。流行与散发是相对的流行强度指标,一般要与当地的历史发病水平比较。若某地某病达到流行水平,则可能有促进发病率升高的因素存在,应当引起注意。

　　4. 大流行(pandemic),是指某病发病率远远超过流行水平。其特点是疾病传播迅速,涉及地域广,往往在短时间内越过省界、国界。如流行性感冒、霍乱、鼠疫,历史上曾发生过多次世界性大流行。

知识拓展与自学指导

地方性疾病与输入性疾病

（1）地方性疾病（endemic disease）：是指某些疾病经常存在于某一地区或某一人群或呈现发病率增高时，这种现象状况称为地方性，具有地方性的疾病称为地方性疾病。

（2）输入性疾病（imported infectious disease）：现有的疾病是本国不存在的或曾经有但已经消灭，这种从国外传入的特性称为输入性。具有输入性的疾病称为输入性疾病，如艾滋病等。

（三）疾病的三间分布

在描述疾病的流行特征时，通常从疾病在不同地区、不同时间和不同人群三个方面的分布来说明，称为疾病的三间分布。流行特征是判断和解释病因的依据，也是形成病因假设的重要来源。

1. 地区分布　疾病的地区分布是描述各地区某病的发生频率，不同国家之间，城市与乡村之间，平原与山区之间，疾病的发生可能存在着明显的不同。影响疾病不同地区分布的因素可能是自然环境和社会条件，如自然地理环境、社会制度、经济发展水平、人口密度、宗教、文化、生活习惯、卫生条件、医疗设施。了解疾病在空间上的特征，为探索病因及影响因素提供线索。

描述疾病的地区分布，可以用疾病地区分布图，也可以按照不同地区计算发病率、患病率、死亡率等指标进行比较，比较时需要先进行率的标准化。

（1）疾病在不同国家间的分布：某些疾病只存在于世界某些地区，某些疾病在全世界均可发生，但其在不同地区的分布各异，发病和死亡情况不一。如黄热病的分布与埃及伊蚊的分布一致，主要在非洲及南美洲流行。肿瘤发病在世界各地的差别更为明显。如肝癌主要分布在东南亚，而欧洲、美洲则少见。乳腺癌在北美洲、北欧、西欧发病最多，东欧次之，非洲和亚洲各国较少。糖尿病在发达国家的患病率高于发展中国家。欧美各国心脏病死亡率高于我国和日本。我国和日本脑卒中死亡率高于欧美各国。

（2）疾病在同一国家内不同地区的分布：疾病在同一国家不同地区的分布也有明显差别。我国疆域辽阔，人口众多，地处温带和热带气候区，南北气温相差悬殊，地势高低起伏，河流纵横交错，各种民族地区和杂居地区具备人民生活习俗和卫生文化水平差异明显，这些是了解疾病流行因素和探讨病因的有利条件。例如鼻咽癌在我国以广东、广西、福建等南方六省（自治区）死亡率较高，其中死亡率最高的是广东省，但广东省内不同人群的死亡率也有差别，以讲广东话的居民死亡率最高，可能与遗传易感性、饮食习惯、EB 病毒感染等多种因素有关。

（3）疾病的城乡分布：城市与乡村在经济发展、自然环境、卫生条件、生活习惯等方面存在较大的差别，因此疾病分布有城乡差异。卫生部公布了 2005 年城乡居民主要死亡原因，城市恶性肿瘤、心脑血管病在居民死亡中已处前列。而农村地区呼吸系统疾病仍居首位,而且肺结核的死亡还居于前十位死因之列。

　　城市人口密集、流动性大,容易发生呼吸道传染病的流行。城市中工业集中,空气污染比较严重,空气中有害物质的浓度比农村高,是城市肺癌发病率比农村高的可能原因。细菌性痢疾、甲型肝炎、伤寒等肠道传染病及寄生虫病、农药中毒等,农村发病显著高于城市。食管癌、肝癌、宫颈癌等恶性肿瘤也是农村多于城市。

　　2.时间分布　疾病发生的频率随时间而不断变化,是一个动态的过程。分析疾病的时间分布特点,亦能探索某些病因和流行因素的线索。时间分布的表现形式有四种类型。

　　(1)短期波动:在较大人群中出现的某种疾病的流行或暴发。易发生短期波动或暴发的疾病主要是急性传染病和急性中毒性疾病,如麻疹、流行性脑脊髓膜炎、食物中毒等。疾病的短期波动社会影响大,病因较易推断。

　　(2)季节性:是指疾病的频率在一定季节内升高的现象。呈季节性变化的疾病主要是传染病,一些营养缺乏病、过敏性疾病有某季节多发的现象,一些慢性病的急性发作(脑血管意外等)与季节变化有一定关系。季节性有两种表现形式:一种是季节性升高,即一年四季均可发生,但在一定季节,其发生率升高。如春季结膜炎发病率明显升高,呼吸道传染病一般冬春季高发,肠道传染病则多发于夏秋季;另一种是严格的季节性,即一年中只在某些季节有某病发生,经吸血节肢动物传播的疾病大多呈严格的季节性。

　　疾病季节性变化的原因较复杂,受气象条件、昆虫媒介、风俗习惯及生产、生活活动等因素的影响。研究疾病的季节性变化有利于探索病因和流行因素,并有助于提前采取防制措施。

　　(3)周期性:是指疾病有规律地每隔一个时期出现一次流行高峰的现象。如麻疹在城市表现为两年一次流行高峰、流行性脑脊髓膜炎7～9年流行一次。通过有效的疫苗接种,则可削平流行高峰。

　知识拓展与自学指导

　　　　　　　　　　疾病周期性的原因
　　疾病呈现周期性的原因主要有:①该病的传播机制容易实现;②病后可形成较为稳固的免疫;③由于新生儿的累积,使易感者的数量增加;④病原体的抗原发生变异,使原来的免疫人群失去免疫力。

　　(4)长期趋势:是指疾病的发病率、死亡率或临床表现等在一个较长时期(多指长达几十年)的变化趋势,也称长期变异。如随着近视眼患病率的不断增高,原发生闭角型青光眼的患病率有可能降低,因前者是前房加深,后者是前房变浅。引起疾病长期变异的原因可能是:致病因素的变化、社会生活条件及生产生活习惯的改变、医疗技术的进步、自然条件的变化及环境污染等因素,导致致病因子和宿主发生了变化。但是在长期观察研究疾病长期变异时应注意疾病诊断标准的变化和诊断技术进步的影响。

　　研究疾病长期变异的趋势,探索导致变化的原因,可为制订中长期疾病预防战略提供理论依据。

3.人群分布 疾病在人群中某一属性上的分布特点,如年龄、性别、民族、职业、宗教、婚姻与家庭、流动人口等人群属性上的不同。这种分布差别的原因主要有宿主的遗传、免疫、生理及暴露机会等。研究疾病的人群分布特征有助于探寻致病病因和流行因素的线索,明确高危人群。

(1)年龄:是人群分布中最重要的因素。由于不同年龄人群有不同的免疫水平、不同的生活和行为方式、对危险因子的暴露机会等不同。因此,几乎所有疾病的发病和死亡都与年龄有关。不同类型的疾病可有不同的年龄表现。如婴幼儿易患急性呼吸道传染病,盲和视力损伤易发生在高龄的人群中,青少年近视眼的患病率较高,老年人易患白内障,一些非传染性疾病,如恶性肿瘤、高血压、冠心病等,其发病率随年龄增高而升高。

研究疾病年龄分布的目的是:①确定疾病的高危人群及重点保护对象;②探索流行因素,提供病因线索;③分析传染病的年龄分布动态,了解人群的免疫状况;④制订预防措施并评价其效果。

(2)性别:多数疾病的发病率和病死率有一定的性别差异。疾病在不同性别间分布差异的原因主要是暴露于致病因子的机会或程度不同,其次是存在解剖、生理、心理方面的差异。如全国肺癌的男女死亡率比约为2:1,血吸虫和钩端螺旋体病常因下田劳动而造成感染。因此,一般男性高于女性,胆囊炎和胆石症以中年女性多发,可能与解剖、生理特点有关。描述疾病的性别分布,一般是比较男女的发病率、患病率或死亡率,有时也可以用性别比来表示。

(3)职业:许多疾病的发生与职业因素有关系。职业与疾病的关系,首先应考虑暴露机会的多少与劳动条件;其次应考虑职业反映劳动者所处的社会经济地位和文化卫生水平;此外,不同职业的体力劳动强度和精神紧张程度不同,在疾病种类上也有不同反应。如炉前工易患白内障,跳水运动员易患视网膜脱离,潜水员易患视网膜血管阻塞,暴露于游离二氧化硅的碎石工易患矽肺,煤矿工人易患尘肺;生产联苯胺的工人易患膀胱癌,饲养员、屠宰工人及皮毛加工工人易患炭疽和布鲁菌病等。与不同职业人群的劳动强度和精神紧张程度有关的疾病,有汽车司机和飞行员则易患高血压和消化性溃疡。另外,劳动者的职业也决定了劳动者所处的社会经济地位和所享有的卫生服务水平,这些因素无疑对某些疾病的发生有影响。

(4)种族和民族:不同种族和民族发病率、死亡率有明显差异。其影响因素有:①遗传因素不同,如我国广东是世界上鼻咽癌的高发区,而移居到东南亚、美国的中国广东籍人鼻咽癌发病率仍高,提示鼻咽癌的发生与遗传因素有关;②宗教信仰和风俗习惯等不同,如伊斯兰教民族,男童一律行包皮环切术,使男子阴茎癌的发病率很低;③民族定居点所处的自然和社会环境不同;④不同民族间社会经济状况和医疗卫生质量、水平不同。

(5)行为:行为方式是影响人们健康的重要因素,尤其不良的行为生活方式(如吸烟、饮酒、饮食不当、缺乏体育锻炼、吸毒等)可导致许多疾病。如长期饮酒易患慢性球后视神经炎,据世界卫生组织报道,在发达国家和部分发展中国家,危害人类健康和生命的主要原因是恶性肿瘤、冠心病、脑卒中、高血压、糖尿病等慢性非传染性疾病,而这些疾病的发生与发展,60%~70%是由于社会因素和不健康的生活方式与不良行为习惯造成的。

<h2 style="text-align:center">二、病因论与因果推断</h2>

研究病因与因果推断是流行病的基本原理。病因的研究不仅同疾病的诊断有关,也直接关系到疾病的治疗与预防,探讨疾病的病因、危险因素与流行因素,制订疾病预防和控制的对策与措施,并评价防治效果是流行学的研究内容之一。

(一)病因的概念

1. 概率论因果观　传统的决定论因果观认为,一定的原因必然导致一定的结果。因客观世界本身的发展变化具有概率性,从经验证据得出的结论也是归纳性,归纳性的结论也具有概率性,现代科学由此产生了概率论因果观。原因就是使结果发生概率升高的事件或事物特征,即一定的原因只是可能而不是必然导致一定的结果。

2. 现代流行病学的病因　早期,流行病学以研究传染病为主,对病因的研究主要关注环境卫生条件水、空气和居住条件等,如甲肝的流行同饮水污染及食物有关。随着微生物学的发展,细菌学的兴起,对病因的研究转到特定的病原体,如 Koch 发现了结核病是由结核杆菌引起。对传染病来讲,不仅仅有了病原体就会发病,还会有宿主和环境因素的影响而导致疾病,并形成了病因、宿主和环境的平衡失调引起疾病的理论。环境对疾病的发生有着重要的影响,如长日照、高海拔和低营养水平的地方,白内障的患病率明显增高;对于照明差、学习负担重的儿童近视眼患病率会增高;长时间电脑操作工作人员视频终端综合征的发病率增高。

20 世纪 50 年代,流行病的研究逐步扩展到非传染性疾病,病因的研究也就不再仅仅局限于传染病的特定病原体,还认识到一些疾病的发生是由多种原因引起。如白内障的发生由日照时间长和营养缺乏作用的叠加引起。还有一些疾病是由因果相联而导致,如淋雨易引起感冒,感冒引起机体抵抗力下降,机体抵抗力差易导致单纯疱疹病毒性角膜炎的发生。这种疾病发生因有关因素的复杂化,产生了疾病发生的病因网络学说。1980年,Lilienfeld 从流行病学角度定义病因:凡能使人群发病概率升高的因素,就可认为是病因,其中某个或多个因素不存在时,人群疾病频率就会下降。这也使得流行病学探讨病因时通过疾病的分布从病因网或病因链中找出与疾病发生关系密切的关键因素。流行病学中的病因一般也称为危险因素。

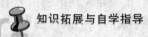

知识拓展与自学指导

传染病发生与传播的基本条件:病原体、宿主和环境。传染病流行过程的三个基本条件:传染源、传播途径和易感人群。

(二)因果推断

因果关系研究必然涉及因果推断的问题,即运用描述性流行病学方法,仔细研究疾病的分布,依据疾病的分布特点和医学知识提出疾病病因的假设。运用逻辑方法归纳推理进行流行病学方法的反复检验,以推断这些假设的病因与疾病之间的因果关系。

1.建立病因假设　病因假设是在为数不多的经验事实以及已有理论的基础上,通过逻辑推理或创造性想象或猜测等形成。

2.因果推断及验证　因果推断的逻辑方法主要是归纳推理方法,包括假设演绎法和消除归纳法(Mill 准则)。验证假设的病因可通过实验的方法在动物或人群中进行证实,但动物模型难以建立,在人群中进行证实病因假设的试验有时也有难度。较好的方法则是利用观察和许多询问等手段来调查社会人群中的疾病和健康,从而描述频率和分布,如现况调查。通过归纳、综合和分析提出假说,然后采用分析性研究对假说进行检验,如病例对照研究或队列研究。最终通过实验研究来证实,如临床实验或现场实验。同时研究结果又能得到发病机制的相关研究支持,则可最后确定假设的病因为真正的病因。

(1)假设演绎法(hypothetic deductive method)最早由赫歇尔(Hershel)提出,其中"演绎"仅仅指待观察(检验)的经验事实(证据),可由假设相对于背景知识而演绎地推导出来,从一般的假设导出具体个别的事实(证据),就是一个演绎推理。但从具体个别的事实成立而推出一般的假设成立,则是一个归纳推理。其推理过程为:从假设演绎地推出具体的证据,然后用观察或实验检验这个证据,如果证据成立,则假设亦成立。从一个假设可推出多个具体证据,多个具体证据的经验证实,则可使归纳支持该假设的概率增加。如假设 H:长时间近距离用眼导致近视;根据该假设 H,以相关背景知识为前提,演绎地推出若干具体经验证据 E_1(近视患者的长时间近距离用眼高于对照)、E_2(长时间近距离用眼队列近视发生率高于对照)、E_3(改变长时间近距离用眼后,近视的发生率下降)。如果证据 E_1、E_2、E_3 成立,则假设 H 亦获得相应强度的归纳支持。

(2)Mill 准则主要的应用是分析流行病学研究的比较推理。Mill 准则先由穆勒提出实验四法,后人将同异并用法单列,成为科学实验五法:求同法、求异法、同异并用法、共变法和剩余法。

求同法:如果在不同情况下,发生某种疾病的患者均有某种相同的因素时,则这种因素有可能是疾病的病因。

求异法:如果不同组别人群中,某种疾病的发病率有明显的差异,同时发现不同组别人群中某些因素有差别时,则这种有差别的因素很可能是导致疾病的病因。

同异并用法:如果在不同情况下,发生某种疾病的患者均有或相当部分(统计学显著地)有某种相同的因素,而在未患某种疾病的人群中(对照组)中均无或相当部分(统计学显著地)无相同的因素,则该种因素有可能是导致疾病的病因。

共变法:如果某一因素的量变引起疾病的发病率发生变化时,说明该种因素有可能是导致疾病的病因。

剩余法:如果已知某些因素(a、b、c)共同存在时,引起相应的疾病结果(A、B、C),通过先前的归纳研究又已知 a 说明 A,c 说明 C,则剩余的 b 必定说明 B。

3.统计关联　流行病学在探讨病因时,要先判明某种疾病与某种事物之间是否有联系,然后判断联系的意义,在许多事物中找出与疾病发生具有因果关系的事物。当两事物之间存在密切的数量关系,并通过统计学方法来判定事物之间是否存在着联系。统计学上,两种事物之间的联系形式有以下 3 种。

(1)人为的联系:是由于在调查研究中因偶然因素或有意造成的假象。如在研究某种措施预防近视的效果时,并没有客观的指标,全凭受试者的主观反应来判断,就有可能真实地反映两种事物间的联系。

(2)间接的联系:如果事物 A 能引起事物 B,事物 B 能引起事物 C 时,事物 A 与事物 C 之间也会有统计学相关性,而这种相关性是一种间接联系。再者如果事物 A 能引起事物 B,也能引起事物 C 时,事物 B 与事物 C 之间也会发生统计学相关,这种相关也只是一种间接联系。干预事物 B 不会使 C 发生的改变。

(3)因果关系:在有统计学相关性的事物中,某事物会因另一种事物的发生而发生,这两种事物间可能是因果联系。

4.因果推断的标准　判断某种因素是否为某种疾病的病因时,还须考虑一定的条件。

(1)关联的强度:一般来讲,关联的强度越大,因果关联的可能性越大。但须排除混杂因素的情况下,得出此结论。

(2)关联的时间性:当两种事物之间有因果关系时,原因总是发生在结果之前,因果关系的可能性会更大。

(3)剂量效应关系:如果作为病因的因素剂量会影响人群某种疾病的发病率也随之变化时,则可能是因果关系。

(4)关联的特异性:如果某种因素与多种疾病之间有关,其特异性就低。如果某种因素与一种疾病之间有关,其特异性就高。

(5)关联的普遍性:如果某种因素与某种疾病之间在不同时间、不同地点和不同人群中都有同样有意义的结果时,因果关系的可能性会更大。

(6)关联的可重复性:作为病因的因素与某疾病之间的多次因果研究实验,其结果相同时,因果关系的可能性增加。

(7)实验论证:有实验根据支持两事物之间因果关系时,确定二者之间因果关系的把握性更大。

(8)分布的一致性:作为病因的因素的分布与疾病的空间分布、时间分布相符合时,因果关系的可能性大。

一个因果研究本身必须要满足第 1、第 2 条标准,第 7 条标准决定了因果关联结论的把握度。满足的条件越多,判断事物之间因果关系时出现的错误概率就越小。但即使不能完全满足上述 8 个条件,也不能否定因果关系的存在。

 知识拓展与自学指导

应用 Mill 准则的注意事项

如果病因假设清单没有包括真实的病因,Mill 准则就不能提供任何帮助。再者,Mill 准则原本是用于能控制干扰条件的实验类型,以及假定原因为确定性的必要或充分条件。因此,对于观察性研究或非确定性条件,Mill 准则需要控制混杂或做概率性推广。

(邢华燕)

任务三　流行病学的研究方法

流行病学是一门应用学科,也是逻辑性很强的科学研究方法,且在众多的医学领域中发挥着重要的作用。如临床医学领域中运用流行病学方法,从群体角度来研究疾病的自然史、诊断方法及疗效评价,其目的是解决各种临床问题,如疾病的分布规律、治疗、影响预后的因素、疾病病因和危险因素等。

流行病学研究方法分为观察性研究、实验性研究和理论性研究三大类。又以观察性研究和实验性研究为主。观察法是流行病学的主要研究方法,它是在疾病自然发生过程中,通过现场调查和资料分析来认识疾病的自然发生发展过程。观察性研究方法在观察时不施加人为因素,是对疾病自然发生发展过程的观察,它包括描述性研究和分析性研究两大类。

一、描述性研究

描述性研究(descriptive study)是描述疾病或健康状态的分布以揭示其发生发展的规律及其现象,为病因研究提供线索,即提出假设。具体来讲,它是采用常规监测记录或通过现场调查获得的数据资料(包括实验室实验结果),按照不同时间、不同地区及不同人群特征分组,描述人群中疾病或健康状态与暴露因素的分布情况,再经过比较分析,获得疾病三间分布特征,进而提出病因假设和线索。在揭示暴露和疾病因果关系的过程中描述性研究是最基础的步骤,也是流行病学研究工作的起点,其他流行病学研究方法的基础。描述性研究主要包括病例报告、现况调查、生态学研究等研究方法。

(一)病例报告

1.病例报告的概念　病例报告(case report)包括个案报告和大宗病例分析,是指研究具有某一或一系列具体情况,或接受某一种治疗的临床病例,无特设对照组,只是描述所研究疾病的发生和分布,不能用于估计发生该病的危险程度。

病例报告往往对一些罕见或特殊的疾病进行报道,全面介绍疾病的发生、发展与转归,报道疾病的诊断、治疗和疗效评定结果。个案报告是研究少见病常用方法,通过对临床上一个或几个特殊病例的报道,往往可以提供许多有价值的信息,为循证医学研究提供临床信息。

2.病例报告的内容

(1)说明该病例为何值得报道。

(2)对病例进行描述,提供有关的数据资料。

(3)说明判断该病例未曾报道过的依据,或指出该病例的独特之处,并加以讨论。

(4)该病例的各种特点是否还有其他可能的解释。

(5)指出该病例给予笔者和读者的启示,做出结论。

3.病例报告的步骤

(1)选择合适、典型的病例是写好病例报告的关键。合适、典型的病例主要是指选择特殊的病例,诊断或治疗某种疾病新方法,或常见疾病的异常现象等。为选择合适的病例、写好病例报告,应当进行广泛的文献检索,确定此报告有无报告价值,能否给读者以启示。

(2)提供完整的资料,明确报告病例的诊断及依据。病例报告包括病例一般资料(个体特征)、现病史、疾病发展过程及结局、各项临床检查、诊断与治疗、分析结论及病例的启示等资料。如性别、年龄、职业、婚姻史、主诉、现病史、既往史、体格检查、实验室检查、特殊检查、诊断与鉴别诊断、治疗与结局、预后等资料。临床资料部分中,描述治疗措施与效果是重点内容。个案报告资料应具有完整性、准确性和真实性,以便客观反映病例的实际情况。病例报告可以是一个典型病例,也可以是一组相同疾病的资料。病例报告需要对于病例资料进行搜集、整理、分析、总结并得出结论。

4.病例报告的优缺点　病例报告是一种描述性研究方法,观察对象少,资料容易收集,易于做到翔实、准确;节省人力、物力与财力;研究过程中较少涉及伦理道德的问题,易于为医生和患者接受。其缺点是观察例数少,代表性较低,论证强度较低,可信度较差。因未设对照组,不能较好控制混杂因素,可能会导致错误的结论。又因研究对象仅为病例,无发生该种疾病的危险人群,故不能估计该病发生的危险度。

(二)疾病发生的流行病学描述

通过收集个体特征资料,如性别、年龄、种族、文化程度、职业、婚姻、社会经济状况、居住地区、调查时间、发病情况、疾病史等研究对象人群资料,以分析研究什么时间、什么人群、什么地区易发生某种疾病。

描述疾病流行病学分布特征时常选择一些相应指标,以定量化说明患病情况,便于分析比较说明。常用指标见本项目二中任务二的疾病分析内容所述。

(三)现况研究

 问题引导

如何才能获得某市儿童低视力患病情况? 制订调查实施方案?

1.现况研究的概念　现况研究(prevalence study)又称现况调查或横断面研究,是运用某种手段对某一特定时间内某一特定范围的目标人群,以个人为单位收集和描述人群的特征及疾病或健康状况的方法。现况调查所获得的描述性资料是特定人群在某一个时间断面的疾病信息,因而又称横断面研究(cross sectional study)。它能了解某一时点或时段的疾病患病率。

2.现况调查的目的和用途

(1)了解目标人群中疾病或健康状况的分布特征。通过现况调查可以描述目标人群中疾病或健康状况的三间分布,发现高危人群,分析疾病或健康状况的频率与哪些环境因素、人群特征等因素有关,为疾病的防治提供依据。如欲了解我国青少年近视患病情况,则可采用某种抽样技术,从我国青少年中(总体)随机抽取足够数量的研究对象(样本),逐一进行细致的调查和检测,并同时收集有关的研究因素,如视力情况、个体一般特征(年龄、性别、学习情况等),以期对目标人群的视力健康状况的三间分布做出适当的评估,为进一步的病因研究及制定预防保健措施奠定基础。

(2)提供疾病病因研究线索。现况研究的目的是描述目标人群的某些特征与疾病或健康状况之间的关系,寻找病因及流行因素线索。通过描述疾病在不同暴露因素状态下的分布差异、一致、趋同等现象,进行逻辑推理(求同法、求异法、类推法等),进而提出该疾病可能的病因。现况研究可以收集同一特定时点或时期内个体的暴露状况与疾病或健康状况,也可以通过回顾调查或查找历史资料来了解人体过去的暴露状况,以便获得更接近于事实的因果假设而建立病因假设。如在对冠心病的现况调查中发现冠心病患者中有高血压、高血脂、肥胖等因素的比例明显高于非冠心病患者人群,从而提出冠心病的某些病因假设。

(3)了解人群的健康水平,对医疗卫生工作的质量进行评价,为卫生保健工作的计划和决策提供科学依据。在疾病监测、预防保健过程中,通过不同阶段重复开展现况研究获得开展其他类型流行病学研究的基线资料,也可以通过对不同阶段患病率差异的比较,对防治策略、措施的效果进行评价。

(4)适用于疾病的二级预防监测高危人群。在人群中通过普查或筛检等手段,可达到"早发现、早诊断、早治疗"的目的。如宫颈刮片可以发现早期宫颈癌患者,使其得到早期治疗。

(5)评价疾病的防治效果。定期在某一人群中进行横断面研究,收集有关暴露与疾病的资料,通过这种类似前瞻性研究的动态调查,可评价某些疾病防治措施的效果。

3. 现况研究的类型 根据研究对象涉及的范围将现况研究分为普查和抽样调查。

(1)普查:普查(census)即全面调查,是在特定时间对特定范围内人群中的所有成员进行的调查或检查。特定时间应该较短,甚至指某时点,一般为1~2天或1~2周,最长不宜超过2~3个月;特定范围可以指某地区或某种特征的人群,或是某社区的全部居民。如老年人(≥60岁)眼健康状况的普查。

普查目的:①了解疾病在人群中发生情况及其危险因素;②早期发现、早期诊断和早期治疗患者。如开展青少年视力状况的普查,可了解青少年中屈光不正的状况,并根据调查结果开展屈光不正的防治工作;③了解慢性疾病的患病及急性传染性疾病的疫情分布,如白内障普查和针对青少年开展的视力普查。

适用条件:①所普查的疾病病程长,发病频率、患病率较高,以便在短时间内发现足够多的病例;②调查目的明确,调查项目简单;③普查疾病的检验方法、操作技术易于操作,其灵敏度和特异度均较高;④有足够的人力、物力和设备用于发现病例和及时治疗;⑤有严密的组织和高质量的普查人员队伍;⑥适用于比较稳定的暴露因素。

普查的优点:能够发现人群中的全部病例,使其得到及时治疗;通过普查可以获得某人群中某一事件的实际情况和绝对数,能较全面的描述疾病的分布和特征,提供与疾病有关的危险因素与流行因素,为病因研究提供线索;通过普查能起到普及医学科学知识的作用；在调查中确定调查对象比较简单。

普查的缺点：普查涉及的人群范围比较大，调查时需要更多的时间、人力和费用，工作量大，调查质量不易控制，所得资料比较粗，准确性较差；易发生重复和遗漏现象，无应答率较高；不适用于患病率很低或诊断复杂的疾病，不适合目前尚无简易诊断手段的疾病；调查时耗费的人力、物力和财力往往较高；一般只能获得患病率资料，而不能获得发病率资料；组织工作难度大。

（2）抽样调查：抽样调查（sampling survey）是相对于普查的一种比较常用的现况研究方法。它是从研究对象的总体中随机抽取部分有代表性的样本进行调查，从样本获得的信息来估计和推断目标人群的总体特征。

抽样调查的优缺点：与普查相比较，抽样调查的优点是调查的人数相对较少，节省时间、人力、财力和物力资源；由于调查范围小，调查工作容易做到细致，调查的质量容易保证。但抽样调查的设计、实施及资料分析较为复杂；不适用于调查变异较大的资料；当某病的患病率很低时，小样本不能提供足够的信息，若估计的样本量达到总体的75%时，直接进行普查更有意义。

 知识拓展与自学指导

抽样调查时样本量不能太小，也不能过大，为什么？

影响样本量大小的因素：①预期的患病率的大小；②研究结果精确性高低；③评价指标的资料类型，是计数资料还是计量资料；④要求的显著性水平（α）越高，样本量要求越大；⑤单位间的变异程度大，则样本量要大。

保证样本具有代表性的原则：①样本量足够大；②采用随机化原则抽取样本。

抽样调查中，样本量的估计较为重要，眼病流行病学调查中常用的计算样本量的公式如下。

$$n = \left(\frac{u_\alpha}{\delta}\right)^2 p(1-p) \qquad \text{（公式 1-57）}$$

式中，n 为所需样本量的大小，u_α 为双侧正态分布界值，δ 为允许误差，p 为可能出现的总体率中最靠近50%的值。

常用的抽样方法有单纯随机抽样、系统抽样、分层抽样、整群抽样和多级抽样。

1）单纯随机抽样（simple random sampling）：是最基本的随机抽样方法。具体方法是先将总体中每个抽样单元编号，然后用抽签法或用随机数字表、电子计算器（或计算机）产生随机数字，根据随机数字选号，直到达到预期的样本量为止。单纯随机抽样适用于总体和样本均不太大的小型调查或用于实验室研究时的抽样。此抽样方法简便、易行，但不适用于样本量很大的研究，也不适用于个体差异很大的研究。

2）系统抽样（systematic sampling）：又称机械抽样，是按照一定比例或一定间隔抽取调查单位的方法。首先将每个抽样单元依次编号,并确定抽样间隔(k),随机确定以某个编号为起点,然后顺次每隔 k 个单元选一个单元进入样本。例如,拟选一个 5% 的样本(即抽样比为 1/20),可先从 1~20 之间随机选一个数,假如为 14,这就是选出的起点,再加上 20,得 34,34 加 20 得 54……这样,14,34,54,74,94 就是前 100 号中入选的号码,依此类推。系统抽样的优点是简便易行,样本的观察单位在总体中分布均匀,抽样代表性较好,抽样误差与单纯随机抽样相似或略小一些。缺点是如果总体各单元的排列顺序有周期性,则抽取的样本可能有偏倚,因此必须事先对总体的结构有所了解才能恰当地应用。

3)分层抽样(stratified sampling):先将总体按照某个特征(性别、年龄、民族等)分成若干层,然后在各层内采用单纯随机抽样或系统抽样方法抽取一个随机样本,组成调查样本。抽样误差比单纯随机抽样小,精确度高,组织管理更方便,且它能保证总体中每一层都有个体被抽到。从分布不均匀的研究人群中采用分层抽样,不同层间变异越大越好,层内变异越小越好,这样可以提高抽样的精度。

4)整群抽样(cluster sampling):总体由若干相似的群体(县、乡、村、家庭、学校等)组成时,随机抽取 N 个群体作为样本,对群内所有观察单位进行调查的方法。适用于群内变异大而群间变异小的较大的总体。整群抽样的优点是便于组织,抽样和调查均比较方便,节约人力、物力,在实际工作中易为群众所接受,因而适用于大规模调查。缺点是抽样误差较大,资料统计分析工作量也较大。

5)多级抽样(multistage sampling):进行大规模调查时常常结合使用上面几种抽样方法,如我国进行的慢性病大规模现况调查大多采用此方法。从总体中先抽取范围较大的单元,称为一级抽样单元(省、自治区、直辖市),再从抽中的一级单元中抽取范围较小的二级单元(县、区、街道),这就是两级抽样。如果再依次抽取范围更小的单元,即为多级抽样。其优点是节省人力、物力;观察单位在总体中分布均匀,能提高统计学的精确度;多级抽样还可充分利用各种抽样方法的优势,克服各自的不足。其缺点是抽样前须了解各级调查单位的人口资料和特点,使抽样的实施和结果分析产生困难。

4.现况研究的设计与实施　现况研究一般是较大规模的调查,涉及的工作人员、调查对象较多,调查前有一个良好的研究设计方案是研究成功的前提和保证。

(1)明确研究目的与类型。开展现况研究前,必须根据研究所期望解决的问题明确本次研究所要实现的目的,再根据具体的研究目的选定调查方法,即普查还是抽样调查。而且此后的调查研究设计、实施及结果分析都要围绕研究目的进行。如了解某地 40 岁及以上人群中白内障的患病情况,其研究目的为白内障患病率及其分布特点和危险因素。

(2)确定研究对象。确定合适具有代表性的研究对象同样是顺利开展现况研究的关键环节,应根据研究目的选择合适的研究对象。若研究的目的是为了"三早"预防,可选择高危人群;若是为了研究某些相关因素与疾病的关联,寻找病因线索,则要选择暴露人群或职业人群;若是为了获得疾病的三间分布资料或确定某些生理、生化指标的参考值,则要选择有代表性的人群;若是为了评价疾病防制措施的效果,则要选择已实施了干预措施的人群。如了解某地 40 岁及以上人群中白内障的患病情况,其研究目的为白内障患病率及其分布特点和危险因素,则某地 40 岁及以上所有人均为研究对象。

(3)确定样本量和抽样方法。在抽样调查时,样本量过大可造成人力和物力的浪费,难以保证调查质量而使结果出现偏倚;样本量过小,则因缺乏代表性而使结果不真实。样本量的决定因素较多,如前所述,实际工作中样本量要依据上述各项指标按照相应的公式进行估计。同时,还要考虑现有的人力、物力和财力情况。如了解我国白内障患病率,以晶状体混浊度和视力<0.7 为标准,白内障患病率预计为 5.99%,在 95% 可信限时 $u_\alpha = 1.96$,允许误差不超过 20%,则调查白内障所需样本量至少为 1 500 人,即:

$$n = \left(\frac{u_\alpha}{\delta}\right)^2 p(1 - p) = (1.96/0.01198)^2 \times 0.059\,9(1 - 0.059\,9) \approx 1\,500(人)$$

抽样分为非随机抽样和随机抽样。随机抽样要求遵循随机化原则,即保证每一个研究对象都有同等的机会被抽作样本,且样本含量要足够大。常用的抽样方法略。白内障患病率调查时,可选择整群随机抽样的方法。

(4)确定研究变量和设计调查表。现况调查的研究变量分为三类。①一般项目:包括性别、年龄、种族或民族、职业、文化程度、住址、联系方法等。这些变量一般是作为备查项目,也用于比较不同人群组间是否有可比性。②疾病或健康状况:包括发病、现患疾病、死亡、伤残、生活质量、疾病负担等。疾病的分类应严格按照国际疾病分类标准或由国家权威部门颁布的诊断标准进行,以便于对不同人群的调查结果进行比较分析。如白内障患病率调查时。③暴露情况:流行病学中的暴露可以是外环境中的理化因素和生物因子,也可以是社会心理方面的因素或机体内部因素;暴露可以是有害的,也可以是有益的。如行为生活方式、饮食习惯、曾患某种疾病或父母曾患某种疾病、有某种病原体感染史、具有某种遗传特征、曾经历某种生活事件(丧偶、离异或父母离异)等。要根据研究目的确定需要调查哪些暴露因素,对所调查的暴露因素必须有明确的定义,并尽量采用客观方法对暴露程度进行测量。如白内障的调查除一般情况外还要检查视力,包括最佳矫正视力;裂隙灯检查外眼和晶状体,包括晶状体混浊度的类型、前房深度、眼压测量、眼底检查,对部分受检者还要进行散瞳眼底检查等;还要了解受检者日照时间、接受手术的情况、术后的并发症、术后的矫正视力、家族史、用药史、全身疾病史等。

调查表又称问卷(questionnaire),是流行病学调查的主要工具。一般来说,一份问卷通常包括:封面信、指导语、问题与答案、编码和其他资料。

1)封面信:即致被调查者的短信,其作用在于向被调查者介绍和说明调查者的身份、调查目的、调查内容和范围、调查对象的选取方法和调查结果保密的措施等。在信的结尾处还要向被调查者表示感谢。封面信的文笔要简明、亲切、诚恳。

2)指导语:用来指导调查者和被调查者如何正确填答的一组陈述,一般以"填表说明"的形式出现在封面信之后。

3)问题与答案:问题和答案是问卷的主体。问卷中的问题分为开放式和封闭式两大类。①开放式问题没有具体的答案,由被调查者自由回答。优点是它能够使被调查者充分按照自己的想法回答问题,所得到的资料往往比封闭式问题更丰富;缺点是它要求被调查者要有较高的知识水平和文字表达能力,而且所获得的资料难于处理和进行定量分析。②封闭式问题就是给出若干个备选的答案,供被调查者根据自己的实际情况从中选择。优点是被调查者填写问卷十分方便,对文字表达能力也无特殊的要求;资料便于进行统计处理和定量分析。缺点是封闭式问题限制了被调查者回答的范围和回答的方式,难以发现其中的偏误,从而影响到调查结果的准确性和真实性。问题答案的设计要注意以下问题:答案的设计要符合实际情况;要保证答案的穷尽性和互斥性;注意答案要按照一定等级次序排列。

4)编码和其他资料:编码就是给每个问题的答案赋予一个数字,作为该答案的代码,便于计算机处理,常在每项数据后留出编码用方框,以便于编码输入。此外,有些问卷还需要填写调查员姓名、问卷发放及回收日期、审核员姓名等。

调查表提出问题的数量要适当,不必要的问题不要列入。问题通常按逻辑分类排列,一般先易后难、先封闭式后开放式、先一般后特殊(如敏感问题)。设置问题时要尽量避免使用模糊词语或意义不明确、容易引起歧义的提问。

(5)资料的收集。资料收集是现况研究中重要的一步,要求收集的资料完整、准确。收集的资料通常有经常性资料,如日常医疗工作记录和统计报表,病历和检查记录等;一时性资料,如专门调查的结果、实验室结果。收集过程中要注意暴露的定义和疾病的标准均要明确统一,所有调查人员和检测人员都必须进行统一的培训,避免产生测量偏倚。现况调查收集资料的常用方法如下。

1)利用现有记录资料:临床病历、检验报告单、出院证明、出生证明、死亡证明、传染病报告卡、劳动记录、环境监测记录、医疗卫生部门的各类报表等。

2)访问:对于现有记录资料不能提供的信息,可以通过询问调查对象获得,包括面访、信访、电话访问等。

3)体检、实验室检查及特殊检查:主要用于收集有关调查对象疾病和健康状况的信息,也可收集一些暴露因素(生化指标、免疫指标、营养状况等)。

4)现场观察与有关环境因素的检测:对调查现场进行周密观察常常可以提供有价值的线索,必要时可以对一些可疑环境因素进行现场测定或采集样品带回实验室检测。

(6)资料的整理及分析。

资料的整理:首先要对原始资料进行逐项仔细检查与核对,同时应填补缺漏、删去重复、纠正错误等,以提高原始资料的准确性、完整性;其次要建立相应的数据库。

资料分析:现况调查资料分析包括两个方面,一是描述分布,二是相关性分析。分布的描述包括全部调查对象的描述和分类描述,对于定量资料可以计算均数、标准差、中位数、四分位数间距等集中趋势和变异趋势指标。对于分类资料可以计算相对数指标,如患病率、感染率等。然后按照不同地区、时间和人群特征分别计算,并进行差异性比较,通过比较或相关回归分析,判断健康结局与某可疑因素之间是否有联系。但需要注意的是,现况调查是在一个时间断面上或在较短时间内收集的人群资料,通常不同变量之间的时间顺序不很清楚,因此不能仅凭现况调查的结果得出因果关系的结论,只能为进一步的流行病学研究提供线索。

(7)结果的解释与报告撰写。最后还须结合实际及统计分析结果对现况研究资料的分析结果进行解释说明疾病分布规律的正确性,某些因素与疾病或健康之间的关系有无实际意义,提供病因的线索,对防治疾病,促进健康提出建议。同时也要说明样本的代表性、应答率等情况,分析调查中有无人为因素造成的偏倚及其来源、大小、方向和调查方法。

为保证现况研究的质量,须采取质量控制措施。样本选取随机化;应答率一般应高于80%～90%,若无应答率在30%及以上,调查结果无实际意义;开展预调查;统一培训调查员;调查或检查方法标准化且保持研究过程的一致性;控制偏倚;调查后复检10%,进行多次一致性检验等。

5.常见偏倚及其控制　影响现况调查资料真实性和可靠性的有抽样误差和偏倚。现况研究中,常由于某些人为的因素造成偏倚(bias),导致研究结果的不可靠。如在研究设计或实施阶段,由于某些因素的影响,使得研究或推论的结果不符合真实情况。偏倚属于系统误差,应设法防止其产生。现况调查常见的偏倚及其控制方法有:

(1)选择偏倚(selection bias):是指研究者在选择研究对象时或调查过程中由于条件限制或设计失误,导致被调查者与总体特征不一致而引起的系统误差。

无应答偏倚:调查对象不合作或因种种原因不能或不愿意参加调查称为无应答。无应答者在身体素质、暴露状况、患病情况、嗜好等方面可能与应答者不同,由此产生的偏倚称为无应答偏倚。

选择性偏倚:在调查过程中,被抽中的调查对象没有找到,而随意找其他人代替,从而可能破坏调查对象的同质性。

幸存者偏倚:在现况调查中,调查对象均为幸存者,难以调查死亡者,故不能代表某病的实际情况,带有一定局限性和片面性。

现况调查中,应严格遵照随机化原则选择研究对象,在调查前及调查实施过程中要做好宣传和组织工作,调查方法或调查内容适当,调查对象在调查时因各种原因未能参加者应设法补救,必要时进行补查以提高应答率。

(2)信息偏倚(information bias):是指在调查过程中获取信息时导致的偏倚,如收集和整理有关暴露或疾病资料时所出现的系统误差,主要发生在观察、收集资料及测量等实施阶段。

调查对象所引起的偏倚:当询问调查对象有关个人疾病史、个人生活习惯、经济状况等,由于种种原因使回答不准确,从而引起的偏倚称为报告偏倚。当询问调查对象某种暴露史时,患者会因自己患病而对暴露史详细地回忆,而健康者对此却不太介意,这种偏倚称为回忆偏倚。

调查员偏倚:调查员有意识地详细询问某些人或具有某种特征者,而比较马虎地调查另一些人或不具备某些特征者而导致的偏倚。

测量偏倚:测量工具、检验方法不准确、试剂不符合规格、试验条件不稳定、检验技术操作不规范等都可引起测量偏倚。

防止信息偏倚的产生要在调查时做好解释工作,尽可能消除调查对象的顾虑,尽量询问近期的情况。调查员应在调查前进行系统、科学的培训,调查中尽量使用客观指标,并互相监督和复查。测量工具在使用前要进行校正,试验条件和检验方法应有详细规定并要求严格遵循。

知识拓展与自学指导

某高职院校新生近视患病率现况调查：
1. 分组。5~6 名学生组成一个调研小组。
2. 以小组为单位自主设计现况研定方案，并开展实施。
3. 撰写现况研定报告。

二、分析性研究

分析性研究是检验特定病因假设所用的研究方法。可通过观察某一危险因素的暴露和疾病发生之间的关系，来确定病因。分析性研究方法包括观察性研究和实验性研究。观察性研究包括病例对照研究和队列研究，实验性研究包括临床试验、现场试验和社区干预试验。

（一）病例对照研究

1. 概念　病例对照研究（case control study）是指选择患与未患所研究疾病的两组人群，调查并比较两组人群过去是否暴露于某种或某些可疑因素及其暴露程度，从而推断该暴露因素与该病是否有关联及其关联程度大小的一种观察性研究方法。病例对照研究在时间顺序上是逆向的，是从现在是否患有某种疾病出发，追溯研究对象过去的暴露情况，即由"果"推"因"，通常又称为回顾性研究（retrospective study）。病例对照研究在临床研究中被广泛应用，尤其是慢性病和罕见病的研究，研究者不能主动控制病例组与对照组的危险因素有无暴露及暴露程度。病例对照研究的模式见图 1-12。

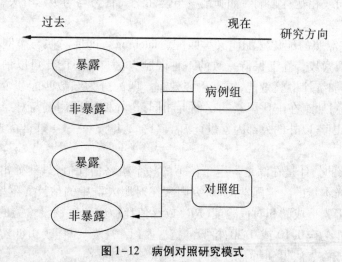

图 1-12　病例对照研究模式

暴露（exposure）是指曾经接触过某种因素或具备某种特征。如环境因素、个人行为因素、人类生物学因素等，可以是危险因素，也可以是保护因素。

2. 研究步骤

(1)明确研究目的。提供病因线索,形成病因假设,研究疾病与危险因素之间的关系及关联程度;评估人群干预措施的效果。

(2)研究对象的选择。是研究过程中的一项重要内容。

病例的选择:选择病例时首先要有一个明确、统一的诊断标准,所选定的病例者均应符合疾病的定义和选择标准,并保证病例样本的代表性和暴露于危险因素的可能性,即所调查的病例能够代表总体中该病的病例;尽可能选用新发病例,以保证所提供的疾病危险因素的信息较为可靠;收集现患病例和死亡病例资料时易产生回忆偏倚。病例的来源主要有两种:一是选择某地区人群中在某时期内发生的全部病例或其随机样本,这些病例可以是普查或抽样调查中得到的,也可以是报告的病例。这种方法所选择的样本代表性较好,但实施时难度较大;二是选择某家医院或几家医院在某一时期内就诊或住院的全部病例,通常选择新发病例或初治病例,较少选择现患病例或死亡病例。虽然这种来源的病例样本代表性不如前者,但由于实施方便,可以由临床医生在医院内完成,故更为常用,但要特别注意控制选择偏倚。

对照的选择:选择对照的目的是为了正确地估计病例组人群中暴露人群分布情况。对照组的人群必须是未患该病的人,可以是正常人,也可以是患有其他疾病的人,但对照能够代表产生病例的源人群。对照组来源:一是与病例组来自同一人群,是同一人群中非病例的随机样本,或选择病例的配偶、同胞、亲戚、邻居、同学或同事等作为对照。优点是研究结论推断总体的真实性好,缺点是选择对照和调查时都比较复杂,且应答率低;二是来自医院,与病例组同属一家医院,同一时间就诊或住院的其他病例。这种对照的应答率和信息的质量均较高,但要特别注意,对照组的患者所患疾病的病因,不能与所研究疾病的病因相同或相互有影响。如肺结核与慢性支气管炎均与吸烟有关,两者不能互为对照。

(3)病例和对照的配比。配比又称匹配(matching),即使对照与病例在对结果有干扰作用的某些因素或特性上保持一致的一种限制方法。通过配比可以消除配比因素的作用,还可以增加统计检验效能,提高研究效率。匹配分为频数匹配和个体匹配。频数匹配即病例组、对照组在配比因素的比例上相同;个体匹配即病例与对照以个体为单位匹配,按照研究因素以外的外部因素进行 $1:1$、$1:2$、$1:3$……$1:M$ 匹配选择对照,一般不超过 $1:4$。

(4)样本量的估计是在满足一定条件下的一个粗略估计值,只具有相对意义。病例对照研究所需样本量的决定因素:①研究因素在对照人群中的估计暴露率(p_0);②预期暴露于该研究因素造成的相对危险度(RR)或比值比(OR);③假设检验的显著性水平 α $=0.05$ 或 0.01;④$\beta=0.10$ 或 0.20,检验的把握度($1-\beta$)为 0.90 或 0.80。样本含量的估计可采用公式或查表法得到所需的病例组与对照组样本量。

(5)资料收集。

1)设计调查表:根据调查的疾病和危险因素设计调查表。收集的内容包括一般情况、疾病情况和暴露史三个方面的资料。

一般情况:主要作为备查项目,也可作为匹配的依据,或用于组间可比性分析和混杂因素分析。

疾病情况:包括发病时间、诊断依据、诊断医院等。必须有统一的、明确的诊断标准,对照也应采用相同的标准加以排除。

暴露史:包括是否暴露、暴露时间和剂量等。一项病例对照研究可以同时调查多种暴露因素,但也不宜过多。

2)收集方法:主要是查阅现有记录资料、访问调查、体检和实验室检查等,一般由经过统一培训的调查员按照专门设计的调查表进行。暴露的测量要尽量采用客观的定量或半定量方法。病例组和对照组在调查项目、调查员和调查方式等方面应相同,必要时可采用盲法。实验室检查或特殊检查项目在方法、仪器、试剂等方面要一致,最好由一个中心单位负责检查或复查核实。

(6)资料的整理与分析。根据资料类型和分析目的整理所收集的资料,以便统计分析。

数据整理:如果暴露不分级,通常将研究数据归纳成四格表;如果暴露分级,则归纳为行×列表。

统计描述:对研究对象的一般特征进行描述,如性别、年龄、职业、出生地、疾病类型等,一般情况下只能计算各种特征的构成比。此外,还须比较病例组和对照组之间除研究因素以外的各种特征是否一致,考察组间的均衡性。

显著性检验:检验判断暴露与疾病是否有统计学联系,一般采用 χ^2 检验。整理与分析资料的模式表1-30。

表1-30 病例对照研究资料的模式

组别	暴露	未暴露	合计	%
病例	a	b	$a+b$	$P_1 = a/(a+b)$
对照	c	d	$c+d$	$P_0 = c/(c+d)$
合计	$a+c$	$b+d$	$a+b+c+d$	

$$\chi^2 = \frac{(ad - bc)^2 n}{(a+b)(c+d)(a+c)(b+d)} \qquad (公式1-58)$$

$P<0.05$,说明病例组和对照组暴露率差异有统计学意义,暴露与疾病有关联。

疾病与暴露关联强度大小及方向:常用的指标是比值比(odds ratio,OR)。比值是指某事物发生的概率与不发生的概率之比。比值比(odds ratio,OR)是两个概率的比值,即病例组的暴露比与对照组的暴露比之比。

$$OR = \frac{ad}{bc} \qquad (公式1-59)$$

OR 是指暴露者的疾病危险性为非暴露者的多少倍。当 $OR=1$ 时,表示暴露与疾病无关联;当 $OR>1$ 时,说明暴露使疾病的危险度增加,称为"正"关联,暴露是疾病的危险因素;当 $OR<1$ 时,说明暴露使疾病的危险度减少,称为"负"关联,暴露是疾病的保护

因素。

（7）常见偏倚与控制。

1）选择偏倚（selection bias）：在以医院为基础的病例对照研究中更易发生。常见的选择偏倚有入院率偏倚、现患病例-新发病例偏倚、检出征候偏倚、时间效应偏倚。选择偏倚的控制主要是在研究设计阶段。尽量随机选择研究对象，以人群为基础选择研究对象或从多家医疗单位选择研究对象；调查时明确规定纳入标准为新发病例；尽量选择不同病情、不同特征的患者作为病例组；调查中尽量采用敏感的疾病早期检查技术等。

2）信息偏倚（information bias）：病例对照研究中常见的信息偏倚有回忆偏倚和调查偏倚。对于回忆偏倚的控制主要是选择不易被人们忘记的重要指标，并重视问卷的提问方式和调查技术；对于调查偏倚可以通过规范调查研究方法、校正仪器、严格按照规定程序收集资料或采用盲法收集资料、完善质量控制方法等措施进行控制。

3）混杂偏倚（confounding bias）：是由于混杂因素的影响，掩盖或夸大了研究因素与疾病之间的联系。混杂因素是指与所研究的暴露因素和所研究的疾病均有关的因素，这些因素如果在病例组和对照组中分布不均，就可能歪曲暴露与疾病之间的真正联系。要控制混杂偏倚，首先必须认识混杂现象及其影响，并对混杂因素采取相应的控制措施。在研究设计阶段，可通过限制研究对象的入选条件、匹配等方法对一些主要混杂因素（年龄、性别、职业等）进行控制，其他混杂因素则可以在结果分析阶段采用分层分析、多元回归分析等方法解决。

（8）优点与局限性。

优点：①特别适用于罕见病的病因研究；②节省人力、物力和经费，容易组织，所需样本较少；③研究周期短，可以较快获得结果；④可以同时探讨多种因素与一种疾病的关系；⑤既可以检验有明确危险因素的假设，又可以广泛探索尚不够明确的多种因素。

局限性：①不能测定暴露组和非暴露组疾病的率，只能计算比值比估计相对危险度，虽然可以检验或探讨病因，但是不能得出因果关系结论；②容易发生的偏倚较多，如选择偏倚、信息偏倚和混杂偏倚；③不适用于研究人群中暴露比例很低的因素。

（二）队列研究

1.概念　队列研究（cohort study）又称定群研究、群组研究。队列研究根据是否暴露于所研究的可疑因素或暴露程度将研究对象分组，然后随访观察一定时间，比较暴露组和非暴露组某种或多种疾病的发病率或死亡率，以说明暴露因素与疾病之间的关系及关联程度。如果暴露组与非暴露组之间或不同暴露剂量组之间的发病率或死亡率有显著差异，则可认为暴露因素与疾病存在因果关联。所谓队列也称群组，是指具有某种共同特征的一群研究对象，如同时出生的一代人或暴露于同一可疑因素的一群人。队列研究是从"因"推"果"的一种观察性研究方法。队列研究的模式见图1-13。

队列研究的目的是：检验病因假设，其效能优于病例对照研究，因此深入检验病因假设是队列研究的主要用途和目的。一次可检验一种暴露与一种疾病之间的因果关系，也可同时检验一种暴露与多种结局之间的关联；评价预防效果；研究疾病的自然史。

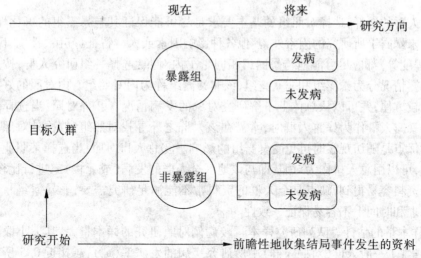

图1-13　队列研究模式

队列研究的特点:是一种观察性研究;设立对照组;是由"因"到"果"的研究;能进一步证实暴露的关联,可计算疾病的发病率;队列研究根据研究对象进入队列的时间及终止观察时间的不同,分为3种。①前瞻性队列研究。是队列研究的基本形式,研究对象的确定和分组是根据研究开始时所获得的现实暴露状况而定的,观察开始时研究的结局还没有出现,需要前瞻观察一段时期,才能得到发病或死亡的结果。②历史性队列研究。其研究对象的确定和分组是根据研究开始时已获得的历史资料中的暴露情况而决定的,疾病的结局在研究开始时已经从历史资料中获得。③双向性队列研究。也称为混合型队列研究,在历史性队列研究的基础上,继续进行前瞻性队列研究。

2.研究步骤

(1)明确研究目的。某暴露因素与某疾病之间的因果关系。

(2)研究对象的选择。由于前瞻性队列研究须对研究对象随访观察,研究周期较长,故在选择研究对象时首先要考虑是否便于随访,而且暴露容易测量,有必要的医疗条件,居住比较集中,人口流动性小,不会在随访过程中出现大量失访。

暴露人群的选择:①特殊暴露或职业人群,是对研究因素有较高暴露水平或从事暴露于研究因素的职业人群。这部分人群暴露明确,发病率高,有利于探索暴露与疾病之间的关系。如选择高原作业与白内障的关系,选择原子弹爆炸的受害者、接受过放射线治疗的人,研究电离辐射与白血病的关系;从事油漆、皮革制作等苯作业工人苯暴露与血液病之间的关系等。②一般人群,选择一个地区的全部人口或其无偏样本中的暴露者作为暴露人群。若研究目的是对一般人群进行防治,且某个可疑病因有较高的人群暴露率,所研究的疾病又有较高的发病率或死亡率,就适合在一般居民中进行队列研究。如美国Framingham地区的心脏病研究。③有组织的人群团体,选择有组织的人群作为一般人群的特殊形式,如以学生、部队官兵等较易合作的群体中的暴露者作为暴露人群,优点是便于有效地收集随访资料。如Doll和Hill选择英国医生协会的会员研究吸烟与肺癌的关系。

对照人群的选择：选择对照组的基本要求是尽可能保证其与暴露组的可比性，即对照人群除未暴露于所研究的因素外，其他各种影响因素或人群特征（年龄、性别、民族、职业、文化程度等）都应尽可能地与暴露组相同。①内对照：选择一组研究人群，按照人群内部的暴露情况分为暴露组和非暴露组，该非暴露组称为内对照组。内对照的好处是选择对照比较方便，并可以从总体上了解研究对象的发病情况。②外对照：当选择职业人群或特殊暴露人群作为暴露人群时，常需在该人群之外寻找对照组，故称外对照。选用外对照的优点是随访观察时可免受暴露组的影响。③总人口对照：当选择某职业人群为暴露组时，可以用总人口作为对照，即与该地区全人群的发病（或死亡）率进行比较分析。其优点是资料容易得到，缺点是全人群的资料常不能满足研究需要，非暴露组与暴露组人群在地理和时间上不容易保证一致性。

（3）样本量的估计。队列研究样本量较病例对照研究的样本量大，其大小取决于下列4个因素：①一般人群（对照人群）中所研究疾病的发病率（p_0），越接近0.5所需样本量越少；②暴露组与对照组人群的发病率之差（$d = p_1 - p_0$），差值越大，所需样本量越少；③第一类错误的概率（α），水平要求越高，需要观察的人数越多，通常取0.05；④把握度（$1-\beta$）越大所需观察人数越多，通常取0.10。

（4）资料收集。①基线资料收集：包括基本人口学特征、研究对象的暴露及健康情况。资料可以来源于医疗记录、人口普查和户籍管理资料、劳动记录、环境监测、疾病监测等常规资料，必要时也可通过访问、医学检查及环境检测来获得所需的资料。②随访：随访（follow-up）即对所确定的研究对象进行追踪观察，目的是确定终点事件的发生情况。所有被选定的研究对象（不论是暴露组还是非暴露组），都应采用相同的方法进行随访，并坚持追踪到观察终止期。随访的方法包括对研究对象的直接面对面访问、电话访问、自填问卷、定期体检、环境与疾病监测，医院医疗与工作单位出勤记录的收集等。随访内容一般与基线资料内容一致。③结局资料收集：首先要明确观察终点，即研究对象出现预期的结局，至此将不再对其进行随访。观察终点是指出现了所研究的疾病、因研究疾病而死亡或检验指标达到某水平。研究对象患其他疾病或死于其他疾病不应视为观察终点。观察终止时间是指全部观察工作的截止时间。终止时间应该以暴露因素作用于人体直至产生结局的一般潜伏期为依据，在此原则上尽量缩短观察期，以节约人力和物力，并减少失访。

（5）资料整理与分析。资料分析前，首先要对资料进行审查、修正或剔除，对不完整的资料要设法补齐。在此基础上，一是对资料进行描述性统计，即描述研究对象的组成、人口学特征、随访时间及失访情况等，分析两组的可比性及资料的可靠性。二是对资料进行推断性分析，通过比较暴露组与非暴露组的率或不同暴露剂量组的发病率（或死亡率），来判断可疑暴露因素与疾病（或死亡）是否存在关联，以及关联的强度与方向。若有联系，则进一步计算有关指标以分析联系强度。队列研究的基本数据整理与分析表。见表1-31。

表 1-31 队列研究资料整理与分析表

分组	病例	非病例	合计	发病率
暴露组	a	b	$a+b=n_1$	a/n_1
非暴露组	c	d	$c+d=n_0$	c/n_0
合计	$a+c=m_1$	$b+d=m_0$	$a+b+c+d=t$	

描述分析：累积发病率（cumulative incidence，CI）：当观察期间人群比较稳定，且人数较多时，以开始观察时的人数为分母，整个观察期内患者数为分子，计算该观察期的累积发病率。

$$累积发病率(CI) = \frac{观察期间患者数}{观察开始时队列人数} \times K \qquad (公式1-60)$$

发病密度（incidence density，ID）：若在随访期间内因失访、迁移、死于其他疾病、中途加入或退出等原因使观察人数有较大变动时，宜用发病密度来测量发病情况。

$$发病密度(ID) = \frac{观察期间患者数}{观察人时数} \qquad (公式1-61)$$

人时＝观察人数×随访时间，时间单位常用年，故又称人年（person-years）。

显著性检验：一般常用 χ^2 检验，如果暴露组与非暴露组的发病率（或死亡率）差异有统计学意义，可认为暴露与疾病之间有关联。

联系强度的测量：主要用相对危险度（relative risk，RR），又称率比（rate ratio），是暴露组发病率（I_e）或死亡率与非暴露组发病率（I_0）或死亡率的比值。说明暴露组发病或死亡是非暴露组的倍数，其数值的意义为：$RR=1$，说明暴露因素与疾病无关联；$RR>1$，说明暴露因素与疾病有"正"的关联，暴露是疾病的危险因素，暴露的效应越大，暴露与结局的关联强度越大；$RR<1$，说明暴露因素与疾病有"负"的关联，暴露具有保护意义。无论 RR 大于或小于 1，都应进行显著性检验。

从表 1-31 的资料得到：暴露组的发病率 $I_e = a/n_1$，非暴露组的发病率 $I_0 = c/n_0$。

$$RR = I_e/I_0 = (a/n_1)/(c/n_0) \qquad (公式1-62)$$

归因危险度（attributable risk，AR）：又称特异危险度或率差，即暴露组的发病率（I_e）与非暴露组的发病率（I_0）之差。

$$AR = I_e - I_0 = (a/n_1) - (c/n_0) \qquad (公式1-63)$$

归因危险度表示因暴露所致的发病率（或死亡率）的增加量，表示疾病危险特异地归因于暴露因素的程度。

相对危险度与特异危险度的意义：RR 和 AR 同为估计暴露与疾病关联强度的指标，彼此关系密切，但其意义不同。RR 说明个体在暴露情况下比非暴露情况下发生疾病或死亡风险的倍数，具有病因学意义。而 AR 则是对于人群来说，暴露情况下比非暴露情况下增加疾病的超额数量，消除暴露因素，就可以减少这一数量的疾病，具有疾病预防和公共卫生学意义。

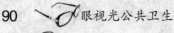

人群归因危险度与人群归因危险度百分比

人群归因危险度(population attributable risk,PAR)与人群归因危险度百分比(population attributable risk proportion,PAR%):PAR 是指总人群发病率(I_t)中归因于暴露的部分,而 PAR% 是指 PAR 占总人群全部发病的百分比。

$$PAR = I_t - I_0 \qquad PAR\% = \frac{I_t - I_0}{I_t} \times 100\%$$

PAR 和 PAR% 通过暴露组与全人群的比较,说明暴露对于一个人群的危害程度,以及消除这个暴露因素后该人群中的发病率(或死亡率)可能降低的程度,即暴露的社会效应。

3. 常见偏倚与控制

(1)选择偏倚。如果研究人群在一些重要方面与总体存在差异,就会产生选择偏倚。避免和减少这类偏倚应采用随机化原则选择研究对象,明确规定研究对象的入组标准和排除标准,尽量提高研究对象的应答率和依从性。

(2)失访偏倚。队列研究由于随访时间较长,研究对象中有人不能坚持到底而退出队列、有人迁居、有人死亡,到最后观察终止时,能够用于分析结果的人数远少于进入观察时的人数,从而破坏了原有样本的代表性,而导致偏倚。控制的方法是在研究中采取各种措施尽量减少失访率。

(3)信息偏倚。队列研究随访时,对疾病的诊断缺乏客观的标准、缺乏特异性诊断指标、测量仪器精确性差或人为的测量误差等均可造成漏诊或误诊,而导致偏倚。控制这类偏倚的办法有培训调查员,改进测量手段,选用精确性高的仪器,加强特异性诊断和采用客观的标准,同等地对待每个研究对象,严格按照规定的标准进行测量。

(4)混杂偏倚。控制方法是在设计阶段采用限制和配比的方法,在分析阶段采用标准化方法计算发病率或死亡率,按混杂因素进行分层分析及多因素分析等。

4. 优点与局限性

(1)优点:①研究对象的暴露资料是在结局发生之前研究者亲自收集的,资料可靠,一般不存在回忆偏倚;②可以得到暴露组和非暴露组的发病率或死亡率,计算相对危险度和特异危险度,估计暴露因素与疾病的关联强度;③病因发生在前,疾病发生在后,因果关系的时间顺序合理,一般可以验证病因假设;④可以同时研究一种暴露因素与多种疾病的关系,并能了解人群疾病的自然史。

(2)局限性:①不适用于发病率很低的疾病研究;②随访时间长,失访难以避免,需要预先大概估计失访率,适当扩大样本量。若失访率为 10% 时,需要将估算的样本量再增加 10% 作为实际样本量;③研究耗费较大的人力、物力、财力和时间,实施难度较大;④在随访过程中由于未知变量的引入或已知变量的变化,都可使结局受到影响,使分析复杂化。

知识拓展与自学指导

实验性研究

遵循分析性研究的思路及内容自学实验性研究的下列内容:①概念;②实验性研究的分类;③临床实验设计内容;④临床试验的基本原则;⑤临床试验的样本量估计;⑥常用临床试验;⑦常用的临床试验研究方案。

（邢华燕 段丽菊）

任务四 疾病的筛检

 问题引导

一些眼病具有潜伏期,一旦发现往往比较严重,为患者及家庭带来较大的痛苦。如何才能早发现、早诊断?以便采取积极的治疗措施,减轻患者的痛苦,阻止病情的进一步发展?

疾病的筛检与现况调查的意义、工作内容及步骤有何异同?

医学的目的或生物-心理-社会医学模式的医学优先战略是,确立预防疾病和促进健康;解除疼痛和疾苦;治疗疾病和对不治之症的照料;预防早死和提倡安详地死亡。这一战略要求我们,若一种眼病或视功能异常可以预防时,我们应当采取有效的方法进行预防;若一种眼病或视功能异常尚无有效的方法进行预防时,应积极做到早发现、早诊断、早治疗。做到早期发现、早期诊断的方法:一是,尽快注意到疾病的最早期的症状和体征;二是,在无症状的人群中发现患有某种眼病的患者或视功能异常者。无症状的人可能是正常人,也可能是已患有某种眼病或视功能异常但未出现任何症状和体征的人。疾病的筛检可在无症状的人群中检测出患有眼病或视功能异常者。而且疾病的筛检已在眼视光学领域开展了许多眼病的筛检,如某些学校对学生定期进行视力检查,可发现视力低下者;某些学校对学生进行视力和屈光检查,可发现屈光不正者。通过进一步检查,使他们得以确诊,及时做到早期干预、早期治疗。

一、疾病筛检的概述

（一）筛检的概念

筛检(screening)是运用快速、简便的试验、检查或其他方法,从表面健康的人群中发现哪些可能有病或缺陷、可疑者或具有发生这种疾病的高危者(个体)。筛检是描述性研究的一个组成部分,疾病预防的重要手段之一,也是发现眼病或视功能异常的重要方法。其目的是,通过筛检所获得的信息,有助于了解眼病或视功能异常的分布特点;早期发现某些可疑病例或有缺陷者,达到早诊断、早治疗的目的。早治疗使其康复或延缓其发展,以实现二级预防的目的,提高眼病的治愈率;确定一些眼病或视功能异常发生、发展情况或自然病程或开展流行病学监测;确定高危险人群,可以发现一些患有某种眼病的高危人员,尽早地从病因学的角度采取措施,达到预防疾病发生的目的。如一些眼病在出现临床症状和体征之前,眼组织已发生了病理改变,在临床症状和体征出现时,眼组织的病理改变以及对视功能的损害已很明显。若能在眼病的早期及时发现并给予及时治疗,可避免视功能的严重损害,提高治愈率,达到疾病的一级预防和二级预防。但筛检不能对疾病做出诊断。

筛检试验的对象:无该病的健康人;可疑有该病但实际无该病的人;的确有该病的人。

(二)筛检试验和诊断试验

诊断试验(diagnostic test)是主要应用于疾病诊断、疾病随访、疗效考核以及药物不良反应的监测。临床医生单凭经验难免不够稳妥诊断,如未能给患者及时有效的治疗,甚至造成不可弥补的损失。掌握科学的研究和评价诊断试验的方法可为其选择合理的诊断方法奠定基础,同时可避免单凭经验造成的错误。

筛检试验(screening test)用于识别表面健康的人群中可能患有某种疾病的个体或未来发病危险性高的个体的方法。其目的和意义在于早期发现、早期诊断和早期治疗患者。筛检试验是眼病筛检的基本工具,是一项粗略检查,对筛检识别出的患者或有缺陷的人,还必须进一步进行检查才能确诊,并对确诊患者采取必要的治疗措施。具体鉴别如下。

1. **目标对象** 筛检试验针对的是一组人群,是要从其中筛检出有病或可能有病的人;而诊断试验针对的是个别患者,是了解受检者是否确定患有某种疾病。前者的对象是健康人或无症状的患者。对已确诊为某种眼病的患者,不必再进行筛检试验。诊断试验受检者应当是患者或筛检阳性者。

2. **试验目的** 筛检试验的目的是在人群中识别可能患有某种疾病的人,即把可能患有某病的个体与可能无病者区分开;而诊断试验的目的是证实临床上提出的可能诊断,即进一步把患者与可疑有病但实际无病的人区分开。

3. **治疗时间** 对筛检试验阳性者不能立即给予治疗措施,而是应当进一步实施诊断试验,以便明确诊断;对于诊断试验阳性者,已经明确了所患的疾病,应当及早施予治疗措施。

4. **试验的费用** 对于筛检试验,应当是对检查者无伤害,价格便宜,使用方便,能被大范围人群所接受;对诊断试验,多运用实验室、医疗器械等手段,费用较高些。

5. **试验方法的灵敏度与特异度** 筛检试验应当具有较高的灵敏度,尽可能地发现所有的患者或可疑者;诊断试验应当有较高的特异性,尽量排除所有的非患者。

6. **检查结果的可靠性** 一般来讲,筛检试验的结果准确性较差,权威性较低;而诊断试验具有较高的准确性和权威性。

(三)筛检的分类及方法选择

1.根据筛检对象的范围分类

(1)整群筛检(mass screening),指用一定的筛检方法对整个目标人群进行筛检,找出其中可疑患某病的人,然后对其进一步诊断及治疗。主要用于疾病患(发)病率很高的情况下,对一定范围内人群的全体对象进行普查筛检,也称普查。如中学生通过视力检查与屈光不正检查,而进行近视或屈光不正的筛查。

(2)目标筛检(targeted screening),对有某种暴露的人群、高危人群或某一特殊单位人群进行定期健康检查(periodical health examination),以早期发现患者,及时给予治疗。如高原作业人员白内障的筛检。

2.根据所用的筛检方法的数量多少分类

(1)单项筛检(single screening),指用一种筛检方法检查一种疾病。

(2)多项筛选(multiple screening),筛检中同时应用多种方法进行筛检,可以同时筛检多种疾病。

用于筛检的方法较多,如问卷询问、体格检查等物理学检查;血清学、生物化学等实验室检查等。在筛检项目的实施中应综合各方面因素选择恰当的方法进行疾病筛检。

(四)实施原则

筛检能实现早期发现疾病的目标,但也有可能发生过度或错误的诊断,如有病而未被识别,无病而诊断为患病者都会对受检者产生不良的影响。因此,筛检计划实施前,要认真考虑筛检实施的有关原则。

(1)所筛检的疾病或状态是该地区现阶段重大公共卫生问题,在人群患病率比较高。所用筛检方法技术易于被筛检者接受且费用低廉,成本-效益比较高;对筛检阳性者能实施有效的追踪和干预治疗。

(2)筛检的疾病应无明显症状或有明显症状患者却不能体验到或不能认识到。如轻度近视眼患者,特别是在其发病的早期常常无明显症状;儿童对正常近视无明确的概念,而难以体会到或认识到近视发生的症状。因此,应关注儿童近视的筛检。

(3)对所筛检疾病或状态的自然史有比较清楚的了解,有可识别的早期临床症状或体征;对所筛检的疾病的预防效果及副作用有清楚的认识。

(4)从伦理方面来讲,筛检开始前已确认筛检可以改变疾病的自然史,对筛检阳性者,有相应的诊断和治疗方法,或者有可行的预防措施。对于目前无有效的治疗方法的疾病,则不宜进行筛检。

实施过程中,必须遵守尊重个人意愿、有益无害、公正等一般伦理学原则。

对某疾病的筛检最理想的情况是以上原则均能满足,满足的条件越多,筛检的实施愈成熟。但某些疾病虽不能满足多项条件,但仍值得实施。因此,筛检最基本的条件是:适当、可行的筛检方法、确诊方法和有效的治疗手段。三者缺一不可。

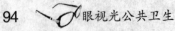
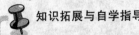知识拓展与自学指导

筛检的条件

Wilset 和 Junger,在 1968 年提出了实施筛检计划的 10 条标准。在此基础上世界卫生组织提出了筛检计划及成功与否的 7 条标准。1999 年 Crossroads 提出了评价筛检计划更加全面的 13 条原则。其主要内容如下。

(1)所筛检的疾病或状态应当是当时当地的重大卫生问题。

(2)被筛检的疾病应当在确诊后具有可以接受的治疗方法。

(3)被筛检的疾病或状态应具有诊断和治疗的设施。

(4)疾病应当具有潜伏期,有足够的时间实施筛检。

(5)被筛检的疾病或状态具备适当的检验和检查方法。

(6)所采用的试验能被人群所接受,实施较方便。

(7)对疾病的自然史,包括从潜伏期到晚期的全过程有恰当的了解。

(8)对于接受治疗的人应当有患者同意接受治疗的规定。

(9)要考虑疾病诊断与治疗的费用。

(10)筛检是一个完整连续的过程。即发现病例到进一步诊断治疗。

二、疾病筛检的实施

筛检试验的目的是将某一表面健康的人群中将所有患者与真正健康的人识别开,但任何一种筛检试验都难以避免其假阳性和假阴性的结果。为提高确定患者的准确性,筛检实施前需对筛检的项目进行精心的设计,以保证项目的顺利实施和质量。

(一)选择筛检试验

疾病筛检项目中,选择恰当的筛检试验非常重要。好的筛检方法易于实现、廉价、快速便捷、安全性好、能被目标人群接受,如采用视力表进行视力检查。效率高是指筛检的方法灵敏度、特异度、预测值高。在制订筛检方案时要根据实际情况,一般选用简便易行的方法,如眼底检查、视力表检查等进行初筛,然后再采用准确性高但较为复杂的方法,如眼底照相、综合验光仪进行复筛。要保证筛检的可疑患者准确无误不被误诊或漏诊。同时筛检方法应在保证可行性的前提下,提高其科学性、可靠性。

疾病筛检中,可采用一个灵敏度与特异度均较高的试验作为筛检试验,否则,可选择多个筛检试验联合应用来提高筛检试验的灵敏度与特异度。这种同时应用两种或两种以上的试验方法来筛检或诊断疾病称为联合试验。通过联合试验,可依据试验者的意图,有效地、选择性地提高试验的真实性。根据判断试验结果方法的不同,联合试验又可分为并联试验和串联试验两种。

(1)并联试验(parallel test)又称平行试验,是指同时应用多个试验,其中任何一项的结果为阳性,即判为阳性的试验方法。并联试验可提高试验的灵敏度,减少漏诊率。但会降低特异度,提高误诊率。如可将视力检查、遮盖试验、色觉检查和检眼镜检查以并联方式排列来筛查儿童的眼病,其中任何一项检查为阳性时都要筛检试验为阳性,再进一步检查,以便确诊有无眼病。这样可以更多地发现眼病儿童,降低漏诊率。据资料报道,单用视力检查来筛查眼病,则可能会有 50% 的眼病患者被漏掉。因此,当临床医生希望尽可能全面地发现患者,而可获得的各项试验方法均不够敏感时,则可采用并联试验的办法。

（2）串联试验(serial test)又称系列试验,是指依次顺序应用多项筛查试验,只有全部试验均呈阳性时才能判为阳性。该方法可提高试验的特异度,但却降低了试验的灵敏度,增加了漏诊率。当疾病筛检时所用试验的特异度均不能达到要求时,则可采用串联的办法。如采用视力和视网膜检影来筛查屈光不正,则可明显提高特异度。

（3）并串混合式,即并联式和串联式并用。根据疾病筛检项目的特点,可将多个筛检试验以既有串联,又有并联的方式联合应用,同时兼顾筛检试验的灵敏度与特异度两个方面,以取得较好的筛检效果。

（二）确定疾病筛检的标准

1. "金标准"　是指目前临床医学界公认的诊断疾病最可靠的方法,是指可靠的、公认的、能正确地将有病和无病区分开的诊断方法。常用的金标准有活检、手术发现、微生物培养、特殊检查、影像诊断、临床综合判断和长期随访的结果等。这些金标准的使用可准确区分受试对象是否患有某种疾病。

2. 阳性标准　筛检试验的阳性标准是指筛检过程中诊断,初步诊断受试者是否患有某种疾病的方法。它的改变可影响筛检试验的灵敏度与特异度。因此,疾病筛检时应根据筛检目的,疾病后果严重程度等多方面因素选择恰当的阳性标准。如病死率高、预后差、后果严重的疾病应降低阳性率判断标准,以提高试验的灵敏度,发现更多的可疑患病者,但这样会出现较多的假阳性,增加确诊患者的工作量,也会增加假阳性者的心理负担;而对于并不十分严重的疾病,则应提高阳性判断标准,降低试验的假阳性率,提高试验的特异度,以减少试验假阳性人数。因同样会增加假阳性者的心理负担。

 知识拓展与自学指导

阳性标准与筛检试验灵敏度和特异度的关系(实例)

眼压作为筛检原发性青光眼的筛检试验的阳性标准,如果将原设定的 ≥27 mmHg 调整为 ≥21 mmHg 时,试验的灵敏度将会增加,即将发现更多的原发性开角型青光眼的可疑患者,这使得假阳性率增加,同时降低了试验的特异度。为什么?

（三）确定受试对象

根据筛检的目的,筛检试验的原则、疾病的分布特点等选择恰当的受试对象,且受试对象具有代表性,能代表筛检试验可能应用的目标人群。选择的原则是选择筛检疾病患病率高的人群和地区,选择当地政府部门和医疗卫生机构合作和支持的地区。目的是发现更多的可疑者或早期患者,提高疾病筛检项目的效率。若疾病的人群分布特点显著,选择受试对象时就应当考虑此特点。如盲和中、重度视力损伤主要发生于老年人群,在筛检盲和中、重度视力损伤时,选择年龄大于或等于40岁的人群作为筛检对象则比较恰当;青少年是近视眼好发人群,也是防治的关键时期,筛检近视眼时选择青少年作为筛检的重点人群比较恰当。

(四)确定样本量

影响样本量大小的因素有:①待评价筛检试验的预测灵敏度和特异度;②显著性检验水平 α;③容许误差 δ。当灵敏度和特异度均接近50%时,可用下列近似公式。

$$n = \left(\frac{u_\alpha}{\delta}\right)^2 p(1-p) \qquad (公式1-64)$$

式中,n 为所需样本量,u_α 为样本率呈正态分布时累积概率等于 $\alpha/2$ 时的 u 值,如 $u_{0.05}=1.96$ 或 $u_{0.01}=2.58$。δ 为容许误差,一般在 $0.05 \sim 0.10$ 范围内。P 为预评价的筛检方法的灵敏度和特异度,通常用灵敏度估计病例组所需要的样本量,特异度用来估计对照组所需样本量。

待评价的筛检试验的灵敏度或特异度小于20%或大于80%时,样本率的分布呈偏态分布,所需样本量的估计略。

例如,待评价筛检试验的预测灵敏度或特异度分别为70%和60%,试估计病例组和对照组所需样本量。

设 $\alpha=0.05$,$\delta=0.08$,得:

$$n_1 = (1.96/0.08)^2 \times 0.70 \times (1-0.70) = 126.05 \approx 126$$
$$n_2 = (1.96/0.08)^2 \times 0.60 \times (1-0.60) = 114.06 \approx 114$$

所评价筛检试验,病例组样本量为126例,对照组为114例。

(五)整理评价结果

疾病筛检收集到资料要及时检查核对、整理、录入计算机及分析。经"金标准"将研究目标人群分成有病和无病两组,然后用待研究的筛检试验,对该人群进行同步盲法重复检查,将两组检查结果进行分析比较后,就能对筛检试验进行评价。确诊的受试疾病患者和非患者,接受待评价的筛检试验检测后,可出现4种结果,见表1-32。

表1-32　筛检试验结果评价

筛检试验	金标准		合计
	病例	非病例	
阳性	A(真阳性)	B(假阳性)	A+B
阴性	C(假阴性)	D(真阴性)	C+D
合计	A+C	B+D	N=A+C+B+D

表中 A 代表真阳性,即金标准确诊为患者,而被筛检试验判断为有病;B 代表假阳性,即金标准确定为非患者,而被筛检试验判断为有病者;C 代表假阴性,即金标准确诊为患者,而被筛检试验判断为无病者;D 代表真阴性,即金标准确诊为非患者,而被筛检试验判断为无病者。

对整理的资料,应计算出筛检的阳性率和早期患者检出率、受治率。对于受治的患者要进行随访,以便进行生存率的分析,并提出进一步工作的建议和设想。

(六)疾病筛检试验的质量控制

为保证筛检试验的灵敏度与特异度,筛检试验实施过程中应严格控制试验质量,其措施如下。

(1)筛检者的选择与培训。除进行精心设计之外,在实施筛检试验之前,应选择筛检者,同时加强筛检人员的培训。筛检者是否为专业人员应由筛检试验的复杂程度来确定试验者。但一般还是由卫生专业人员实施以能保证筛检试验的准确性,若筛检试验非卫生专业人员也能完成,且需要降低筛检试验的成本时,也可选用非卫生专业人员来完成筛检试验。这时,一定要对他们进行足够的培训,使他们能很好地胜任这项工作。

(2)争取当地政府部门和医疗卫生机构的大力支持与合作,以保证筛检项目的实施。

(3)仪器设备校正。在筛检试验之前,需要对所用仪器进行校正,以保证仪器的正常使用及准确性。

(4)筛检试验过程中,注意受检对象无漏检,非筛检对象的混入及所收集到的资料完整性、准确性。

(5)认真填写筛检记录,对关键环节进行核对。如每天工作结束前,要有专人仔细核查,发现问题要及时解决。

三、疾病筛检试验的评价

疾病筛检试验需要进行精心的设计和实施,也需要对疾病筛检试验进行评价,以便可能保持筛检项目的最高准确性、有效性和尽可能高的效益。疾病筛检试验的评价,除考虑安全可靠、简单快速及方便价廉外,还主要从真实性、可靠性和效益性三个方面来评价。

(一)真实性

真实性(validity)又称准确性(accuracy),是指测量值与实际值的相符合的程度,是正确地判定受试者有病与无病的能力。评价筛检试验真实性的指标有:灵敏度与假阴性率、特异度与假阳性率、正确指数。

1.灵敏度(sensitivity) 又称真阳性率,是指金标准诊断患病而被筛检试验正确地判断为有病的百分比。它反映了筛检试验将实际有病的人正确地判断为患者的能力。

$$灵敏度 = \frac{A}{A+B} \times 100\% \qquad (公式1-65)$$

假阴性率,又称漏诊率,是指实际有病者而被筛检试验判断定为无病的百分比。它反映了筛检试验漏诊患者的能力。

$$假阴性率 = \frac{C}{A + C} \times 100\% \qquad (公式 1-66)$$

灵敏度与假阴性率之间为互补关系，灵敏度=1-假阴性率。

2. 特异度（specificity）　又称真阴性率，是指将实际无病而被筛检试验正确地判断为无病的百分比。

$$特异度 = \frac{D}{B + D} \times 100\% \qquad (公式 1-67)$$

假阳性率，又称误诊率，是指实际无病者而被筛检试验判断为有病的百分比。

$$假阳性率 = \frac{B}{B + D} \times 100\% \qquad (公式 1-68)$$

特异度与假阳性率之间为互补关系，特异度=1-假阳性率。

一个理想的筛检试验的灵敏度与特异度最好均为100%，假阴性率和假阳性率均为0。实际上这是一种理想的情况。一般地讲，提高灵敏度就会降低特异度，反之亦然。

灵敏度和特异度是评价试验真实性的两个基本指标，我们理想的筛检试验的灵敏度和特异度均能令人满意，即尽量没有漏诊和误诊，但多数情况下难以达到。灵敏度较高的试验，其特异度往往较低；而特异度较高的试验，灵敏度又随之下降。如果要用一个指标对试验识别患者和非患者的能力做综合评价，可采用正确指数。

3. 正确指数　又称约登指数（Youden's index），是灵敏度与特异度之和减去1，表示筛检方法发现真正患者与非患者的总能力。

$$正确指数 = (灵敏度+特异度)-1 = 1-(假阴性率+假阳性率) \quad (公式 1-69)$$

正确指数的范围为0~1。指数越大，其真实性越高。

知识拓展与自学指导

原发性开角型青光眼的诊断指征

原发性开角型青光眼是一种因眼压升高而导致视神经损伤和视野缺损的眼病。如果一个患者同时具有眼压升高、视盘改变、视野缺损和前房角是宽角等特征时，我们就可以确诊。而只有眼压升高就不能绝对确诊原发性开角型青光眼的指征，原因：一是每个人的眼压昼夜有相当大的波动范围（青光眼患者波动范围相对较大）；二是眼压相同的患者，有的人会发生病理性改变，有的人则不会发生改变。因此，高眼压不能作为确诊原发性开角型青光眼的指征，仍需要做其他检查。

(二)可靠性

可靠性又称重复性或精确性，是指在完全相同的条件下重复试验获得相同结果的稳定程度。一个好的筛检试验应当具作相当高的可靠性，其评价指标有：

1. 标准差和变异系数　当某试验是作定量测定时，可用标准差和变异系数来表示可

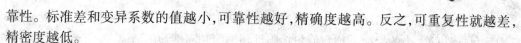

靠性。标准差和变异系数的值越小,可靠性越好,精确度越高。反之,可重复性就越差,精密度越低。

$$变异系数(CV)=(标准差／算术均数)\times 100\% \qquad (公式1-70)$$

2. 符合率与Kappa值　符合率是指筛检试验判定的结果与标准诊断的结果相同的数占总受检人数的比例。当某筛检试验是作定性测定时,可用符合率来表示可靠性,它是指两次检测结果相同的人数占受试者总数的百分比,又称观察一致率。符合率越高,可靠性越好。用于比较两个医生筛检诊断同一组患者,或同一医生两次筛检诊断同一组患者的结果。

$$符合率=\frac{A+D}{A+B+C+D}\times 100\% \qquad (公式1-71)$$

近年来,人们常用Kappa值分析评价两种检验方法和同一种方法两次检测结果的一致性。它表示不同观察者对某一结果判定或同一观察者在不同时间对某一结果判定的一致性强度。考虑了机遇因素对一致性的影响。

Kappa值在0～1之间。一般来讲,Kappa值为0,表明两次判断结果完全是由机遇造成的,0～0.4为一致性差,0.4～0.6为中度,0.6～0.75为高度一致,大于或等于0.75为一致性极好,Kappa值为1,表明两次判断结果完全一致。

 知识拓展与自学指导

Kappa值的计算公式

$$Kappa值=(P_A-P_C)/(1-P_C)$$

式中,P_A为观察的实际一致率$P_A=\sum A/N$,$\sum A$为两次观察结果一致的观察数,N为总检查人数;P_C为期望一致率,也称期望值,即两次检查结果由偶然机会所造成的一致率,$P_C=\sum E/N$,式中$\sum E$期望两次检查结果一致的观察数,N为总检查人数。

3. 影响试验可靠性的因素

(1)试验对象的生物学变异:它使同一受试对象在不同时间获得的临床测量值有所波动。如眼压在不同时间内的测量值存在差异。

(2)观察者:由不同测量者之间或同一测量者在不同时间的测量结果的不一致,如受检者的情绪、技术水平、认真程度。

(3)实验室条件:重复测量时,测量仪器不稳定,试验方法本身不稳定、试剂的稳定性等引起的测量误差。如视力表上视标与背景的不合要求的对比度,周围环境控制不好,以及检查距离改变。

(三)效益性

对筛检试验效益的评价可从个体效益和社会效益的生物学、社会经济学效益等方面进行评价。在此仅介绍一个间接反映试验收益的指标,即预测值。

预测值(predictive value)又称诊断价值,是反映应用筛检结果来估计受检者患病和不患病可能性的大小的指标。预测值包括阳性预测值和阴性预测值。

1.阳性预测值(positive predictive value,PPV)　真阳性人数占筛检试验阳性者总数的百分比,反映了筛检试验结果为阳性时受试者患有该病的可能性。

$$阳性预测值 = \frac{A}{A+B} \times 100\% \qquad (公式1-72)$$

2.阴性预测值(negative predictive value,NPV)　真阴性人数占筛检试验阴性者总数的百分比,反映了筛检试验结果为阴性时受试者没有患该病的可能性。

$$阴性预测值 = \frac{D}{C+D} \times 100\% \qquad (公式1-73)$$

总体来讲,筛检试验的灵敏度愈高,阴性预测值愈高;筛检试验的特异度愈高,阳性预测值就愈高。筛检试验的阳性预测值并不完全取决于灵敏度和特异度,而是在很大程度上与人群某病的患病率有关。当灵敏度与特异度一定,疾病患病率越高,阳性预测值越大。

因此,临床医护人员在判断一份检验报告阳性结果的临床价值时,需要考虑被检人群的患病率高低,才能做出正确评价。同一筛检试验在不同的医疗部门(如基层门诊部与在专科医院)应用时,其阳性预测值也有很大差别。

四、疾病筛检试验的常见偏倚

1.领先时间偏倚(lead time bias)　领先时间是指从筛检发现到临床诊断发现所能赢得的时间。即通过筛检发现某人患病的时间与到临床确诊的时间之差。筛检试验发现的病例均处于临床前期,其价值和意义就在于在领先时间内对患者做出有效的处理。这段时间越长越好,也就是疾病发现得越早越好。领先时间可改变疾病发展自然史,其结果受病种和病例个体差异影响。而疾病的病程长短和筛检试验发现疾病的能力影响领先时间。领先时间偏倚是指筛检诊断时间和临床诊断时间之差被解释为因筛检而延长的生存时间。也就是说,从表面上延长的生存时间,实际上是筛检导致诊断时间提前所致的偏倚。其关系见图1-14。

2.参与者偏倚　并非所有的人都参加疾病筛检。参与者偏倚是由于参与与不参与筛检试验者某些特征可能存在不同而引起的,使得通过筛检试验发现的病例的预后较临床期确诊的病例的预后好。如文化程度高、卫生保健知识多的人更注意日常保健,生活习惯相对较好,对身体的异常表现警觉性高,医疗依从性较好。这些都会使其筛检到的机会增加,而影响其存活率,产生筛检者要比未筛检者存活的时间长的假象,造成参与者偏倚。

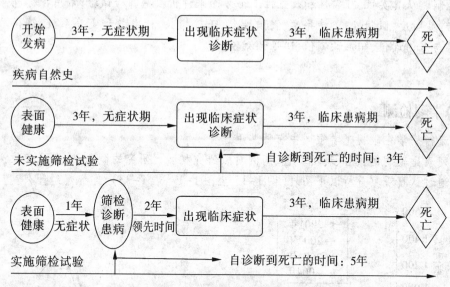

图1-14 领先时间偏倚说明

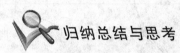 **归纳总结与思考**

流行病学(epidemiology)是揭示疾病、伤害、健康和卫生事件在人群中发生、发展和分布现象及其决定因素,提出预防、控制和消灭疾病及促进健康的策略和措施的科学。其研究内容包括:研究疾病、伤害与健康状况的分布,探讨疾病的病因、危险因素与流行因素,制定疾病预防和控制的对策与措施,研究疾病的自然史(natural history),患病概率、死亡概率的预测,用于医疗、卫生、保健服务的决策和评价,评价防治疾病的效果。疾病的分布和病因论与因果推断是流行病学的基本理论。

流行病学研究方法分为观察性研究、实验性研究和理论性研究三大类。其中,以观察性研究和实验性研究为主。观察性研究方法包括描述性研究和分析性研究两大类。

现况调查是开展眼病调查的常用流行病学方法。开展现况调查之前,需做好现况调查的设计,即制订现况调查的总体方案。其内容包括:确定调查地点、确定调查对象、确定样本量、选择抽样方法和判断标准。现况调查的实施要严格工作步骤,控制调查质量,以保证调查结果的可靠性、准确性。

筛检(screening)是运用快速、简便的试验、检查或其他方法,从表面健康的人群中发现哪些可能有病或缺陷、可疑者或具有发生这种疾病的高危的人体。筛检试验的对象是无该病的健康人、可疑有该病但实际无该病的人和确有该病的人。筛检试验要遵循其原则,实施步骤有:选择筛检试验、确定疾病筛检的标准、确定受试对象、确定样本量、整理评价结果、疾病筛检试验的质量控制。从真实性、可靠性和效益性三个方面来评价疾病筛检试验,常用指标包括:灵敏度、假阴性率、特异度、假阳性率、正确指数、标准差和变异系数、符合率与 Kappa 值、阳性预测值、阴性预测值。

◉学习检测

1. 流行病学在眼视光学领域中有哪些用途?

2. 列表比较病例报告、现况调查、病例对照研究和队列研究的概念、特点及步骤?

3. 通过认真观察分析以下图表(图1-15 至图1-17,表1-33),你都想到什么?

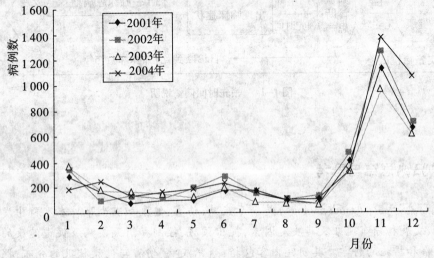

图1-15 2001～2004 年不同月份我国结核病例数变化趋势

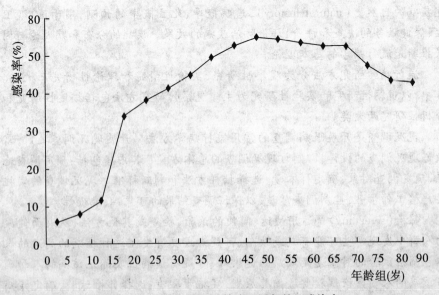

图1-16 2000 年我国结核病不同年龄组感染率

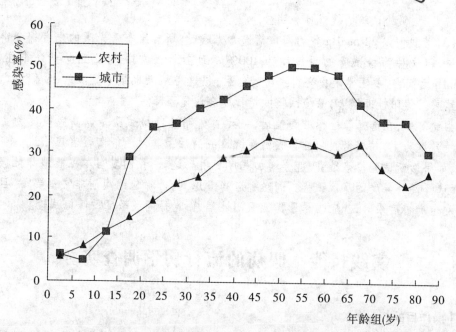

图 1-17　2000 年我国结核病城乡不同年龄组感染率

表 1-33　某地某年不同职业人群近视率

职业	男性(%)	女性(%)
工人	34.24	36.53
知识分子	78.63	80.23
职员	60.12	63.21
大学生	78.6	84.56
离退休干部	52.31	45.68
公安干警	26.89	30.12

4. 制订某市某区白内障患病情况现况调查方案？

5. 对眼病的研究何时选择筛检？

6. 筛检试验的实践中如何确定灵敏度与特异度？

案例分析：筛检标准不同灵敏度与特异度也会有所改变。若选择眼压升高作为筛检原发性开角型青光眼的标准。据资料显示，正常人的眼压分布范围为 10～21 mmHg，而青光眼患者的眼压分布为 22～27 mmHg。即在眼压为 22～27 mmHg 范围中，既有正常眼，也有青光眼。

（1）若我们以 27 mmHg 作为阈值筛选青光眼时，所有非青光眼者都会被认为是正常人，也就是说，这种筛检试验的特异度为 100%。而眼压为 22～27 mmHg 的青光眼患者也诊断为无病（阴性结果），这种阴性结果不是真实的，我们称之为假阴性结果。当假阴性率增大时,筛检试验的敏感性会明显下降。

(2)若我们以 22 mmHg 作为阈值筛选青光眼时,所有患有青光眼的患者都会得到阳性结果,即这种筛检试验的灵敏度为 100% 。而由于正常眼的眼压也会分布在 22 ~ 27 mmHg 之间,这些正常眼也会得到阳性结果,但这种结果也是不真实的,我们称之为假阳性结果。假阳性率增大,筛检试验的特异度会明显下降。

由此可知,在选择筛检标准阈值时,一定首先明确筛检试验是以高灵敏度为主还是以高特异度为主,并权衡假阳性和假阴性所造成的后果。对于假阳性者应当进一步诊断试验,如果诊断试验价格昂贵,就会增加医疗费用。这时,我们应当尽可能地降低假阳性率,而选择高特异度的筛检试验。同时也应当考虑到,若筛检的疾病非常重要,一旦漏诊就会发生严重后果时,就应当尽量降低假阴性率,而选择高灵敏度的筛检试验。

实践技能　眼病的流行病学调查实务

【操作目的】

通过对案例资料的学习与讨论,使学生掌握眼病现况调查的内容及意义;熟悉眼病现况调查的研究设计,疾病筛查的特点;能结合眼视光领域的工作实际进行眼病现况调查项目的设计,并组织开展眼病现况调查的实施;会做现场调查工作流程图。

【职业素质】

- 培养学生的书面表达能力,综合分析解决问题的能力。
- 培养学生沟通能力和团队协助能力。
- 培养学生具有按照先进理念和科学方法制订现况调查计划、组织实施的能力和运用适当统计方法进行数据分析能力。
- 培养学生逻辑思维能力与严谨认真、实事求是的科研精神和工作态度。

【操作方法】

- 教师强调重点,提出相关要求。
- 学生以每组 3 ~ 6 人形式进行病例阅读与分析讨论,结合实例提出相应的现况调查实施计划。
- 每组选出代表发言交流,并互相评比及教师讲评。

【操作内容与实施】

- 教师讲解所分析案例背景。

世界卫生组织是如何开展儿童屈光不正的现况调查?

眼视光学研究中,了解眼的健康状况和眼病在人群中的分布情况,评价特定人群的健康状况,做出卫生决策,现况调查是一种很重要的流行病学研究方法。现以世界卫生组织(world health organization,WHO)所组织的多个国家儿童屈光不正的研究为例说明眼病的现况调查的实施。本研究方案于 1998 年在中国、尼泊尔、智利实施,以后又在印度的两个地区、南非、马来西亚等地实施,是近年在全球实施的重要的屈光不正流行病学调查项目。

· 教师展示案例,讲解现况调查的基本内容,并组织学生讨论。

一、确定现况调查的目的

现况调查的主要目的是:了解目标人群中疾病或健康状况的分布及其特征,分析某些因素与某疾病或健康状况的关系,评价防治疾病与促进健康的对策与措施的效果,开展疾病高危人群监测等。

1.屈光不正现况调查的原因 开展现况调查的首要问题是明确调查目的,何种眼病需要开展现况调查,主要的判断标准是眼病防治和防盲治盲的实际需要。具体来讲:一是该种眼病对公众的眼健康产生重大影响;二是该种眼病无可靠的患病率和在人群中分布特征的信息资料或该眼病存在一些变异因素而又无近几年的可靠的患病率和在人群中分布特征的信息资料;三是该种眼病的病因研究还不明确;四是需要评价该种眼病的防治措施的效果和促进眼健康的对策与措施的效果。

屈光不正作为世界卫生组织在多国开展现况调查的原因有:一是临床证据表明屈光不正不仅是中国,也是国际上儿童最常见的眼病,并对儿童的身心发育、学习生活能力、社会和适应能力都产生重大影响;二是屈光不正已对个人和社会造成了很大的负担,成为公众关注的公共卫生问题,根据调查,中国大学毕业生近视发病率高达70%~90%,小学生35%,中学生50%;三是虽认识到矫正儿童屈光不正的重要性,但长期以来,我们缺乏可靠的屈光不正患病率和其在人群中分布特征的资料,对不同人群中屈光不正的分布,以及不同年龄、性别、种族和用眼卫生中屈光不正患病率差别的了解也不完整。尽管许多国家都有一些屈光不正流行病学调查的资料,但因存在一些变异因素,也就很难比较不同国家的屈光不正患病率。

2.屈光不正现况调查的意义 在 WHO 的组织下,1998 年在中国、尼泊尔和智利进行了"儿童屈光不正研究"。其意义如下。

(1)屈光不正,特别是近视眼,对患者和社会造成了沉重的负担。视力下降常常使学生在学校的表现较差。如近视眼可能对今后人生道路及职业的选择、眼部健康、心理、生活自尊都会造成负面影响。

(2)学龄期儿童是屈光不正的特殊高危险人群。学龄期儿童屈光不正未矫正将对其学习能力和接受教育的潜能产生很大的冲击。

(3)开展现况调查收集屈光不正的患病率资料为制订眼健康规划与措施提供科学依据。

(4)开展屈光不正手术治疗及预测屈光不正手术治疗的经济水平须了解更多更好的屈光不正的患病率资料。

"儿童屈光不正研究"的目的是在全球不同地区进行以人群为基础、横断面和多中心调查,估计不同种族和文化背景条件下的学龄期儿童屈光不正的患病率,为制订开展儿童眼保健的方法措施提供科学依据。

3.不同国家间屈光不正存在的变异因素

(1)诊断屈光不正的标准不一致。有的国家仅以裸眼远视力是否正常作为诊断屈光不正的标准;有的国家分别以屈光度≤-2.50 D、≤-0.50D 或≤-0.75D 作为诊断近视眼的标准;有的国家又分别以≥+0.25D 或≥+2.00D 作为诊断远视眼的标准。

(2)不同的抽样调查中,采用了不同的抽样方法。

(3)大多数调查缺少以人群为基础的调查,而是在容易选择的人群中选择调查对象,如学生、应征的新兵、眼科门诊的患者等。

(4)不同的调查中,检测屈光不正的方法不同。有些调查滴用了睫状体麻痹剂,进行睫状肌麻痹下的验光,而另一些则未采用。

(5)不同调查选取的人群人口组成不一致。因屈光不正患病率随着年龄和眼轴长度改变而有相当大的变化,故人口的组成将会影响调查的结果。为确定不同种族的儿童中屈光不正的状况和其对公共卫生的意义,促进屈光不正服务设施的发展,应需要更多的有关屈光不正的资料。

二、现况调查的设计

开展现况调查之前,须做好现况调查的设计,即制订现况现调查的总体方案。也就是对调查过程中所涉及的调查目的、研究对象、所需人力、物力和财力等所有问题与事项进行条理化、系统化的合理安排,作为调查实施的依据。现况调查设计是现况调查的关键步骤之一。为保证调查质量,在调查设计阶段须考虑:①应选择具有代表性的人群为基础,而不应以特殊人群为基础;②调查中应采用统一的屈光不正标准;③检查视力时,应在使用睫状肌麻痹剂的条件下检查儿童屈光不正;④从不同年龄、不同性别描述屈光不正的研究结果。

(一)确定调查地点

为反映不同种族和文化背景下的学龄期儿童屈光不正状况,经过世界卫生组织项目专家委员会研究决定,选择中国、智利和尼泊尔这三个文化背景差异较大的国家开展调查。

1. 屈光不正调查存在的问题　就中国而言,屈光不正,特别是近视眼的患病率很高。一些学者对中国屈光不正进行了多次患病率调查,但仍存在一些问题。

(1)某些调查不是以具有代表性的人群为基础。大多数调查是以眼科门诊患者为研究对象或者是参加体检的特殊人群。

(2)某些调查判断屈光不正的方法不可靠。一些调查以人群为基础,但用于判断屈光不正的方法不可靠。如一些调查者仅以视力来判断有无屈光不正;有一些研究者进行了屈光检查,但未进行睫状肌麻痹;还有一些调查者仅仅分析了视力异常人的屈光状态,或只分析了日常生活视力正常人的屈光状态。

(3)长期以来,无可靠的屈光不正患病率的调查资料。某些研究者对"以人群为基础"的理解有偏差,即虽然以人群作为调查对象,但没有严格地进行抽样,而是随意地调查了少数几个村或社区的情况,就以此代表某一地区进行分析。因此,长期以来我们无可靠的屈光不正患病率的调查资料。

中国的屈光不正问题受到社会各界的广泛关注,如教育界、公共卫生界、眼科学领域、儿童家长和公众等。为降低屈光不正患病率,已采取了一些措施,如改善学校教室照明及环境卫生条件、减轻学生学习负担、开展健康教育推广眼保健措施等,但都未真正有效地控制屈光不正的发生,降低屈光不正患病率。为此,加强以人群为基础的屈光不正的现况调查,制定眼保健措施,降低屈光不正患病率,提高眼健康水平具有非常的必要性。为保证研究对象的代表性,选择调查地点也很重要。

2.调查地点选择　选择调查地点须考虑的因素:社会经济状况、主要人群的种族组成、研究者对调查地点的了解程度及与当地卫生和其他部门机构熟悉程度、地理位置及环境条件等因素。如中国选择北京顺义区作为儿童屈光不正研究地点。

(1)北京顺义区的社会经济状况在全国属中上水平,代表全国近平均水平,所得结果较易推论我国其他地区。

(2)熟悉掌握北京顺义区人口及其构成情况。

(3)北京顺义区是中国医学科学院眼科研究中心和北京协和医院的防盲治盲基地,顺义区眼科的力量较强,容易配合儿童屈光不正的研究工作。在此开展眼病流行病学调查的基础比较好,有利于提高调查结果的准确性。

(4)当地政府、教育部门、教师和儿童家长非常关心儿童屈光不正的问题,能积极支持配合在顺义区开展儿童屈光不正的调查研究项目。

(二)确定调查对象

在调查地点范围内,根据研究目的,"儿童屈光不正研究"确定的目标人群为儿童(5~15岁)。根据顺义的人口学资料,满足这一条件的儿童占全区总人口的21.7%,约有11万人。平时,其中5~6岁儿童主要在幼儿园,7~12岁儿童主要在小学,13~15岁儿童主要在初中。未上学的儿童占极少部分。

 知识拓展与自学指导

"儿童屈光不正研究"年龄下限为5岁,上限为15岁,为什么?

5岁的儿童可接受和能配合研究者完成视力检查;15岁一般为9年义务教育的最后一年,过15岁的儿童可能会到外地就学、务工,要求15岁以上儿童参加本项目的研究非常困难,从而影响检查结果的准确性。请同学们思考:还有其他原因吗?

(三)确定样本量

现况调查可以采用普查或抽样调查的方法实施调查。综合普查与抽样调查的特点、所具有的人力、物力和财力等资源,尤其是研究目的的要求。北京顺义区,"儿童屈光不正研究"采用了抽样调查的方法,其样本量的大小,依据项目二中现况调查样本量估计的影响因素及计算公式,结合本项目收集的资料主要是计数资料,主要研究指标为患病率,样本量估计选择下列公式。

$$n = \left(\frac{u_\alpha}{\delta}\right)^2 p(1-p)$$

（公式1-74）

式中,p 为预期患病率,可通过查阅文献或预试验获得。经查阅文献,本研究项目选择 22% 作为 15 岁儿童屈光不正的预期患病率。

δ 为允许误差,通常对结果的精确度要求在 95% 可信区间下误差不超过 20%。本研究项目的允许误差 $\delta = 0.22 \times 20\% = 0.044$。则本项目每组样本量为:

$$n = \left(\frac{u_\alpha}{\delta}\right)^2 p(1-p) = (1.96/0.044)^2 \times 0.22 \times (1-0.22) \approx 340(人)$$

样本总量估计:在儿童屈光不正研究中,调查对象 5~15 岁儿童,以 1 岁为组距,共有 11 个年龄组。各组儿童的屈光不正患病率不同。为计算和实施研究的方便,假定 5~15 岁儿童中屈光不正的患病率是均匀分布,则 11 个年龄组需要的总样本量为 3 740 人。

校正样本总量估计:因"儿童屈光不正研究"中,不可能采用单纯随机抽样的方法抽取每个受检者,而是采用整群随机抽样的方法抽取,就需要用抽样作用系数来校正样本量,以便补偿可能发生的抽样效率不高的问题。抽样作用系数可人为根据研究目的、研究结果的精确度、样本代表性等确定。本研究项目人为确定抽样作用系数为 1.25,所需样本量为 4 675 人(3 740×1.25)。

现况调查中无应答率对调查结果的影响不容忽视,因此,在确定样本量时还应当根据预期的不应答率计算应被因数来补偿增加样本量。"儿童屈光不正研究"中,据估计可接受的不应答率最大为 10%。则样本量根据应被因数 1/(1−0.10) ≈ 1.111 所调整,最终确定样本量为 5 194 人(4 675×1.111)。

(四)选择抽样方法

"儿童屈光不正研究"采用整群随机抽样的方法抽取研究对象。

1. 确定基本抽样单位　北京顺义区的基本行政单位是行政村,以其作为基本抽样单位较容易实施。而且能确保研究对象是从自然人群抽取,抽样人群的年龄和性别组成与目标人群相似,符合"以人群为基础"的要求。但是,因顺义区的各村人口数相差很大,大的村人口超过 5 000 人,小的村人口仅数百人。若以行政村作为基本抽样单位进行单纯随机抽样,就会产生较大的抽样误差。同时,虽然人口数相近的行政村中的调查对象都有相同机会被抽取到样本中,但人口数多的行政村中调查对象要比人口少的行政村中调查对象抽中的机会大。为此,首先将北京顺义全区以行政村为基础重新划分抽样的基本单位,规定人口数约为 1 000 人,包括 5~15 岁儿童约为 200 人作为一个基本抽样单位。人口数为 1 000 人左右的行政村仍作为一个基本抽样单位;人口大于 1 500 人的行政村,以居民小组为单位,分为几个基本抽样单位,保证每个基本抽样单位的人口数接近 1 000 人;而人口数小于 500 人的小村,则与周围的小村合并为人口数接近 1 000 人左右的一个基本抽样单位。

2. 基本抽样单位排序　将确定的基本抽样单位按照一定次序排列。首先,依据北京顺义全区各乡镇名称的汉语拼音的字母顺序将各乡镇排序;其次,将各乡镇的基本抽样单位按地理位置从东向西、从北向南排序。

3. 抽样实施　采用单纯随机抽样的方法,从排序的基本单位中随机抽取若干基本抽样单位作为调查点。

尼泊尔和智利无我国一样的户籍制度,也就不可能采用北京顺义区确定基本抽样单位的方法确定基本抽样单位。他们在确定调查区域后,派检录人员进行实地抽样调查。即将居民区按道路、河流等地理条件标志划分基本抽样单位,然后再以单纯随机抽样的方法抽取调查点。

(五)儿童屈光不正的定义和标准

为便于分析研究,在"儿童屈光不正研究"的项目中,明确屈光不正的定义与标准,以便统一采用。

(1)未矫正视力:指没有进行屈光矫正的裸眼远视力。

(2)戴镜视力:指配有眼镜者在戴用原有眼镜时的远视力。

(3)最好矫正视力:指睫状肌麻痹下经屈光矫正所获得的最好视力。

(4)日常生活视力:指受检者在日常屈光状态下的视力。分以下几种情况:①未戴眼镜的受检者,未矫正视力就是其日常生活视力;②如果已配有眼镜,但不经常戴用者,也以未矫正视力作为其日常生活视力;③已配有眼镜且经常戴用者,则以戴镜视力作为其日常生活视力。

(5)正常视力:双眼未矫正视力大于或等于0.8者为正常视力者。未矫正视力大于或等于0.8的眼为视力正常眼。

(6)低常视力:双眼或单眼未矫正视力小于0.8者为低常视力者。未矫正视力小于0.8的眼为低常视力眼。

(7)等值球镜度:根据视网膜检影、电脑验光或主观验光的结果,等值球镜度等于球镜度数加上二分之一的柱镜度数。

(8)近视眼:指在睫状肌麻痹下等值球镜度数等于或小于-0.50 D的眼。近视眼人数包括单眼或双眼为近视眼的人(一眼为近视、另眼为远视或正视的人归入近视眼中)。轻度近视眼指等值球镜度的绝对值在$-3.00 \sim -0.50$ D范围之间者;中度近视眼指等值球镜度绝对值在$-6.00 \sim -3.00$ D范围之间者;高度近视眼指等值球镜度绝对值高于-6.00 D者。

(9)远视眼:指在睫状肌麻痹下等值球镜度大于或等于$+2.00$ D的眼。远视眼人数包括双眼为远视眼以及单眼远视眼,另眼为正视眼的人(单眼远视,另眼近视者归入近视眼中),轻度远视眼指等值球镜绝对值在$+2.00 \sim +3.00$ D范围之间者;中度远视眼指等值球镜度绝对值在$+3.00 \sim +6.00$ D范围之间者;高度近视眼指等值球镜度绝对值高于$+6.00$ D者。

(10)屈光不正:近视眼人数和远视眼人数之和为屈光不正的人数。近视眼和远视眼眼数之和为屈光不正眼数。

(11)正视:在睫状肌麻痹下双眼等值球镜度在$-0.50 \sim +2.00$ D范围之间者为正视者,屈光度在此范围内的眼为正视眼。

(12)屈光参差:双眼等值球镜度差值的绝对值屈光度之差$\geqslant 2.00$ D时,为屈光参差者。

(13)弱视:单眼或双眼未矫正视力<0.8,最好矫正视力仍<0.8,并排除黄斑部明显器质性病变者为弱视者。未矫正视力<0.8而最好矫正视力仍<0.8,并排除黄斑部明显器质性病变眼为弱视眼。

（14）调节力：调节力是指眼睛既能看清远处，又能看清近处景物的能力。调节是通过眼球同睫状肌、晶状体悬韧带和晶状体来实现的。当注视无限远处的目标时，眼球内睫状肌充分松弛，晶状体悬韧带牵拉着晶状体赤道部，使晶状体变得扁平；当注视目标移近时，睫状肌逐渐收缩，使晶状体悬韧带逐渐放松，晶状体及其固有弹性使之趋向球形，凸度变大，屈光力增强，使近处景物的影像正好落在视网膜上，从而能够看清近处景物。保持好的调节力是护眼的重要方面，多做户外运动，如打球、跑步、体操等，假日往郊外旅游，青山、绿水、阳光、新鲜空气，更是眼睛的守护神，如果能够保持每天运动的好习惯，不仅可以疏解精神、活化细胞，对眼睛而言，更是最理想的保养法。

（15）调节幅度：注视远点时与注视近点的屈光力之差称作调节幅度或绝对调节力、最大调节力。调节幅度（D）= 1/近点距离（m）-1/远点距离（m）。

三、现况调查的实施

1.确定调查对象及其检录　检录就是确定受检对象的过程。现场调查之前，向各调查点派出检录队从事检录受检对象的工作。检录时根据调查点的户籍资料进行。

（1）检录的内容：每个儿童的一般资料，如姓名、性别、年龄、住址、所在学校、年级、班级，以及其父母或监护人的姓名、住址、受教育程度、职业、工作单位等。

（2）确定调查对象：被抽取的基本抽样单位中所有家庭中的 5～15 岁儿童均作为调查对象。但有些需要做特殊处理：离开原居住村已经超过 6 个月的儿童要排除，而一些虽不在村户口册内，若经学校教师或村主任证实其村内居住超过 6 个月时，应列为调查对象。

检录工作结束后，按受检对象所在学校重新整理受检者名册，了解受检对象在各学校的分布情况，每个学校各有多少儿童是研究对象，以便在实施调查前做好充分准备，实施调查时很方便找到他们。对于少数未在学校的儿童，可统一安排他们就近参加眼部检查。

2.检查内容和方法　"儿童屈光不正研究"的项目中，实施检查者需要是经过培训的医疗技术人员，且在眼科医生指导下进行眼科检查。检查过程中，检查方法与标准要规范、一致。检查项目如下。

（1）视力检测。测量未矫正视力和最好矫正视力。对配戴眼镜的儿童，还要测量戴镜时视力。测量方法应采用背后照明的 logMAR 视力表（生产商：美国伊利诺伊州，Villa Park，Precision Vision 公司）进行远视力检查。其特点：这种视力表的视标为"E"字形，每行的视标数均为 5 个，共 14 行。字母的开口方向以随机数字来确定。各行视标大小顺序从上往下排列，各行视标的大小按几何级数变化。每一行的视标间距与视标大小相等，行间距等于较小一行视标的高度。应用这种视力表可有效地消除"拥挤效应"，使视力检查结果只与视标大小相关。

1）视力检查时的条件：视力检查在室内进行，照度要求为 100 lx 以上。在白天采光良好的室内可以达到这一要求。放置视力表的灯箱由反光的聚乙烯制成，内置日光灯管，使灯箱照度超过 150 cd/m²。

2）检查顺序及要求：先检查未矫正视力，即如果受检查者配戴眼镜，则先查未矫正视力,再检查戴镜视力。先查右眼,用挡板遮盖左眼。要求受检者坐直上半身,不能眯眼。从视力表由上而下检查,每一行的 5 个视标全部看对或只看错一个视标时,可进行下一行检查。当受检者在一行视标中看错 2 个及以上时,不再继续检查,以上一行的记录为视力结果。先在 4 m 远处检查。如果受检者不能辨认最大一行视标时,请他前移到 1 m 远处再以相同的方法检查,所得的结果除以 4,即为视力结果。如果在 1 m 远处还不能辨认最高一行字母时,则检查受检眼有无眼前手动、光感等。无眼球或眼球萎缩眼的视力记录为无光感。对于个别智力低下无法配合视力检查的儿童,则如实记录结果。

(2)对于配戴眼镜的儿童,测量所戴眼镜的镜片度数,包括球镜和柱镜度数、散光轴位。

(3)检查眼位:在 0.5 m 和 4 m 远处以遮盖试验和角膜映光法观察眼位。

(4)在 2.5 倍的放大镜下,检查外眼和眼前节。

(5)滴用睫状肌麻痹剂硫酸环戊通滴眼液 1 滴,5 min 后再滴 1 滴。20 min 时观察瞳孔大小和对光反应,如果瞳孔直径为 6 mm 以上,再过 20 min 即可进行验光检查。如果瞳孔尚未散大则再滴用硫酸环戊通滴眼液 1 次,再过 20 min 可进行验光检查。如果滴药 3 次后瞳孔仍不能散大者不再滴药。所有视网膜检影、电脑自动验光和主观验光均在 1 h 内完成。滴用硫酸环戊通滴眼液后 20 min 起效,40 min 后达作用高峰,最大睫状肌麻痹作用维持 1 h,剩余作用持续 6~8 h。散大的瞳孔持续 1~2 d 可以恢复正常,对儿童的生活、学习影响较小。一般认为其剩余调节作用大于阿托品,但比复方托吡卡胺、后马托品等效果好。该药偶尔可引起口干、恶心等不适,在使用中应当注意。

(6)在半暗室中应用点状光源检影法进行视网膜检影,检影工作距离为 1 m。检影时嘱受检查者从检查者耳边向前平视 5 m 远处,以放松调节。屈光度等于中和影像所用的透镜度数减去 1 D。

(7)采用手持电脑验光仪进行自动验光。这种验光仪非常轻便,操作简单,检查快速,可以精确地测量 -12 D 至 +12 D 的球镜度、散光度及散光轴位和角膜曲率。检查者手持验光仪对准受检者瞳孔,验光仪有自动对焦系统,可以判定验光仪位置是否保持水平,与瞳孔距离是否适当。检查者根据验光仪的提示调整位置,同时通过屏幕观察瞳孔,一旦位置合适并能保持 1~2 s,检查结果可显示在屏幕上,并可由配套的打印机打印出结果。

(8)对于未矫正视力小于 0.7 的眼进行主观验光。

(9)屈光间质和眼底检查。

(10)对于受检查者确定视力损伤的原因。

3. 工作组织和工作人员要求 "儿童屈光不正研究"在 WHO 的组织下进行,由 7 位国际知名的眼科流行病学专家组成技术咨询委员会对整个项目进行指导。工作人员由两部分组成,一是项目现场调查实施人员,二是资料的输入与处理人员。

项目现场调查实施人员由两支调查队组成。每支调查队由 5 名工作人员组成。其中,一名是眼科医生任队长,在现场调查中负责受检查者的眼部检查和电脑验光;两名是眼科医生助理,分别负责视力检查和眼镜度数的测量;一名验光师负责视网膜检影和主观验光;一名助手负责受检对象的核对、现场秩序的维持和资料的初步核对等工作。

资料的输入和处理由专人负责,在技术咨询委员会指导下进行。

4. 工作人员的培训和预试验

(1)培训工作人员:在正式现场工作之前,对参加现场工作的人员进行为期1周的培训,目的是使所有工作人员了解"儿童屈光不正研究"项目的意义、目的、方法、详细步骤及各项要求;熟悉各种表格的填写;熟练掌握各种仪器的使用;眼科医生助理熟悉检查视力步骤和标准,眼科医生对常见眼病诊断采用统一的诊断标准;验光师统一视网膜检影、主观验光的方法。

(2)预试验前预备试验:培训结束后,进行为期1 d的预试验前预备试验,目的是了解工作流程是否顺畅,实施方案中有无问题,各种仪器的性能是否良好,工作人员是否协同工作,以便及时修改,保证正式调查实施的顺利进行,达到预期目的。

(3)预试验:结束1 d的预试验前预备试验后,接着进行为期3 d的预试验。其主要目的是通过较大样本中实施完整的试验过程,检验两支调查队的检查结果的一致性、可靠性。检查在275名适龄儿童中进行,重点进行视力检查、眼镜度数测量、视网膜检影和电脑验光结果的比较。预试验结束后,根据预试验存在的问题改进了工作流程,统计人员整理、分析了资料,技术咨询委员会评估认可了预试验工作和一致性检验结果,同意进行正式现场调查工作。

预试验的结果不归入正式现场调查结果中。

5. 现场实施现况调查　现场调查工作共持续了两个半月。

(1)设立检查站:检查站通常设在儿童较为集中的学校,调查队每天首先到达一所受检儿童最为集中的学校,借用学校教室设立检查站。一般占用三间教室,其中,一间要求采光良好,用作登记、视力检查和眼镜度数的测量;另外两间则遮蔽门窗作为暗室,其中一间用于眼部检查和电脑验光,另一间进行视网膜检影和主观验光。

(2)实施检查:检查者到现场后,首先由检录员根据检录结果,再次确认受检者。同时检录员从儿童家长或监护人(如学校老师,亲属)处得到儿童参加本研究的同意书或口头同意。然后,组织受检者到事先确定的检查站接受眼部检查,而对于少数不能来检查站接受检查的对象,应安排检查人员登门检查。

(3)工作流程:工作流程为现场工作的依据,见图1-18。现场调查开始,首先由调查队助手核对受检者是否与检录名单相符,核对完成由眼科医生助理测量未矫正视力,若是戴镜儿童则继续测量其戴镜视力和镜片度数。然后,由眼科医生对全部受检儿童进行眼部检查,了解有无斜视和眼前节病变,确定能否接受散瞳,并将受检者分成两部分,一部分需要散瞳,另一部分不需要散瞳。前者,滴用睫状肌麻痹剂后将散瞳满意者平均分成两组,分别为一组先接受视网膜检影,另一组先接受电脑验光,完成后两组互相交换进行。对于散瞳者未矫正视力小于0.8的儿童再进行主观验光,并确定最好矫正视力。最后再由眼科医生检查眼后节,确定视力下降的原因,提出处理意见。后者,不需要散瞳,直接由眼科医生检查眼后节,确定视力下降的原因,提出处理意见。

检查结束,核对记录表是否有误,有问题者复查,复查无误后同无问题者向受检者、老师和家长说明检查结果,并将资料妥善保存,录入与处理,撰写调查报告。

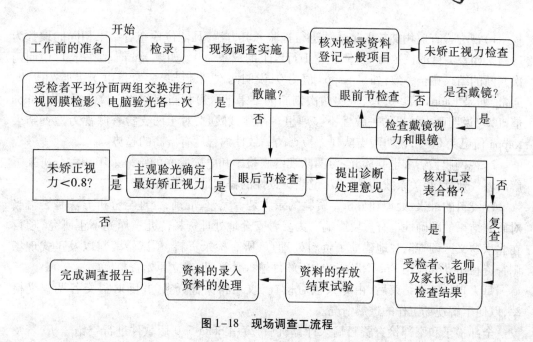

图 1-18 现场调查工流程

6.质量控制 现况调查中,保证研究工作的质量才能尽可能使研究结果准确、可靠。具体措施如下。

(1)培训工作人员。

(2)一致性检验:研究过程中进行了多次一致性检验。成立两个调查队同时对一批受检者进行检查,了解两队的检查结果的差异是否在允许的范围内,从而进行一致性检查,及时发现问题进行矫正。北京顺义区"儿童屈光不正研究"项目的预试验中进行了一次一致性检验,共检查了275人。正式现场工作中,每隔1~2周进行一次一致性检验,共安排了5次,分别对51、46、54、33和36人进行检查。同时对两队测量的未矫正视力、视网膜检影、电脑验光的结果进行了比较。检查人员均独立地进行检查,不能参与他人的检查结果。

视力检查、视网膜检影和电脑验光一致性检验,见表1-34。

表1-34 预试验中主要检查项目一致性检验结果

检验项目	检验指标	受检人数	眼别	结果
视力检查	加权 Kappa	275	右	0.75
			左	0.75
视网膜检影	相关系数	275	右	0.98
			左	0.97
电脑验光	相关系数	275	右	0.99
			左	0.99

1)视力检查应用加权 Kappa 法进行检验。其方法:凡两位检查者结果相同的权数为1;结果相差1行的权数为0.75;相差1行以上的权数为0。如果 Kappa 值等于1,说明两次判断的结果完全一致;如果 Kappa 值为0,说明两次判断结果完全是由于机遇造成的。通常,如果 Kappa 值≥0.75,说明两次判断的结果已取得相当满意的一致性;如果 Kappa 值<0.4,说明两次结果的一致性不够理想。在预试验时,对于两支检查队视力检查结果 Kappa 值已为0.75,说明两支队视力检查的一致性的程度有增高的趋势。

2)视网膜检影和电脑验光:对两队视网膜检影和电脑验光的结果采用相关分析来了解两者一致性,相关系数均≥0.07,说明一致性的程度是相当高的。

7. 资料的录入、处理和分析　资料的录入是否完整、准确,处理与分析方法是否恰当对研究结果的准确性也有重要影响。为妥善安全地处理资料,"儿童屈光不正研究"项目在北京顺义区调查队驻地建立了资料处理点,所有检录资料、预试验资料以及正式现场调查资料由专人应用 Epi INFO 6.04 版软件输入计算机,建立原始资料库。

每天现场工作结束后,由专人核对检查、收集和保管资料,并随时提交各调查受检率,以便了解现场工作的进展情况。

全部检录和眼部检查资料输入计算机后,应用 Stata 5.0 版软件进行查错分析,若发现错误后,资料输入人员不得任意改动,须经原检查人员确认后方可改动。对于无法确认或缺失的数据,检查人员尽可能返回调查点进行复检。不能复检的数据如实输入,留待分析时处理。

核查后的资料应用 Stata 5.0 版软件进行分析。完成资料的分析后,撰写调查报告。

 知识拓展与自学指导

某高校新生近视患病率现况调查

1. 分组5~6名学生组成一个调研小组。

2. 以小组为单位课下自主设计现况研究方案,并开展实施。

3. 撰写现况研究报告。

4. 根据本项目所学案例修改完善以上问题2和3。

【综合训练与技能提升】

1. 讨论思考题:

(1)分析选择研究对象的理由?

(2)开展现况调查应注意哪些问题?

(3)总结现况调查的基本内容及本案例现况调查实施方案。

每组选出代表发言交流,并进行评比矫正。

2. 请你制订所在学校学生近视状况现况调查计划。

(段丽菊)

眼保健与健康教育

 项目一

眼保健的基本知识

学习目标

◆ **掌握** 眼保健、初级眼保健的概念；初级眼保健的工作步骤。

◆ **掌握** 健康的概念；眼病的三级预防的内容。

◆ **熟悉** 眼保健的分级；初级眼保健的工作范围及工作要点；社区眼保健的概念；影响眼健康的因素。

◆ **了解** 初级卫生保健的概念。

◆ **基本技能** 能结合社区实际制订社区眼保健的工作方案，能独立开展社区眼保健工作，能制订眼病的三级预防措施。

问题引导

患者,女性,12岁。因双眼红、痛、流泪3 d,于2011年7月25日来社区卫生服务站就诊。患者3 d前不明原因出现右眼红,次日波及左眼,近2 d眼红加重,有刺痛感,晨起分泌物多,睁眼困难,须用毛巾清洗后方能睁眼。患儿的父亲1周前去外地开会,回来后觉双眼有异物感,发红,未来就诊和治疗,进一步询问得知,开会期间其宾馆同室者有眼红表现,且患儿一家有共用一脸盆和同床睡觉的习惯。患儿近日无感冒、发热病史,无全身传染病接触史和药物过敏史。眼部检查:双眼视力1.0,眼压正常,双眼睑轻度红肿,结膜充血明显,轻度红肿,下穹隆有少量黏液脓性分泌物。

分析思考:

(1)社区卫生服务站属于哪一级别的眼保健机构?

(2)假如你是应诊医生,初步考虑什么疾病?

(3)本病属于初级眼保健工作者的工作内容吗?

(4)什么情况下,需要将患者转诊到二、三级眼保健机构?

任务一　眼保健的基本概念与分级

眼病是影响人类健康的常见病、多发病,而且很多眼病是可以预防的。预防眼病、提高眼的健康水平则是眼保健(eye care)的主要内容。广义的眼保健还包括眼病的调查、诊断、治疗。国际上将眼保健分为三个级别:初级眼保健、二级眼保健、三级眼保健。

一、初级眼保健

初级眼保健(primary eye care),即基本眼保健,是最基本的眼卫生保健和眼病预防的服务。如某些致盲性眼病,起病时属一般的常见病,因发病初期未能及时正确地诊断和治疗而发展为严重的眼病,甚至丧失视力。初级眼保健的根本目的是提高眼的健康水平,预防和治疗可导致视力丧失的疾病。

初级眼保健活动主要在乡村卫生机构、厂矿及学校卫生室、社区卫生服务站以及个体诊所等机构开展。它是患者最先接触的眼保健服务机构。初级眼保健工作人员通常是经过眼病防治知识培训过的医生、初级卫生保健工作者及其他辅助人员等。通过初级眼保健工作,在社会、家庭和个人的积极参与下,使人人知晓眼睛卫生知识,提高对眼睛的自我保健能力,从而减少眼病的发生,尤其是潜在性致盲性眼病的发生。

二、二级眼保健

二级眼保健比初级眼保健水平更高,通常能处理常见致盲性疾病,如白内障、青光眼、眼外伤、角膜溃疡及眼内感染等。保健活动主要在县、地区(市)级以上医院进行。整个工作由眼科医生、眼科辅助人员及其他受过眼病防治知识培训的专业技术人员完成。二级眼保健机构的工作范围是培训和监督初级眼保健人员的工作、接收并诊治初级眼保健机构转诊的患者。

三、三级眼保健

三级眼保健主要是指高等院校附属医院或类似的省级以上高级医疗机构(三级甲等医院)所从事的眼保健活动,即诊断和治疗复杂的或少见的眼病、开展高难度的手术、在公共卫生和预防眼病方面提供技术指导。

我国眼保健和防盲工作的重点应在乡村和社区,即初级眼保健。通过初级眼保健工作可使广大群众受益,有助于眼病的预防、一般疾病的及时诊治和致盲疾病的及时转诊。同时二、三级眼保健工作也应积极开展,以培训初级眼保健工作人员以及充实、发展眼保健的其他部分,提高整个眼保健工作水平。

根据中国国情,有人将我国农村的三级眼医疗卫生网分为初级眼保健(由村卫生室负责)、二级眼保健(由乡卫生院负责)、三级眼保健(由县医院承担)。

 知识拓展与自学指导

世界眼视光协会(简称WCO)是一家代表全球20余万眼视光师的国际组织,曾于1992年召集该专业的顶尖专家学者汇聚巴黎,讨论眼视光学21世纪的未来发展,提出被公认的21世纪"眼视光学的定义"。2005年,WCO在加纳举行的全体会员大会上通过了全球适用的眼视光师执业范畴的基本模式。在会议文件中,WCO明确阐明了眼视光师是眼睛和视觉系统的基本健康保健医生,提供基本、二级和三级保健服务。眼视光师在基本眼保健中的工作内容包括眼的检查、眼健康的咨询和教育、开具眼镜处方和配镜以及开处方药。提供二级保健的视光师作为初级保健提供者的会诊医生,为患者进行全面的治疗。二级保健包括电子诊断测试和超声检测。三级保健是在维持、缓解及恢复患者最理想的视功能方面,采用特殊有效的办法,而不论其病情如何复杂和顽固,低视力服务亦属于三级保健。

任务二　初级眼保健工作的开展

一、初级眼保健与初级卫生保健

1978年9月世界卫生组织和联合国儿童基金会在哈萨克斯坦首府阿拉木图联合召

开的国际初级卫生保健大会上发表了《阿拉木图宣言》,宣言中明确指出:初级卫生保健(primary health care,PHC)是一种基本的卫生保健,它依靠切实可行、学术上可靠,又受社会欢迎的方法和技术;它通过社区的个人和家庭的积极参与而达到普及;其费用也是社区或国家在各个时期依靠自力更生和自主精神有能力负担的。

初级卫生保健,从需要上来讲,是人们不可缺少的;从受益来讲,是人人都能得到的;从技术上来讲,是科学、可靠的;从费用上来讲,是人人能够负担得起的;从国家来讲,是政府的职责;从群众来讲,既是权利又是义务;从卫生机构来讲,是要提供最基本的卫生服务;从社会经济发展来讲,是社会经济发展的重要组成部分,是精神文明建设的主要内容。

因此初级卫生保健是最基本的、人人都能得到的、体现社会平等权利的、人民群众和政府都能负担得起的基本卫生保健服务。

初级眼保健是初级卫生保健的一个重要的组成部分,可以纳入初级卫生保健的目标和规划中。通常在初级卫生服务层面上的眼保健花费相对较低,并且比一般的初级卫生保健有更好的回报,因此做好初级眼保健工作可以促进和推动初级卫生保健各项工作的深入开展,真正实现人人享有卫生保健。

初级眼保健是最基本的眼卫生保健服务,它通过提供预防、治疗、康复和科普教育等形式减少眼病的发病率、致盲率。从广义来讲,初级眼保健还涉及饮水安全、环境卫生、健康教育甚至提高粮食产量等对眼部疾病有重大影响的内容。例如提供清洁的水源、改善环境卫生有利于减少沙眼、维生素 A 缺乏症的发生;合理饮食可以减少维生素 A 缺乏症、白内障和糖尿病性视网膜病变的发生;加强妇幼保健和改善居住环境对维生素 A 缺乏症有积极的影响;开展预防接种麻疹疫苗可预防麻疹高热导致的维生素 A 缺乏所致的盲;控制传染性疾病的流行可减少麻风病、沙眼、维生素 A 缺乏症、先天性盲;提供必要的药物可减少麻风病、沙眼、维生素 A 缺乏症、眼外伤的发生等;开展眼的健康教育有利于降低眼科疾病的患病率等。初级眼保健最终的目的使人人都能享受眼保健服务;采取各种可能的手段,如改变人的生活习惯、改善环境、提供充足的食物等来提高眼的健康水平;使社会和家庭都来关爱眼病患者。

二、初级眼保健的工作范围及工作要点

初级眼保健的工作范围主要是眼健康教育和眼部一般问题的处理。此外,还应积极开展眼病流行病学调查。初级眼保健工作人员应主要具备以下工作能力:①会开展眼保健科普宣传等眼的健康教育;②会检查视力,并能判断盲和低视力;③对一些常见、简单的眼病能进行诊断和治疗;④对某些复杂的眼病诊断及初步治疗后再转诊;⑤对出现视力矫正不良、视力突然下降、眼部疼痛和眼红治疗 3 d 未见好转等特殊情况的患者及时转诊。

为保障初级眼保健工作的顺利开展,实现人人都能享受眼保健服务的目标,应掌握以下几个工作要点:①初级眼保健应纳入现存的初级卫生保健系统中,如将初级眼保健网络建在农村业已存在的三级医疗保健网上,即在原有初级卫生保健网的基础上增加初级眼保健的内容,一网多用;②政府的重视和支持。应将初级眼保健列入政府工作的管

理目标,发挥社会的整体功能,才能将初级眼保健落到实处;③群众的拥护与参与。在开展眼病防治的活动中,应积极地宣传并动员群众,使初级眼保健各项工作成为群众自己的要求和自觉行动,即广大群众与卫生专业人员一起自觉地参加眼保健计划和活动,从而真正实现人人享有眼卫生保健。

三、初级眼保健的工作步骤

初级眼保健的工作步骤主要包括以下6个方面。

1. 眼的健康教育　初级眼保健工作者应积极在乡村和社区开展眼的健康教育,使广大群众都掌握眼睛卫生知识,增强健康、卫生意识,养成卫生行为,提高自我保健能力。

2. 体检　定期对本社区(乡村)居民进行眼保健检查,一般每年一次,检查内容主要是视力、沙眼及一般外眼病的检查。检查结果应登记在初级眼保健站为本社区(乡村)的每个居民建立的初级眼保健卡。

3. 实行计划治疗　制订本社区(乡村)眼部多发病和常见病的计划治疗措施,并按计划执行。如在沙眼高发地区,组织沙眼集中治疗;在流行性眼结膜炎发生季节,积极组织突击性预防等。

4. 查盲报盲　在定期检查中,如发现本社区(乡村)内有新增盲人或盲目,应登记、上报,组织、联系对盲人的鉴定。

5. 治疗常见眼病　负责本社区(乡村)所有眼病患者的诊断、治疗或转诊。初级眼保健工作者应能正确诊断和处理以下眼病:急性结膜炎、沙眼、过敏性和刺激性结膜炎、眼睑损伤、睑腺炎、睑板腺囊肿、外伤、结膜下出血、浅层异物、钝挫伤、导致失明的营养不良等。

6. 转诊　及时转诊对初级眼保健的成功极为重要。转诊有3种情况:①对于病情简单的常见眼病,经3 d治疗未见好转的患者,应及时转诊;②对于下列疾病在做出正确诊断、初步处理后,应转诊:角膜溃疡、由于裂伤和穿孔导致眼球受伤、眼睑撕裂、睑内翻、倒睫、眼灼伤(化学伤或热灼伤);③对于下列疾病应当立即转诊:伴有视力丧失的疼痛的红眼、白内障、翼状胬肉、视力突然下降等。

任务三　眼病的三级预防

问题引导

　　张某,女性,65 岁,因左眼无痛性渐进性视力下降 2 年,于 2010 年 3 月 9 日入院。患者 2 年前自觉左眼视物模糊,不痛,也无其他不适,未予注意。此后左眼视力逐渐下降,右眼也模糊不清。近 2 个月左眼已失明。既往身体健康,双眼视力良好,无明显全身病史。眼科检查显示散瞳后,右眼晶状体周边皮质白色片状混浊,中央区前囊膜下皮质轻度灰白色不全混浊,核淡黄,后囊膜下皮质羽毛状混浊。左眼晶状体皮质完全混浊,隐见棕黄色混浊的晶状体核。右眼玻璃体、视网膜隐见,无明显异常。左眼玻璃体、视网膜无法窥见。

　　分析思考:

　　(1)假如你是应诊医生,初步考虑什么疾病?

　　(2)造成本病的因素有哪些?

　　(3)写出本病的三级预防措施。

一、眼的健康与疾病

知识拓展与自学指导

　　世界卫生组织制定了以下人体健康的 10 条标准:①精力充沛,能从容不迫地担负日常生活和繁重的工作,而不会感到过分紧张和疲劳。②处世乐观,态度积极,乐于承担责任,不挑剔。③善于休息,睡眠好。④应变能力强,能适应外界环境中的各种变化。⑤身体各部位功能良好,能够抵御一般感冒和传染病。⑥体重适当,身体匀称,站立时头、肩位置协调。⑦眼睛明亮,反应敏捷,眼睑不发炎。⑧牙齿清洁,无龋齿,不疼痛,牙龈颜色正常,无出血现象。⑨头发有光泽,无头屑。⑩肌肉丰满,皮肤富有弹性。

　　传统的健康观是"无病即健康",现代人的健康观是整体健康,即健康是一种躯体、精神、社会和谐融合的完美状态,而不仅仅是没有疾病或身体虚弱。因此,健康包括 3 个层次:躯体健康、心理健康和社会适应能力良好。其中躯体健康是基础,心理健康是促进躯体健康的必要条件,良好的社会适应性则可以调整和平衡人与自然,社会环境之间的关系,进一步促进人的躯体和心理健康。衡量一个人是否健康,其标准是什么呢? 世界卫生组织为此对健康定了 10 条标准,其中之一为眼睛明亮、反应敏捷、眼睑不发炎。眼的

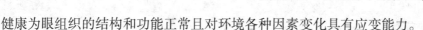

健康为眼组织的结构和功能正常且对环境各种因素变化具有应变能力。

二、影响眼健康的因素

眼的健康状况受到很多因素的影响,主要有环境因素、行为生活方式、医疗卫生服务、遗传因素四大类。其中环境因素对眼健康起主要影响,而遗传因素所占的比例最小。环境因素包括气温、空气湿度、气压、声波、电击、振动、粉尘、辐射等物理因素;农药、食品添加剂等化学因素;病毒、细菌等生物因素;社会制度、风俗习惯、宗教信仰等社会心理因素。行为生活方式包括用眼方式、营养、嗜好、性生活、体育锻炼等。医疗卫生服务包括医疗卫生设施的分配情况、医疗资源的利用情况等。遗传因素则包括600余种眼遗传性疾病。具体的眼部疾病受各种因素影响有差异。

三、眼病的三级预防

"预防为主"是我国卫生工作的一条重要经验,是卫生战略的重点。狭义的预防是指预防疾病的发生。广义的预防是指分级预防,它不仅指阻止疾病的发生,还包括疾病发生后阻止其发展或延缓其发展,最大限度地减少疾病造成的危害。针对未病之时、临床早期和临床期而采取的预防措施称为一级预防、二级预防和三级预防。三级预防是各类疾病综合预防的基本策略,针对视觉器官无病期、发病期及障碍期开展的眼病预防称为眼病的三级预防。

(一)第一级预防

第一级预防(primary prevention)又称为病因预防,是在疾病尚未发生时针对病因采取的预防措施。眼病的一级预防是指通过采取各种消除和控制危害眼健康的因素、增进眼健康的措施,以防止健康人群发生眼病。第一级预防包括针对健康个体的措施和针对整个公众的社会措施。

1. 针对健康个体的措施 ①个人眼的健康教育,注意合理营养,避免剧烈的、过度的运动,培养良好的用眼方式等;②用免疫接种预防累及眼部的传染病;③做好婚前检查和禁止近亲结婚,预防眼遗传性疾病;④做好妊娠期和婴幼儿等重点人群的眼保健。

2. 针对公众健康所采取的社会措施 如改善环境、消除污染,贯彻执行环境和劳动卫生标准和法规预防职业病和眼外伤,利用各种媒体开展眼的公共健康教育。

(二)第二级预防

第二级预防(secondary prevention)又称为临床前期预防,即在疾病的临床前期做好早期发现、早期诊断、早期治疗的"三早"预防工作,以预防眼病的发展和恶化,防止复发和转化为慢性眼病等。早期发现眼部疾病的方法包括普查、高危人群的筛检、特定人群的定期健康检查等。达到"三早"的根本方法是普及宣传眼病知识,提高眼科工作者的眼病诊断水平,开发实用、敏感的诊断技术。对于某些有可能逆转、停止或延缓发展的眼部疾病,则早期检测和预防性体检更为重要。对于可传染的眼部疾病,如流行性出血性结膜炎,尚须做到疫情早报告及患者早隔离,即"五早"。

(三)第三级预防

第三级预防(tertiary prevention)又称为临床预防,即对已患眼部的患者,采取及时的、有效的治疗措施,防治病情恶化,预防并发症和致盲致残;对低视力患者,可通过光学或非光学等方法充分发挥盲和低视力患者的残余视力,使他们在精神和身体方面获得最大限度的健康,尽可能恢复他们正常生活、学习工作能力,提高生活质量。

以上三级预防的主要内容见表2-1。

表2-1　三级预防内容

一级预防(病因预防)		二级预防(临床前期预防)		三级预防(临床预防)	
增进健康	特殊预防	早期发现	早期诊治	治病防残	康复工作
卫生宣传	职业预防	定期体检	早期诊断	及时有效治疗	恢复功能
良好的劳动条件	预防接种	自我检查	早期报告	防恶化	心理康复
良好的卫生条件	保护高危人群	普查	早期隔离	防并发症	家庭护理指导
良好的生活方式	环境保护	选择性筛查	早期治疗	防病残	
心理健康					

 知识拓展与自学指导

国际上有学者对疾病预防措施提出"四级预防",即在原三级预防的基础上增加原始级预防。原始级预防的目标是用立法手段、经济政策、改变生活习惯等方法,避免已知的与增加发病危险性有关的社会、经济、文化生活的因素出现与形成。目的是挖掉滋生蔓延疾病的土壤。原始级与第一级预防都采取针对人群的措施,但原始级预防较第一级预防更具生动性和超前性,对健康促进更具有重要意义。例如,贯彻落实职业病防治措施即属原始级预防。

任务四　社区眼保健的基本概念

我国眼保健和防盲工作的重点在乡村和社区,可以说社区眼保健是初级眼保健的城市模式。社区眼保健工作的开展也是适应医学模式从生物医学模式转为生物-心理-社会-医学模式的改变,将眼保健和防盲工作深入社区基层。社区眼保健是社区卫生服务中心为居民提供的基本眼保健服务,但它的服务方式不仅仅是在服务站等待眼病患者,也可以通过热线电话为居民提供指导,甚至是上门服务。社区眼保健工作者要了解威胁视力的主要眼病知识,能对一般眼病(如红眼病、屈光不正)进行有效的预防和治疗;所开展的手术还要考虑到患者的经济承受能力,不能只考虑经济效益;采用的是适宜的技术,而不一定是最先进的。眼保健工作者还要走出医院,开展眼病预防知识宣传、眼病调查、眼科医疗、康复服务。

社区眼保健与临床眼科不同,社区眼保健关注的对象是人群而临床眼科关注的是个别患者;临床眼科主要由眼科医生担当,社区眼保健则可以由眼科医生、公共卫生人员、新闻媒体人员、社会工作者共同参与;临床眼科主要在医院解除患者痛苦,社区保健工作者则主要在社区从事确定致盲原因、评价人群需要、选择适当干预、计算成本效益比、分析防盲治盲模式等工作。

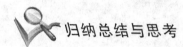 归纳总结与思考

眼保健的主要内容是预防眼病、提高眼的健康水平。国际上将眼保健分为3个级别:初级眼保健、二级眼保健、三级眼保健。初级眼保健是最基本的眼卫生保健服务,它的工作主要包括眼的健康教育、体检、实现计划治疗、查盲报盲、治疗常见病和转诊等。作为初级眼保健工作者应该熟知初级眼保健工作内容。眼的健康为眼组织的结构和功能正常且对环境各种因素变化具有应变能力。影响眼健康的因素很多,主要可概括为环境因素、行为生活方式、医疗卫生服务、遗传因素四大类。而眼病的预防可分为三个层级进行,分别针对视觉器官无病期、发病期及障碍期开展,称为眼病的三级预防。作为一名眼保健工作者应理解眼病的三级预防的内容,坚持预防为主,防治眼病的发生。

◉学习检测

【选择题】

1. 下列不是初级眼保健的内容为(   )。
   A. 远近视力检查   B. 及时转诊
   C. 常见的眼病的初步诊断   D. 青光眼的手术
   E. 开展眼病的流行病学调查

2. 初级眼保健的工作重点应是(   )。
   A. 治疗眼部疾病   B. 预防眼病和提高眼部健康
   C. 寻找各种导致眼病的致病因素 D. 眼病的康复
   E. 眼病的流行病学调查

3. 下列不是二级眼保健所能处理的常见致盲性眼病为(   )。
   A. 结膜炎   B. 白内障
   C. 青光眼   D. 眼外伤

E.角膜溃疡

4.我国眼保健和防盲工作的重点应在(　　)。

　　A.初级眼保健　　　　　　　　B.二级眼保健

　　C.三级眼保健　　　　　　　　D.四级眼保健

　　E.各级眼保健

5.对于初级眼保健工作者,应立即转诊的疾病是(　　)。

　　A.急性结膜炎　　　　　　　　B.沙眼

　　C.眼睑损伤　　　　　　　　　D.外伤

　　E.视力突然下降

6.根据健康概念的论述,下列理解最为准确的是(　　)。

　　A.健康即无病　　　　　　　　B.健康即不虚弱

　　C.健康是身体、精神、社会适应均处于完好状态

　　D.健康即健壮　　　　　　　　E.健康是身体各系统均无病理变化

7.关于眼病的三级预防说法正确的是(　　)。

　　A.第一级预防指做好"三早"预防　B.第二级预防又称病因预防

　　C.第三级又称临床前期预防　　　D.免疫接种预防累及眼部的传染病属于一级
预防

　　E.眼病的普查属于一级预防

8.属于眼病的二级预防措施是(　　)。

　　A.控制环境中损伤眼部的有害因素 B.特定人群的定期健康体检

　　C.白内障患者的手术治疗　　　　D.低视力的康复

　　E.贯彻执行劳动卫生标准和法规

9.促进健康的行为涉及三级预防中的(　　)。

　　A.二级预防　　　　　　　　　B.三级预防

　　C.一、二级预防　　　　　　　D.二、三级预防

　　E.一、二、三级预防

【综合能力测试题】

1.列表比较初级、二级和三级眼保健。

2.什么叫初级眼保健? 如何开展初级眼保健工作?

3.如何在社区开展眼保健。

4.案例分析:患者,男性,45岁。因双眼不适感2年而就诊。既往双眼患近视均为
-3.00 D。眼部检查:双眼矫正视力1.0。Goldmann压平眼压:右眼30 mmHg,左眼
25 mmHg。双眼外眼正常,角膜清澈透亮,周边前房深度>1角膜厚度(CT)。虹膜纹理清
晰、无震颤。瞳孔圆形直径3 mm,对光反射正常。晶状体透明。直接眼底镜检查见双眼
视盘垂直C/D 0.8。前房角镜检查:双眼宽角,小梁网色素沉着不明显。

分析思考:

(1)假如你是应诊医生,初步考虑什么疾病?

(2)造成本病的因素有哪些?

（3）写出本病的三级预防措施。

（黄贺梅）

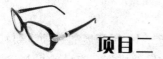

项目二

眼的健康教育

学习目标

◆**掌握** 健康教育、健康相关行为的概念；健康促进行为和危害健康行为的定义及分类；影响健康行为的因素；健康教育程序。

◆**熟悉** 健康相关行为改变的理论。

◆**了解** 健康教育与卫生宣传的区别；健康教育的研究领域；健康教育在眼保健中的地位。

◆**基本技能** 结合实际制订健康教育计划，组织实施社区健康教育，并进行评估。

 问题引导

在当今的信息社会中，人类获得外界信息，有八成以上通过视觉来完成。数据显示：我国人群中近视眼的患病率约达 33%，也就是说，4 亿人是近视眼。更令人关注的是，国内约有 3 000 万人是高于 600 度并伴有眼底改变的病理性近视眼患者。这样的近视眼可并发视网膜脱离、青光眼、核性白内障等。

分析思考：

（1）写出关于近视的健康促进行为和危害健康行为。

（2）针对某一小学制订一份关于近视防控的健康教育计划。

任务一　健康教育的基本概念

一、健康教育的概念

健康教育(health education)是在"预防为主"的方针指导下,所开展的一项重要社会工作。它是卫生保健的首要内容,也是最根本的医疗预防保健措施。有关它的概念、特征、研究领域等诸多问题正处于不断探讨、发展完善之中。

关于健康教育的定义,有多种描述,目前较为概况的表述是:健康教育是通过信息传播和行为干预,帮助个体和群体掌握卫生保健知识,树立健康观念,自愿采纳有益于健康的行为和生活方式的教育活动与过程。健康教育是一种有计划、有目的、有评价的教育活动。其根本目的是帮助人们改变不良行为,消除或减轻影响健康的危险因素,从而预防疾病、促进健康、提高生活质量。

二、健康教育与卫生宣传

需要注意的是健康教育与传统的卫生宣传不同。卫生宣传是卫生知识的单向传播,宣传对象比较泛化,缺乏针对性。与健康教育相比,卫生宣传侧重于改变人们的知识结构和态度,不着重信息的反馈和效果。尽管卫生宣传也期望人们的行为有所改变,但实践证明仅有卫生宣传难以达到行为改变的理想目的。健康教育是卫生宣传在功能上的拓展、内容上的深化,它的教育对象明确、针对性强、注重反馈信息,着眼于教育对象行为改变。健康教育的实质是一种干预,即通过多种活动从多侧面影响个体和群体,包括提供人们行为改变所必需的卫生保健知识、技术与服务,使人们在面临促进健康、疾病的预防、治疗、康复等各个层次的健康问题时,有能力做出抉择。然而,健康教育离不开卫生宣传,健康教育要实现特定健康行为目标,必须以卫生宣传作为重要手段。当前,社会性宣传仍是健康教育的重要内容。

三、健康教育的研究领域

健康教育的研究领域非常广泛,归纳起来主要有以下三类。

1. 按目标人群或场所划分　可分为社区健康教育、农村健康教育、学校健康教育、医院健康教育、职业人群健康教育、公共场所健康教育等。

2. 按教育目的或内容划分　可分为疾病健康教育、营养健康教育、不同人生阶段的健康教育、心理卫生教育、性教育、死亡教育等。

3. 按业务技术或责任划分　可分为健康教育的计划设计、健康教育的行政管理、健康教育的组织实施、健康教育的人才培训、健康教育的评价等。

知识拓展与自学指导

美国等西方国家从 20 世纪 60 年代起将传播学引入健康教育领域，并逐渐形成健康传播学，极大地丰富了健康教育的策略方法和理论宝库，有效地指导着健康教育的实践。因此，同学们有必要自学"健康传播"的相关理论知识。

任务二　健康教育的基本知识

一、健康相关行为及其影响因素

健康教育的目的是使人们自觉采纳健康的生活方式，改变不利于健康的行为，"行为改变"是健康教育的核心。为此有必要研究人们的行为，特别是与健康相关的行为，这样才能更有效实施行为干预，达到健康教育的目的。

（一）健康相关行为概述

人的行为既是健康的反映，同时也对健康产生巨大影响。与健康和疾病有关的行为称为健康相关行为（health related behavior）。按其对行为者自身和他人的影响，可分为促进健康行为和危害健康行为。

促进健康行为指个体或群体表现出的、客观上有利于自身和他人健康的一组行为，可分为五类。①基本健康行为：指日常生活中一系列有利于健康的基本行为，如积极的休息与适量睡眠、合理营养、平衡膳食、积极锻炼等。②戒除不良嗜好：不良嗜好指的是对健康有危害的个人偏好，如吸烟、酗酒与滥用药物等。戒烟、不酗酒与不滥用药品属于此类健康行为。③预警行为：指预防事故发生和事故发生以后正确处置的行为。如驾车使用安全带，溺水、车祸、火灾等意外事故发生后的自救和他救行为。④避开环境危害：环境危害是广义的，包括人们生活和工作的自然环境与心理生活环境中对健康有害的各种因素。如离开污染的环境、采取措施减轻环境污染、积极应对那些引起人们心理应激的紧张生活事件。⑤合理利用卫生服务：有效、合理地利用现有卫生保健服务，以实现三级预防，维护自身健康的行为，包括定期体检、预防接种、求医行为、遵医行为、配合治疗、积极康复等。

危害健康行为指个体或群体在偏离个人、他人乃至社会的健康期望方向上，表现出客观上不利于健康的一组行为。它可分为四类：①不良生活方式与习惯：不良生活方式是一组习以为常的、对健康有害的行为习惯，包括能导致各种成年期慢性退行性病变的生活方式，如吸烟、酗酒、缺乏运动、高盐高脂饮食等。②致病行为模式：指导致特异性疾病发生的行为模式。其中 A 型行为模式是一种与冠心病密切相关的行为模式，其核心表现为不耐烦和敌意;C 型行为模式是一种与肿瘤发生有关的行为模式,其核心表现是情绪过分压抑和自我克制,爱生闷气。③不良疾病行为:疾病行为指个体从感知到自身有病到疾病康复过程所表现出来的一系列行为。不良疾病行为可能发生在上述过程的任何阶段,常见的行为表现形式有:疑病、恐惧、不及时就诊、不遵从医嘱、迷信,乃至自暴自弃等。④违反社会法律、道德的危害健康行为:吸毒、性乱等危害健康的行为属于此类行为,这些行为既直接危害行为者个人健康,又严重影响社会健康与正常的社会秩序。

(二)影响健康行为的因素

任何健康行为都受到倾向因素、促成因素和强化因素的影响。

1. 倾向因素　指为行为改变提供理由或动机的先行因素。通常先于行为,是产生某种行为的动机或愿望,或是诱发某行为的因素。①知识:知识对形成健康的行为十分重要,知识是产生行为改变的重要条件。一般来说随着知识的增长和积累,需求和愿望也随之增大。②信念:指对某一现象或某一事物的存在确信无疑,也就是自己认为可确信的看法。③态度:指个体对人或对事物所持有的一种具有持久性又有一致性的或者说是相对稳定的情感倾向,反映人们的爱憎。常以喜欢与不喜欢、积极与消极加以评价。④价值观:指人们认为最重要的信念和标准。个人的价值观和行为的选择是密切联系在一起的。但是自相冲突的价值观是相对普遍的。绝大多数人都希望健康而不愿意生病,可是有些人不愿为预防疾病而忍受改变。因此,帮助人们解决健康价值观的冲突是健康教育的一种重要技术。

2. 促成因素　指促使某种行为动机或愿望得以实现的因素,即实现某行为所必需的技术和资源,包括保健设施、医务人员、诊所、医疗费用、交通工具、个人保健技术等。行政的重视与支持、法律政策等也可归为促成因素。

3. 强化因素　强化因素存在于行为之后,是激励行为维持、发展或减弱的因素,主要来自社会支持、同伴的影响、领导、亲属以及保健人员的劝告、人们对行为后果的感受。这种感受有社会效益型的,如受到社会的承认与赞扬;生理效益型的,如通过体育锻炼后感到食欲增强、舒适;心理效益型的,如改变精神面貌,增强自尊心等。此外,强化因素也可以是实质性的奖励,如得到经济奖励或节省开支。强化因素也包括对行为的负面影响后果,如当人们纠正不健康行为,采纳健康行为时,遭到的不是赞赏而是否定,此时可导致错误行为的再度发生。对组织而言,税收政策及惩罚措施均可强化组织行为的改变。

上述三种因素中都有积极地正向的一面和消极的负向的一面,一个成功的健康教育计划,必须认真分析三类因素的正负向影响,在发扬正向因素积极作用的同时,把干预重点放在负向影响上。

(三)健康相关行为改变的理论

健康相关行为的改变是一个相当复杂的过程,各国学者、专家提出多种改变行为的理论,以期改变人们的健康相关行为,促进人类健康。下面着重介绍三个理论。

1. 健康信念模式(the health belief model,HBM)　在二十世纪五六十年代由美国社会心理学家提出,是运用社会心理方法解释健康相关行为的理论模式。健康信念模式认为,信念是人们采纳有利于健康的行为的基础,人们如果具有与疾病、健康相关的信念,他们就会采纳健康行为,改变危险行为。

　　健康信念模式在采取促进健康行为、放弃危害健康行为的实践中遵循以下步骤:首先,充分让人们对其危害健康行为感到害怕,认识到具体的威胁和严重性;然后,使他们坚信,一旦放弃这种危害健康行为、采取相应的促进健康行为会得到有价值的结果,认识到改变行为带来的效益,同时对存在的种种困难有思想准备;最后,使他们充满改变行为的信心(图2-1)。

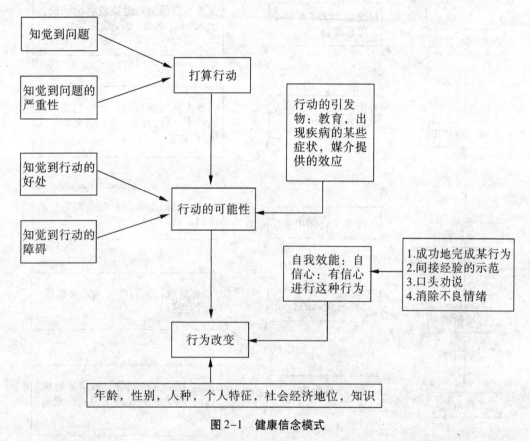

图2-1　健康信念模式

　　2.知信行模式(knowledge,attitude,belief,and practice)　是行为改变较为成熟的模式。它将人类行为的改变分为获取知识,产生信念及形成行为三个连续过程,即知识→信念→行为。

　　知(知识和学习)是基础,信(信念和态度)是动力,行(促进健康行为)是目标。以吸烟有害为例,健康教育工作者通过多种方法和途径把吸烟有害健康、吸烟引发的疾病以及与吸烟有关的死亡数字等知识传授给群众;群众接受知识,通过思考,加强了保护自己和他人健康的责任,形成信念;在信念支配下,逐步建立起不吸烟的健康行为模式。

　　虽然知识、信念、行为之间存在着因果关系,但有了前者并不是一定导致后者。在促使人们健康行为的形成、改变危害健康行为的实践中,只有全面掌握知、信、行转变的复杂过程,才能及时、有效地消除或减弱不利影响,促进形成有利环境,进而达到改变行为的目的。

3. 行为分阶段改变理论(the trans theoretical model and stages of change, TTM) 认为人的行为变化是一个连续的、动态的、逐渐推进的过程,在不同的行为阶段,每个改变行为的人都有不同的需要和动机,对目标行为有不同的处理方式(图2-2)。

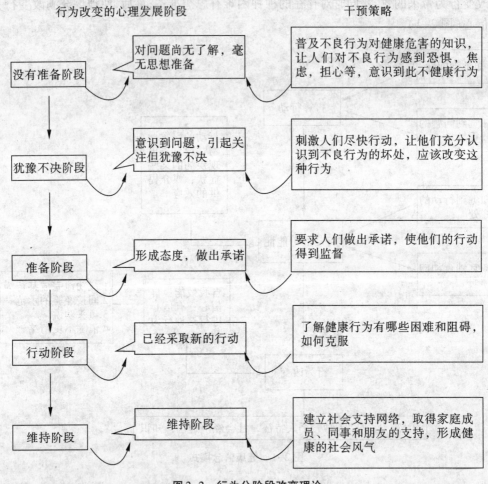

图 2-2　行为分阶段改变理论

二、健康教育计划的设计

健康教育是一项复杂的系统工程,它涉及预防医学、社会医学、教育学、传播学、心理学、行为学,以及政策和组织机构等众多领域。因此,每一项健康教育活动无论周期长短都应有科学、周密而简明的计划。

(一)健康教育诊断

在制订健康教育规划时,首先不是考虑我们主观上要解决什么问题,而是某社区需要我们解决什么问题,哪些问题可以通过健康教育干预得到解决,目前应优先解决的健康问题是什么。因此,必须做好健康教育诊断,为计划的制订提供必要的资料、数据与依据。健康教育诊断常被称为健康教育需求评估或行为危险因素评估等,一般包括如下几个方面。

1. 社会诊断 社会诊断是一个通过客观的科学方法对社会主要健康问题和影响因素,以及与这些问题有关的组织结构、政策、资源现状进行确定的过程。社会诊断的目的是从分析广泛的社会问题入手,了解社会问题与健康问题的相关性。这些社会问题包括:人口密度、就业、经济、教育、卫生机构数量及服务情况、居住需要、饮用水、厕所以及空气质量等客观指标。此外,还有一类主观性评价指标,通过调查群众,了解他们对生活的适应度和满意程度。社会诊断的重点内容主要是社区人群的人口学特征、人群的生产、生活环境及生活质量。

社会诊断的评估方法有问卷调查、访谈、座谈会、小组讨论、专家调查法、分析文献资料等。

2. 流行病学诊断 流行病学诊断与社会学诊断的侧重点不同,社会诊断主要目的是从分析广泛的社会问题入手,而流行病学诊断的主要任务是要客观地确定目标人群的主要健康问题以及引起健康问题的行为因素和环境因素。流行病学诊断最终应回答以下五个问题:①威胁人群生命与健康的疾病或健康问题是什么;②影响该疾病或健康问题的危险因素是什么,其中最重要的危险因素是什么;③这些疾病或健康问题的受害者在性别、年龄、种族、职业上有何特征;④这些疾病或健康问题在地区、季节、持续时间上有何规律;⑤对哪些(或哪个)问题进行干预可能最敏感,预期效果和效益可能最好。

3. 行为诊断 确定导致目标人群疾病或健康问题发生的行为危险因素,包括:①区别引起疾病或健康问题的行为与非行为因素:行为因素是指某些不当的行为可直接引起健康问题,如吸烟可导致肺癌。非行为因素是指个人的生物因素和环境因素,如年龄、性别、空气污染等。健康教育的着眼点是行为的改变,因此对已知的一个健康问题必须分析其是否由行为因素的影响所致;②区别重要行为与相对不重要行为:重要行为指与健康问题密切相关的行为或经常发生的行为;③区别高可变性行为与低可变性行为:高可变行为是正处在发展时期或刚刚形成的行为,与文化传统或传统的生活方式关系不大的行为,在其他计划中已经成功改变实例的行为,社会不赞成的行为。低可变行为是形成时间已久的行为,深深根植于文化传统或传统的生活方式之中的行为,既往无成功改变实例的行为。一般说来,健康教育中选择干预的行为是高可变性的。

4. 环境诊断 环境诊断是为确定干预的环境目标奠定基础。其主要步骤为:①从众多的社会环境因素中,找出与行为相互影响的环境因素;②根据环境因素与健康和生活质量关系的强度,以及该环境因素所导致的发病率、患病率、罹患率状况,确定其重要性;③根据环境因素是否可通过政策、法规等干预而发生变化,从而确定其可变性;④将重要性与可变性结合分析,确定干预的环境目标。

5. 教育诊断 分析影响健康行为的倾向因素、促成因素和强化因素。

6. 管理与政策诊断 主要了解组织与管理能力及在计划执行中资源、政策、人员能力和时间安排。管理诊断的核心内容是组织评估,组织评估包括组织内分析与组织间分析两个方面。组织内分析指负责健康教育的组织内部分析,如有无实施健康教育的机构,该机构是否为专业机构,对项目的重视程度如何,有无实践经验和组织应变能力,以及优化资源的配置等问题。组织间分析指主办健康教育的组织的外部环境,分析外环境对计划执行可能产生的影响,如本社区其他组织机构是否也开展类似于健康教育的服务,他们的目标是否一致,社区是否存在与目标相抵触的规章、法律或制度等。政策诊断主要是在计划制订过程中审视社区现有的政策状况,如有无项目计划目标一致的支持性政策,该政策是否已经比较完善,或者根本没有制定。

(二)确定优先项目

通评健康教育诊断,可以发现社区的需求是多方面、多层次的。很多需求往往相互关联,满足一项优先的需求实际可以解决多个问题。确定优先项目,就是确定优先干预的健康问题和行为问题。它应真实地反映社区群众最关心的健康问题,以及反映各种特殊人群存在的特殊需要,把有限的资源应用于群众对关切、干预最有效的项目上。

确定优先干预的健康问题时,应根据以下几点:

1. 该问题对人群健康威胁的严重性 某病致残、致死率高;某病发病率高,受累人群比例大;与该疾病相关的危险因素分布广;该行为与疾病的结局关系密切。

2. 该危险因素的可干预性 该因素是明确的致病因素;该因素有明确的客观指标,可以定量评价其消长的;该因素是可以预防控制且有明确健康效益的;该因素的干预措施操作简单易行,易为干预对象所能接受。

3. 按成本-效益估计 该因素的干预通过成本-效益估测证明能用最低成本达到最大的效果和最高的社会效益。

4. 把小环境与大环境结合起来分析 小环境因素指内在因素,即包括个体的年龄、性别、遗传等生物因素,也包括健康教育可影响的范围,如知识与态度,技术与能力等;大环境因素指法规制度、经济基础、医疗卫生、人文地理、生物环境等。以下四种情况可供选择优先项目时参考。

第一种情况:小环境与大环境良好。应鼓励与表扬其工作成就,并继续保持。

第二种情况:小环境不良,大环境良好。这是进行健康教育的最佳时机。

第三种情况:小环境良好,大环境不良。在此情况下应加强国家政策的制定。

第四种情况:大小环境均不良。此时,应等待时机改变,并加强基础研究。

(三)确定计划目标

1. 计划的总体目标 是计划的最终结果。它是宏观的、笼统的、长远的、不需要量化的,它只是给计划提供一个总体的努力方向。例如,防止青少年近视的计划,其总目标可以提出:"减少近视在青少年人群中的发病率"。

2. 计划的具体目标 它是为了达到已确定的总体目标,而将要取得的项目具体结果,是具体的可量化的指标。具体目标一般必须回答三个"W"和两个"H":Who——对谁?What——实现什么变化?When——在多长期限内实现这种变化?How much——变化程度?How to measure it——如何测量该变化。

3. 具体目标的分类制定 一项健康教育计划通常涉及三方面的指标。①教育目标:是指为实现行为改变所应具备的知识、态度、信念和技巧等,是反映健康教育计划近期干预效果的指标。②行动目标:是指健康教育计划实施后,干预对象特点行为变化的指标,也是反映计划中期效果的指标。③健康目标:是指通过健康教育计划的实施,反映干预对象健康状况改善情况的指标。健康目标的选取取决于该项目计划的性质、持续时间、是否可能在执行期内产生健康效应,它通常反应的为远期效果。包括发病率的降低、平均期望寿命的提高等。

(四)制定教育策略,确定干预框架

1.确定目标人群　目标人群就是健康项目计划要重点干预的人群。目标人群的行为发生正向改变时,即能促进健康问题的改善和解决。一般将目标人群分为三类。

一级目标人群:计划希望这些人群将实施所建议的健康行为。如青少年近视防控计划,一级目标人群是青少年。二级目标人群:对一级目标人群有着直接的利益关系,能激发和强化一级目标人群行为和信念的人。如青少年的父母、朋友、卫生保健人员等。三级目标人群:决策者、经济自助者和其他对计划的成功有重要影响的人。

在此分类基础上可根据目标人群内部的一些重要不同特征分为亚组。而某些疾病防治项目计划,又可根据人群的生理指标、遗传倾向及行为危险因素等分成高危人群、重点人群和一般人群。

2.确定教育(干预)策略　教育策略的制定要紧紧围绕目标人群的特征及预期达到的目标,理想的教育策略包括健康教育策略、社会策略和环境策略。

健康教育策略有:健康教育的内容非常广泛,场所各异,目标人群又有不同的社会特征、心理特点、健康状况以及行为所处的不同阶段等特点,这就决定了教育策略的多样性。常用策略如下。①信息交流类:如人际传播的讲课、小组讨论、个别咨询、电视讲座、广播讲座、广告、录像带、录音带、影碟等,以及各种文字资料、健康日历、挂图等。②技能培训类:如技能培训性讲座、组织观摩学习、设计示范家庭和示范学校。③组织方法类:如社区开发、社会运动等。

社会策略包括政策、法规;政府、学校、商业机构制定的正式和非正式的规定。如青少年近视防控计划的社会策略,包括政府、学校出台的中小学学生近视防控规定等。

环境策略则改变社会环境和物质环境,努力使环境得到改善。如关于中小学生近视防控计划中,其环境策略包括按照国家相关卫生标准设置教室采光;保证教室黑板完整无破损、无眩光,挂笔性能好,便于擦拭等。

3.确定干预场所　干预场所是将干预策略付诸实施的有效途径。健康教育计划能否得到有效实施,很大程度上取决于干预场所的确定是否合理。任何健康教育项目均可同时并用以下五类场所。

第一类:教育机构,包括幼儿园、小学、中学、大学等各级各类从事教育的场所。

第二类:卫生机构,包括卫生保健机构、医院、诊所、康复机构等。

第三类:工作场所,包括工厂、车间、办公室等。

第四类:公共场所,包括街道、商场、公园、车站、机场、港口等公共场所。

第五类:居民家庭。

4.确定干预的框架结构　根据确定的健康教育策略、社会策略、环境策略和五类不同的教育场所,组成教育干预的框架结构。来说明"用什么方法干预"和"怎样干预"的

问题。

(五)确定教育活动日程

科学合理地安排项目的活动日程,是保证健康教育计划顺利实施的重要条件。健康教育计划的设计与实施大体可分为四个阶段:①项目计划、制订监测和评价计划;②准备阶段,包括制作健康教育材料和预试验、人员培训、物质资源准备等;③执行(干预)阶段,包括争取领导,各种媒介渠道应用,监测与评价计划的执行等;④总结阶段,包括整理、分析所收集的材料和数据,撰写项目总结评价报告,规划今后工作等。

以上每一项活动都要认真评估起止时间,安排好详细的工作日程,并确定负责人和所需经费等。

(六)确定监测与评价计划

监测与评价是保证项目向目标顺利前进,衡量健康教育效果的重要措施。必须建立一个严密的检测与评价系统。对监测与评价的活动、指标、方法、工具、时间、监测人、评价人、负责人制订明确的计划。

三、健康教育计划的实施

计划的实施是在完成一项健康教育计划活动的设计之后,应通过有效的实施使计划中的预期目标得以实现。

(一)制定实施时间表

为了使计划活动有步骤地进行,在计划实施之前,应该制定各项活动的工作时间表。实施计划时间表不是一个简单的时间计划,是以健康教育规划的进程顺序为主轴,以时间为引线排列出各项实施工作的内容、具体负责人、检测指标、经费预算、保证措施等内容的一个综合执行计划表。时间表的主要内容如下。

1. 工作内容　包括各项具体活动,但不必将实施活动分解得过细,而是要将大的活动、主要的活动列进去。

2. 负责人员　每项活动的具体负责人。

3. 检测指标　检测该项工作是否完成的依据。

4. 经费预算　对每项活动的估计费用以及整个计划所需的费用。

5. 保障措施　项目能够顺利实施的一切保障措施。

制定时间表的重要是对准备实施的各项项目活动的实施时间进度进行计划,并对经费进行预算。时间的计划是一项经验与科学相结合的工作。首先要保证整体计划按时完成,在保证整体计划按时完成的前提下合理安排各分项活动的时间。时间表的制定者在计划每项活动的时间时应考虑其实际操作程序、运作过程、可能遇到的困难等因素。根据这些实际条件,结合以往的经验做出科学的安排。实际工作中许多活动是交叉进行的,在时间上是重叠的,因此除了考虑时间的计划外,还必须考虑人员投入,以免力不从心,甚至忙乱不堪,影响实施工作,拖延计划的完成。

经费预算是另一重点。既要保证各项活动有必需的经费,又要做到经费的合理分配和有效使用,尽量避免出现有的活动经费过于充足,而有的活动经费短缺不足的情况。

再精确的预算也只是一种估算,与实际的开支总会有一定的差距。因此,实际经费开支与预算之间存在一定幅度的差距是允许的,但做得好的预算应该使这个幅度不超过10%。

(二)建立实施的组织结构

实施组织通常包括健康教育工作领导小组和技术小组。领导小组由与健康教育计划实施直接有关的部门领导和计划的业务主持负责人组成。领导机构成员应该了解和熟悉计划内容,对预期效果具有信心,支持该项计划,并具有决策能力和协调能力。领导机构的职责是审核实施计划和预算,听取项目进展报告,提供政策支持,研究解决执行中的困难和问题。技术小组是具体执行、实施计划活动的组织。其成员大都由专业人员组成,其职责是分解计划中的每项活动,将计划的意图付诸实施,开展活动,实现目标。同时有责任向领导小组汇报工作进展情况,听取和接受领导机构的意见。

(三)实施的质量控制

质量控制的内容包括对计划工作的进度、计划活动内容、计划活动情况进行监测;对目标人群的知、信、行及有关行为危险因素变化情况进行监测;对活动经费使用情况进行监测。

质量控制的方法主要有记录与报告、现场考察和参与、审计、调查等方法。

(四)培训实施人员

培训的目的是使计划执行人员全面了解计划执行的目的、意义,掌握计划活动的内容、方法和要求,学习健康教育相关的专业知识和技术,提高工作水平与技能,并激发他们的工作热情。

(五)配备和购置所需设备物件

健康教育计划的实施离不开健康教育材料、设备与设施的支持。在执行健康教育计划时,如何选择和制定合适的教育材料、配备使用的各种工具和设备是一项关键性的问题。

1. 健康教育材料 一般分为视听材料和印刷材料两种。在一项健康教育计划中,需要购买或制作哪种材料,要根据具体情况确定。

2. 实施所需的设备物件 设备物件大到交通工具、印刷设备,小到纸张、铅笔,凡是实施工作所需要的都于成功实施有密切的关系。实施健康教育活动所需的设备物件主要有:办公设备、音像设备、教学设备、医疗仪器和交通工具等。

四、健康教育计划的评价

(一)评价概述

计划评价是对规划内各项活动的发展和实施、适合程度、规划活动率、规划效果、规划费用以及相关部门对规划的接受程序等做出认真分析,使该项目规划能够切合实际,并有更高效率和更好效果。评价工作不是规划结束后才开始的,而是贯穿于规划设计、执行的整个过程。是否执行严密的评价已成为衡量一项计划是否成功、是否科学的重要标志。

(二)评价的种类和内容

1.形成评价　在计划实施前或实施早期对计划内容所做的评价,具体包括:①了解目标人群的各种基本特征;②了解目标人群对各种干预措施的看法;③了解教育材料发放系统,包括生产、储存、批发、零售以及免费发放渠道;④收集反馈信息,根据计划执行阶段出现的新情况、新问题对计划进行适当调整。

形成评价的方法主要有文献、档案、资料的回顾、目标人群调查、现场观察、试点研究等。

2.过程评价　是计划实施过程中监测计划各项工作的开展,了解并保证计划的各项活动能按计划的程序发展,即对各项活动的追踪过程。①针对个体的评价内容:哪些个体参与了健康教育项目?在项目中运用了哪些干预策略和活动?这些活动是否按计划进行?计划是否做过调整?为什么调整?目标人群对干预活动的反应如何?是否满意?用何种方法了解目标人群的反应?目标人群对各项干预活动的参与情况如何?项目资源的消耗情况是否与预计一致?不一致的原因?对上述各方面的改进建议?②针对组织的评价内容:项目涉及了哪些组织?各组织间如何沟通?是否需要对参与的组织进行调整?如何调整?是否建立完整的信息反馈机制?项目执行档案和资料的完整性、准确性如何?③针对政策和环境的评价内容:项目涉及哪级政府?哪些部门?在项目执行过程中政策环境方面是否有变化?这些变化对项目有何影响?在项目进展方面是否与决策者保持良好的沟通?

过程评价的方法包括查阅档案资料、目标人群调查和现场观察三类。如项目活动进展状况、目标人群参与情况、费用使用情况可以通过查阅资料获得;目标人群的参与情况、满意度等可以通过目标人群的定性、定量调查获得;干预活动执行情况、目标人群参与情况、满意度等还可以通过现场观察来了解。

3.效应评价　是评估健康教育项目导致的目标人群健康相关行为及其影响因素的变化。包括:倾向因素、促成因素、强化因素及健康相关行为(项目实施前后目标人群健康相关行为发生了什么样的改变,各种变化在人群中的分布如何)。

4.结局评价　评价健康教育项目实施后导致的目标人群健康状况及生活质量的变化。

5.总结评价　是综合形成评价、过程评价、效果评价以及各方面资料做出总结性的概括。综合性指标更能全面地反映计划的成败。总结评价从计划的成本-效益、各项活动的完成情况做出判断,以及做出该计划是否有必要重复或扩大或终止的决定。

任务三　健康教育在眼保健中的地位

健康教育不仅是卫生工作必不可少的组成部分,而且是最大的卫生资源。健康教育是医学发展的必然选择,是解决卫生资源供给不足的最佳选择。健康教育在眼保健的各个方面都发挥着巨大的作用,也是能够实现初级眼保健任务中的关键。

健康教育是普及眼卫生保健知识的重要手段。眼保健工作的目的就是要提高人民眼的健康水平,要实现眼的健康,就必须有群众自觉自愿的行动。眼保健工作者充分运用健康教育这一重要手段,向广大群众进行广泛的健康教育,普及眼卫生保健的常识,提高人民群众的卫生知识水平,改变在卫生方面存在的愚昧落后的观念和不卫生的习惯,养成爱清洁、讲卫生的文明卫生习惯和行为,达到保护眼睛、预防眼病和保持眼健康的目的。

　　健康教育是提高群众自我眼保健能力的重要途径。人们要保障眼的健康,主要还是改变自身不良的生活方式,开展自我保健活动,而绝不能仅仅依靠眼保健机构。要达到这一目的必须进行健康教育。健康教育的目标就在于劝导人们采取和保持健康的生活方式,合理地利用医疗服务,积极参与和改善个人和社会环境的健康。在青少年近视防控中,与其花很多钱去进行视力的康复治疗,不如把防止近视的知识传授给千家万户。健康的生活方式比任何复杂的医疗技术都重要。初级眼保健者的任务,就是要向群众宣传什么是有益健康的因素,什么是有害健康的因素,让群众自己来保护自己眼的健康。

　　健康教育是眼病治疗和眼病康复的重要措施。随着医学科学的发展,人民生活水平的提高,人们的就医观念及就诊时的需求心理发生了巨大变化,他们不仅仅要得到疾病的治疗,还需要与疾病相关的医学知识,进而在疾病治疗和康复的过程中,帮助他们树立战胜疾病的信心,采取有效的自我保健措施,促进眼病的康复。

　　总之,健康教育在眼保健中的作用是不容忽视的。眼保健工作者应该重视健康教育,并通过多种形式、多种渠道,有针对性地开展宣传教育,实现有效的健康干预,减少眼病的发生。

 ## 归纳总结与思考

　　健康教育是在"预防为主"的方针指导下,所开展的一项重要社会工作。它是卫生保健的首要内容,也是最根本的医疗预防保健措施。影响健康行为的因素有:倾向因素、促成因素和强化因素。健康教育计划的内容包括健康教育诊断、确定优先项目和计划项目、制定教育策略、确定干预框架、确定教育活动日程和监测与评价计划。健康教育在眼保健中占有重要地位。

◉学习检测

【选择题】

1. 健康教育的根本目的是(　　　)。

　　A. 传播知识　　　　　　　　B. 卫生宣传

　　C. 效果评价　　　　　　　　D. 行为干预

　　E. 专业人员培训

2. 健康教育在帮助个体和群体掌握卫生保健知识,树立健康观念,自愿采纳有益于健康的行为和生活方式的教育活动中,运用的两大手段是(   )。

A. 信息传播与网络咨询
B. 行为干预与健康监督
C. 信息传播与行为干预
D. 卫生监督与追踪观察
E. 专业指导与行为干预

3. 健康教育与卫生宣传的区别在于(   )。

A. 注重知识灌输
B. 注重环境改善
C. 注重教育效果评价
D. 不仅注重知识的改变而且注重行为的改变
E. 注重计划教育

4. 健康相关行为是指(   )。

A. 与疾病相关的行为
B. 与健康相关的行为
C. 与健康和疾病有关的行为
D. 促进健康的行为
E. 危害健康的行为

5. 小学生进行眼部视力检查属于健康促进行为中的(   )。

A. 基本健康行为
B. 戒除不良嗜好
C. 预警行为
D. 避开环境危害
E. 合理利用卫生服务

6. 在确定健康教育的计划目标时错误的是(   )。

A. 总体目标必须最终得以实现
B. 具体目标是一些具体的量化的指标
C. 总体目标是宏观的,较为笼统的
D. 总体目标可分为多个具体目标
E. 具体目标可分为教育目标、行为目标、健康目标

7. 眼的健康教育属于(   )的工作范围。

A. 初级眼保健
B. 二级眼保健
C. 三级眼保健
D. 基本眼保健
E. 各级眼保健

8. (   )是影响健康行为的促成因素。

A. 人们确信吸烟有害健康
B. 社区有促进人们戒烟的政策
C. 社会会给不吸烟者以奖励
D. 家长对青少年吸烟的态度
E. 设立戒烟控制区

9. 健康教育计划的评价方案形成于(   )。

A. 规划设计阶段
B. 规划实施阶段
C. 规划实施后
D. 规划实施前阶段
E. 规划设计、实施的全过程

【综合能力测试题】

1. 运用行为分阶段改变理论,针对需要手术治疗的白内障患者设计干预策略。

2. 运用健康教育设计程序制订一份规划。

实践技能 健康教育与眼病的三级预防

【操作目的】

通过对案例资料的学习与讨论,使学生初步学会运用健康教育程序分析问题,进行健康教育计划的制订。

【职业素质】

- 培养一定语言和书面表达能力。
- 培养学生沟通能力和团队协助能力。
- 具有按照先进理念和科学方法制订健康教育计划的能力。

【操作方法】

- 教师简介示范,提出相关要求。
- 学生以每组 3~6 人形式进行病例讨论,并提出相应的健康教育计划。
- 每组选出代表发言交流与师生讲评。

【操作内容与实施】

- 教师讲解健康教育计划的撰写内容、书写格式,并提出要求。

(1)摘要:用简洁扼要的文字概括计划的整个内容,包括计划的设计、实施方法、预期结果,字数在 200 字左右。

(2)引言:明确陈述计划的目的和有关理论基础,概括提出计划的有关知识。

(3)学习评估:主要包括学习的需要、心理适用度、学习意愿、学习能力、学习方法。

(4)教育诊断:列出教育诊断项目和排序。

(5)确定教育目标:包括长期目标、短期目标。

(6)制订教育计划:包括教育内容、教学方法选择、时间安排。

(7)实施:包括实施的准备、实施阶段与时间管理、促进实施的策略。

(8)评价:包括评价内容、评价方法。

- 展示病例,组织学生讨论。

(1)案例:张某,女性,10 岁,双眼视物不佳一年于 2011 年 3 月 9 日就诊。自诉看不清黑板上的小字并觉有重影,但能看清书本上的字。查双眼远视力 0.3,近视力 1.5。眼睑结膜正常,角膜透明,晶状体透明。双眼未见异常。平时喜欢玩电脑、手机。家长迫切希望了解该病的预防保健知识。

(2)讨论思考题:①根据患者的病史与眼部检查初步诊断何种疾病? ②你认为需要对她进行哪些生理、心理、社会、精神、文化方面情况的评估? ③主要健康教育诊断有哪些？④你准备采取的健康教育措施和活动有哪些？

- 每组选出代表发言交流与师生讲评。

【注意事项】

针对个体的健康教育计划随患者不同而不同,所以在制订健康教育计划时,应充分了解其行为习惯和生活方式,这样才能使健康教育发挥最大的作用。

【综合训练与技能提升】

- 根据讨论结果完成健康教育技术书。
- 写出近视的三级预防内容。

（黄贺梅）

防盲与治盲

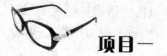

项目一

盲与视力损伤

◆ **掌握** 盲和低视力的定义及标准。

◆ **熟悉** 导致视力损伤的常见眼部疾病;我国防盲治盲新项目的开展。

目前估计全世界视力损伤的人群为 1.8 亿人,其中 4 000 万~4 500 万是盲人。全世界盲人患病率为 0.7% ,每年新增加盲人 100 万。发展中国家的情况更为严重,全世界 9/10的盲人生活在发展中国家。目前大约 60% 的盲人生活在非洲撒哈拉地区、中国和印度。由于人口增长和老龄化,世界盲人负担大幅度地增加。从 1078 年到 1990 年,世界盲人数增加了 1 000 万人。如果这种趋势不加以控制,到 2020 年盲人数又将增加一倍。

任务一 盲与视力损伤的基本知识

一、概述

盲(blindness)和视力损伤(vision impairment)不仅对患者的日常生活和工作能力造

成很大影响,带来巨大的痛苦和损失,而且还加重家庭和社会的负担,因此眼保健和防盲治盲工作具有重要意义。防盲治盲既是眼科学、眼视光学的重要组成部分,也是社会公共卫生事业的一部分。视光学的主要任务是向大众提供高质量的眼保健服务,提高视觉质量、眼的健康水平,目标是防盲复明。作为一名眼视光工作者在防盲治盲工作中发挥着重要的作用。防盲治盲工作的研究对象是人群,包括对盲和视力损伤进行流行病学调查,对引起盲和视力损伤的主要眼病进行病因和防治方法的研究,对盲和视力损伤的防治进行规划、组织和实施等。具体内容包括:①眼病引起视觉器损伤患者的及时准确的药物、手术或光学的治疗,以减轻或防止患者的视功能损伤;②视功能已有损伤者的各种助视装置,以增强他们日常生活和工作能力;③对盲和视力损伤患者加强康复培训,以增强他们适应社会、经济发展的能力;④对盲和视力损伤进行流行病学调查,对引起盲和视力损伤的主要眼病进行病因和防治方法的研究;⑤对盲和视力损伤的防治进行规划、组织和实施等。面对"视觉2020,享有看的权力"的宏伟目标,防盲治盲和视力损伤已成为全世界和我国主要的公共卫生课题之一。

 问题引导

【咨询】
　双眼高度近视,配戴的眼镜度数是 1 750 度,双眼裸视为 0.1。请问属于低视力吗?

二、盲与视力损伤的标准

　　目前,对盲人的定义并不十分严格,不同国家、组织、行业制定的盲的标准并不一致。确定统一的盲和视力损伤的标准对于做好防盲治盲工作十分重要。长期以来,各国采用的盲和视力损伤的标准并不一致,这对盲和视力损伤的流行病学研究、防盲治盲工作的开展和国际交流造成了困难。

(一)世界卫生组织 1973 年制定的标准

　　世界卫生组织于 1973 年提出了盲和视力损伤的分类标准(表 3-1),并鼓励所有国家的研究工作者和有关机构采用这一标准以便于眼的流行病学研究,防盲治盲工作的开展,特别是国际交流。这一标准将盲和视力损伤分为 5 级,规定一个人较好眼的最好矫正视力<0.05 时为盲人,较好眼的最好矫正视力<0.3,但≥0.05 时为低视力者。该标准还考虑到视野状况,指出不论中心视力是否损伤,如果以中央注视点为中心,视野半径≤10°,但>5°时为 3 级盲,视野半径≤5°时为 4 级盲。我国于 1979 年第二届全国眼科学术会议已决定采用这一标准。

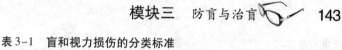

表 3-1 盲和视力损伤的分类标准

视力损伤		最好矫正视力	
类型	级别	较好眼小于	较差眼等于或大于
低视力	1	0.3	0.1
	2	0.1	0.05（CF/3m）
盲	3	0.05	0.02（CF/1m）
	4	0.02	LP（光感）
	5		NLP（无光感）

实际工作中,为了能全面地反映盲和视力损伤情况,国际疾病分类中又将盲和低视力分为双眼盲、单眼盲、双眼低视力和单眼低视力。如果一个人双眼最好矫正视力都<0.05,则为双眼盲;如果一个人双眼最好矫正视力都<0.3,但≥0.05 时,则为双眼低视力。这与世界卫生组织的标准是一致的。如果一个人双眼只有一眼最好矫正视力<0.05,另眼≥0.05 时,则成为单眼盲。如果一个人只有一眼最好矫正视力<0.3,但≥0.05时,另眼≥0.3 时,则称为单眼低视力。按这种规定,有些人同时符合单眼盲和单眼低视力的标准。在实际统计中,这些人将归于单眼盲中,而不纳入单眼低视力中。

（二）世界卫生组织 1999 年提出的标准

1999 年世界卫生组织指出,盲人的定义是指因视力损伤不能独自行走的人,通常需要职业和（或）社会的扶持。由于各国社会经济状况不同,采用盲和视力损伤的标准也有所不同。目前,一些国家采用下列标准。①视力正常者:双眼中较差眼的视力≥0.3 者。②视力损伤者:双眼中较差眼的视力<0.3,但>0.1 者。③单眼盲者:双眼中较差眼的视力<0.1,较好眼的视力≥0.1 者。④经济盲者:双眼中较好眼的视力<0.1 者,但≥0.05者。⑤社会盲者:双眼中较好眼的视力<0.05 者。这种分类方法,在阅读文献、国际交流时应给予关注。

（三）世界卫生组织 2009 年制定的标准

采用最好矫正视力作为评价盲和视力损伤的指标,以沙眼、盘尾丝虫病、维生素 A 缺乏作为人致盲的主要原因来制定盲与视力损伤的标准,不容易发现未矫正的屈光不正也是视力损伤这一重要原因,也是全球根治可避免盲的"视觉2020"行动应当重点控制的眼病,且矫正屈光不正是一项成本效益较好的干预措施。

再者,事实上很多通过验光配镜能矫正提高视力的屈光不正患者在实际工作生活中并未配戴眼镜,他们的视力低于正常,对其日常生活和工作产生一定程度的影响。这种情况,若仅采用最好矫正视力来确定也会被忽视。为此,有人提出了日常生活视力这一概念。世界卫生组织也于 2003 年 9 月在日内瓦召开了"制定视力丧失和视功能特征标准"的专家咨询会议,制定了新的视力损伤分类标准。2009 年 4 月第 62 届世界卫生大会通过了"预防可避免的盲和视力损伤的行动计划"和提出的盲和视力损伤的定义和分类标准(表3-2)。

日常生活视力是指受检者在日常的屈光状态下的视力,即受检者为未经常配戴远用矫正眼镜时(不管其已经配戴与否),则为裸眼视力;受检者经常配戴远用矫正眼镜,则为戴镜后的视力。

表3-2　视力损伤的分类标准

级别	类别	日常生活视力	
		低于	等于或大于
0	轻度或无视力损伤		0.3
1	中度视力损伤	0.3	0.1
2	重度视力损伤	0.1	0.05
3	盲	0.05	0.02*
4	盲	0.02*	光感
5	盲	无光感	
9		不能确定或不能检查	

注:* 表示相当于1 m数指

本标准同以前标准相比较,以日常生活视力代替"最好矫正"视力;以中、重度视力损伤代替"低视力"。因为,世界卫生组织的其他文件中"低视力者是指一个人即使进行了治疗和标准的屈光矫正后,视功能仍有损伤,视力为小于0.3至光感,或者以注视点为中心,视野半径小于10°,但是他可应用,或者有潜力应用他的视力进行有计划的活动和完成任务",表明这种定义与以往视力损伤分类中的低视力标准是不同的。为避免发生混淆,则在视力损伤的分类中不再应用。

日常生活视力是指一个人在日常的屈光状态下所拥有的视力。包括以下几种情况:①如果一个人平时不戴眼镜,则将其裸眼视力作为其日常生活视力;②如果一个人平时戴眼镜,不论这副眼镜是否合适,则将戴这副眼镜的视力作为日常生活视力;③如果一个人已配有眼镜,但他在日常生活中并不使用,则以其裸眼视力作为其日常生活视力。

这一新的视力损伤分类改变了全球对盲和视力损伤的估计,我们应加以重视。

(四)我国视力残疾的分级标准

视力残疾是指各种原因导致双眼视力低下或视野缩小,且不能矫正,以致影响其日常生活和社会参与,包括盲与低视力。视力残疾按视力和视野状态分级,其中盲为视力残疾一级和二级,低视力为视力残疾三级和四级。视力残疾均指双眼,若双眼视力不同,则以视力较好的一只眼为准。若仅有单眼为视力残疾,而另一只眼的视力达到或优于0.3,则属于视力残疾范畴。视野以注视点为中心,视野半径小于10°者,不论其视力如何均属于盲。我国于2011年公布了视力残疾的国家标准(表3-3)。我国这一视力残疾的分级标准的制订是根据我国目前的社会经济发展状况,参考了世界卫生组织有关视力损伤和残疾分类标准,作为我国残疾人的评定标准。

表 3-3　我国视力残疾的分级

类别	级别	视力或视野
盲	一级	无感光 ~ 0.02;或视野半径<5°
	二级	0.02 ~ 0.05;或视野半径<10°
低视力	三级	0.05 ~ 0.1
	四级	0.1 ~ 0.3

 知识拓展与自学指导

视力

　　人眼睛的最大特征是辨认细节的能力,常以视角分辨率来表示,并称为视力。表达视力的标准是人眼能辨认的最小字符对人眼的张角,正常人的眼睛视力约为 1.0,通常所说的视力是指视觉器官的最小可分辨视力而不是最小可见视力。所以视力表分布 2 ~ 3 个分辨点的视标反映了被检者注视目标两点分开来的最小视角,即最小可分辨视力或 1′ 视角视力,代表被检者最佳视功能所谓视力,是指人眼的视觉功能。视力分中心视力和周边视力。中心视力是反映视网膜黄斑部中心凹部功能,是人眼识别外界物体形态、大小的能力。周边视力也叫周边视野。事实上,在高速环境下,人体的生理状态也会有所改变,具体体现在眼睛的动态视力降低。视力可分为动视力、静视力和夜间视力。在开车时,驾驶员边运动边看运动的物体,这时的视力称为动态视力。静视力是指人和观察对象都处于静止状态下检测的视力,驾驶员在驾驶车辆时所捕获的外界信息绝大部分是通过动态视力所得到的。

知识拓展与自学指导

　　很多人都以为只要视力能达到 1.0 以上就算是正常了。实际上，1.0 的视力只能说明人的部分视力正常。视力正常的标准还包括以下内容。①中心视力：即人们通常查看视力表所确定的视力，包括远视力（在 5 m 以外看视力表）和近视力（在 30 cm 处看视力表）。远视患者的表现是远视力比近视力好；近视眼患者则相反。散光患者的远视力和近视力均不好。当远近视力达到 0.9 以上时，才能说明其中心视力正常。②周围视力：当眼睛注视某一目标时，非注视区所能见得到的范围是大还是小，这就叫周围视力，也即人们常说的"眼余光"。一般来说，正常人的周围视力范围相当大，两侧达 90°，上方为 60°，下方为 75°。近视、夜盲患者的周围视力比较差，一些眼底病也可致周围视力丧失。③立体视力：立体视力是人类最高级的视力，即在两眼中心视力正常的基础上，通过大脑两半球的融合，使自己感觉到空间各物体之间的距离关系。有些人中心视力正常，但立体视力却异常，这在医学上称之为立体盲。在医学上，只有当中心视力、周围视力和立体视力都符合生理要求时，才能算作日常生活视力正常。

知识拓展与自学指导

夜盲症

　　造成夜盲的根本原因是视网膜杆细胞缺乏合成视紫红质的原料或杆细胞本身的病变。

　　（1）暂时性夜盲　由于饮食中缺乏维生素 A 或因某些消化系统疾病影响维生素 A 的吸收，致使视网膜杆细胞没有合成视紫红质的原料而造成夜盲。这种夜盲是暂时性的，只要多吃猪肝、胡萝卜、鱼肝油等，即可补充维生素 A 的不足，很快就会痊愈。

　　（2）获得性夜盲　往往由于视网膜杆细胞营养不良或本身的病变引起。常见于弥漫性脉络膜炎、广泛的脉络膜缺血萎缩等，这种夜盲随着有效的治疗、疾病的痊愈而逐渐改善。

　　（3）先天性夜盲　系先天遗传性眼病，如视网膜色素变性，杆细胞发育不良，失去了合成视紫红质的功能，所以发生夜盲。

任务二 盲与视力损伤的发展与现状

 问题引导

病情描述:现年41岁,先天眼球震颤、斜视,视力0.2左右。约两年前左眼感觉视力模糊、雾蒙蒙的,现在视力0.09,像盲人一样,觉得没有信心生活下去了!

曾经治疗情况和效果:27年前到过天津眼科医院视力没有得到矫正。

一、盲与视力损伤的现况

1. 全球盲与视力损伤的现况 盲和视力损伤是世界范围内的严重公共卫生、社会和经济问题。国际眼科会议曾倡议"今后召开任何眼科年会,首先要报告防盲治盲工作的情况"。社会经济状况、可利用的健康和眼保健服务是影响盲患病率的主要因素。目前,全世界盲人患病率为0.7%(其中,经济状况和保健服务良好地社区盲人患病率为0.25%,比较良好地社区为0.5%,差的社区为0.75%,很差的社区为1.0%以上),全球每年新增加盲人100万。发展中国家的情况更为严重,全世界9/10的盲人生活在发展中国家。目前大约60%的盲人生活在非洲撒哈拉地区、中国和印度。由于人口增长和老龄化,世界盲人负担大幅度地增加。全世界致盲的原因、盲人数及其构成与发展趋势见表3-4。在这些致盲眼病中,如果及时应用足够的知识和恰当的措施,有的就能预防或控制,例如沙眼和盘尾丝虫病;有的能成功地治疗而恢复视力,如白内障、角膜瘢痕等。

表3-4 世界盲人数及其构成与发展趋势

病种	盲人数(百万)	构成比(%)	发展趋势
白内障	25.0	50	增加
青光眼	8.0	16	增加
沙眼及角膜瘢痕	5.0	10	减少
糖尿病性视网膜病变	3.0	6	增加
年龄相关性黄斑变性	2.0	4	增加
屈光不正	2.0	4	增加
儿童盲	1.5	3	减少
外伤	1.0	2	稳定
盘尾丝虫病	0.5	1	减少
麻风性眼病	0.5	1	减少
其他	1.5	3	稳定

全世界盲的发病具有以下特点：①不同经济地区的盲患病率明显不同。盲患病率在发达国家约为0.3%，而在发展中国家为0.6%以上。②不同年龄人群中盲患病率明显不同，老年人群明显增高。发展中国家老年人群盲患病率增高更为明显。③低视力患病率约为盲患病率的2.9倍，如果不做好低视力患者的防治，盲人数将会急剧增加。④不同经济地区盲的主要原因明显不同，经济发达地区为年龄相关性黄斑变性、糖尿病性视网膜病变等，而发展中国家以老年性白内障和感染性眼病为主。⑤白内障是全球第一位的致盲性眼病，《世界卫生组织报告》（1998年）全世界估计1934万老年性白内障盲人，占所有盲人总数的43%。全球每年新发生白内障盲大约有500万。全球视力低于0.1的白内障患者有1亿，而视力低于0.3的白内障患者有3亿~4亿。⑥由于世界人口的增长和寿命的延长，白内障、年龄相关性黄斑变性、糖尿病性视网膜病变等所致的盲人数将继续增加。

实际上，全球80%的盲人是可以避免或预防的。WHO等国际组织和各国已为防盲治盲做了不少工作。WHO及一些国际非政府组织（包括6个创办成员，16个支援成员）联合于1999年2月发起"视觉2020，享有看见的权力"行动，目标是在2020年全球根治可避免盲。目前已确定白内障、沙眼、盘尾丝虫病、儿童盲、屈光不正和低视力五个方面作为"视觉2020"行动重点。

具体目标是2020年每年完成3 200万例白内障手术，应用SAFE战略消灭致盲性沙眼，消灭盘尾丝虫病，控制儿童盲、散光、弱视。青光眼、糖尿病性视网膜病变将来也有可能成为"视觉2020"行动的重点。目前国际社会每年用于防盲的经费约为8 000万美元，如果要达到"视觉2020"消灭可避免盲的目标，至少要增加一倍的费用。

2. 我国盲与视力损伤的现况　我国曾是盲和视力损伤十分严重的国家之一。新中国成立之前，人民生活贫困，卫生条件极差，眼科医生仅有百余人，眼病非常普遍。新中国成立前和新中国成立初，我国以沙眼为主的传染性眼病、维生素A缺乏、外伤和青光眼是致盲的主要原因。沙眼患病率高达50%~90%。新中国成立后，各级政府大力组织防治沙眼。在全国农业发展纲要中，沙眼被列为紧急防治的疾病之一。经过积极防治，全国沙眼患病率和严重程度明显下降。1984年国家成立全国防盲指导组，统筹全国防盲治盲工作，制订了《1991—2000年全国防盲和初级眼保健工作规划》。1996年卫生部等国家部委发出通知，规定6月6号为"全国爱眼日"。1980年以来全国的眼病流行病学调查资料表明，白内障已成为我国致盲的主要原因。各地积极开展筛查和手术治疗白内障。全国残疾人联合会把白内障复明纳入工作范围，极大地推动了防盲治盲工作。1988年国务院批准实施的《中国残疾人事业五年工作纲要》将白内障手术复明列为抢救性的残疾人三项康复工作之一。1991年国务院批准的《中国残疾人事业"八五"计划纲要》中又明确规定了白内障复明任务。全国各省、市、自治区也相继成立了防盲指导组，建立和健全防盲治盲网络，运用各种方式积极开展工作。我国的防盲治盲工作呈现了大好局面。

根据1980年以后我国各地陆续进行的盲和视力损伤流行病学调查，估计我国盲患病率为0.5%~0.6%，盲人数为670万人，双眼低视力患病率为0.99%，双眼低视力人数为1 200万人。盲和低视力的患病率随年龄增加而明显增加，女性高于男性，农村地区高于城市。由于我国人口众多,老龄化的速度很快,如果不采取有效措施做好防盲治盲,我国的盲人数将会急剧增加。我国每年新增盲人约为 45 万,几乎每 1 min 有 1 例新盲人病例出现。现阶段,中国仍然是世界上盲人最多的一个国家,占世界盲人总数的 18%~20%。据 2000 年出版的《中国眼病调查数据统计分析报告》调查结果显示:在白内障、屈光眼肌、青光眼、角膜病及沙眼等 9 类眼疾构成比中白内障患者所占比例最高,为 20.29%,其次为屈光眼肌 13.27%、眼外伤 9.48%、眼底病 7.88%、青光眼 4.45%。我国盲的主要原因依次为白内障(46.1%)、角膜病(15.4%)、沙眼(10.9%)、青光眼(8.8%)、视网膜脉络膜病(5.5%)、先天或遗传性眼病(5.1%)、视神经病(2.9%)、屈光不正或弱视(2.9%)和眼外伤(2.6%)。其中,半数以上盲和视力损伤是可以预防和可以治疗的。

2000 年眼科现状调查数据显示:至 2000 年底全国医疗机构中能提供眼科医疗服务的机构有 3 613 个(除福建省),其中眼科专科医院 87 所;县以上(不含县)综合医院眼科 940 所;县医院眼科 1 324 所;眼病防治所 23 所;营利性眼科医疗机构 84 个。眼科编制床位 40 608 张,实际开放 70 397 张。眼科医生 23 606 人,其中约 47% 的眼科医生能做白内障手术。目前我国的防盲治盲工作也存在一些问题,主要是组织和领导工作有待于进一步加强。此外,我国虽然现已具有年开展 50 万例以上白内障手术的能力,但全国平均白内障手术率约为每年每百万人口 400,与发达国家相比差距较大(每百万人口 3 000 ~ 5 000)。因此白内障盲人仍是我国严重的致盲问题。防盲治盲的实际需要和效率不高之间存在着矛盾,大规模白内障手术治疗的质量有待于进一步提高。当然,眼保健工作也需要更深入而广泛的开展。

二、盲与视力损伤发生的原因与主要危险因素

全球有 2.85 亿视力损伤人群,其中 3 900 万盲人,2.46 亿低视力人群,80% 的盲及视力损伤的成因是可以避免的,90% 的盲及视力损伤人士居住在发展中国家,屈光不正是全世界视力损伤的主要原因,白内障是全世界盲的首要病因。近 20 年以来由于传染病引起的视力损伤已经大大降低。目前,引起视力损伤的几个首要原因依次是屈光不正、白内障、青光眼;导致失明的几个首要原因依次是白内障、青光眼、年龄相关性黄斑变性。

1. 常见眼病

(1)白内障:白内障是致盲主要原因,估计目前全世界有 2 500 万人因此而失明。我国目前盲人中约有半数是白内障引起的,估计我国积存的急需手术治疗的白内障盲人有 300 多万人。我国每年新增白内障盲人约为 40 万人。随着人口增加和老龄化,这一数字还会增加。因此白内障盲是防盲治盲最优先考虑的眼病。一般认为白内障不能被预防,但通过手术可将大多数盲人恢复到接近正常的视力。

每年每百万人群中所做的白内障手术数称为白内障手术率,是一个表示不同地区眼保健水平的测量指标。目前各国之间白内障手术率差别很大,美国为 5 500 以上,非洲为 200,我国约为 500。在发展中国家,白内障手术的效率很低。即使有白内障手术的设施,但经济和文化方面的障碍使得一些白内障盲人不能接受手术。

(2)青光眼:虽然"视觉 2020"行动还没有将青光眼列入防治重点,但青光眼是我国主要致盲原因之一,也是全世界致盲的第二位原因,而且青光眼引起的视功能损伤是不

可逆的,后果极为严重,因此预防青光眼盲十分重要。一般地说,青光眼只要早期发现,合理治疗,绝大多数患者可终生保持有用的视功能。在人群中筛查青光眼患者是早期发现青光眼切实可行的重要手段。进一步普及青光眼的知识有可能使患者及早就诊。对于确诊的青光眼患者应当合理治疗,定期随诊。应当积极开展青光眼的病因、诊断和治疗方面的研究,特别是视神经保护的研究,将有助于青光眼盲的防治。

(3)角膜病:各种角膜病引起的角膜混浊也是我国致盲的主要原因,其中以感染所致的角膜炎症为多见。因此积极预防和治疗细菌性、病毒性、霉菌性等角膜炎是减少角膜病致盲的重要手段。

(4)沙眼:是世界上缺少住房、水和卫生设施基本需要的社会经济不发达地区常见病,目前主要在非洲、地中海、东南亚和西太平洋地区 49 个国家流行。它是世界上最常见的可预防的致盲原因,估计现有 560 万人因此而失明或视力损伤,有 1.46 亿例活动性沙眼需要治疗。沙眼曾是我国致盲的最主要原因。经半个世纪的努力,我国沙眼的患病率和严重程度明显下降。但在农村和边远地区,沙眼仍是严重的致盲眼病。1987 年全国视力残疾调查表明,沙眼致盲占盲人总数的 10.87%。

对于沙眼防治,"视觉 2020"行动已制订"SAFE"(Surgery, Antibiotic, Facial Cleanliness, and Environmental Improvement,即手术、抗生素、清洁脸部和改善环境)的防治策略,我们应当积极应用。可以预料,通过实施 SAFE 防治策略,有可能到 2020 年根治作为致盲眼病的沙眼。

(5)儿童盲(children blindness):也是"视觉 2020"行动提出的防治重点。主要由维生素 A 缺乏、麻疹、新生儿结膜炎、先天性或遗传性眼病和未成熟儿视网膜病变引起。不同国家儿童盲的原因有所不同。由于考虑到儿童失明后持续的年数长,而且失明对发育有所影响,因此儿童盲被认为是优先考虑的领域。估计全世界有儿童盲 150 万人,其中100 万生活在亚洲,30 万在非洲。每年约有 50 万儿童成为盲人,其中 60% 在儿童期就已死亡。"视觉 2020"行动对防治儿童盲采取以下策略:①在初级卫生保健项目中加强初级眼病保健项目,以便消灭可预防的致病原因;②进行手术等治疗服务,有效地处理"可治疗的"眼病;③建立光学和低视力服务设施。

(6)屈光不正和低视力:向屈光不正者提供矫正眼镜和解决低视力矫正问题也已包括在"视觉 2020"行动中。世界卫生组织估计目前有 3 500 万人需要低视力保健服务。当人口老龄化时,这一数字将会迅速增加。"视觉 2020"行动将通过初级保健服务、学校中视力普查和提供低价格的眼镜,努力向大多数人提供能负担得起的屈光服务和矫正眼镜,以及提供低视力服务。

我国是近视眼的高发地区。根据 1998 年在北京顺义区以人群为基础的调查,15 岁男、女儿童近视眼的患病率分别达 37.6% 和 55.0%,并有随年龄增加而增加的趋势。2000 年在该区进行的屈光不正随诊研究表明,5~15 岁儿童近视眼的发病率为 7.9%。而且由于配镜设施、经济和对近视眼的认识等因素,相当一部分应当配戴眼镜的儿童不能及时配戴眼镜。对此应当进一步加强对屈光不正防治研究,培训足够的验光人员,普及验光配镜设施,使屈光不正的患者得到及时恰当的屈光矫正。

近视眼的最大危险是黄斑区病变,最终可使视力丧失。北京同仁医院低视力门诊中,由高度近视导致者占 20.9%,40 岁以上的低视力患者中,由高度近视引起者近 40%,许多低视力与盲只有一步之差。据卫生部门估算,我国近视患者中约 15% 有视网膜裂孔、视网膜出血、视网膜脱离等并发症,其中 20% 的高度近视(600 度以上)患者因此类病变致盲,国内因高度近视致盲人数已达 30 多万人,因此可以说近视是低视力的"后备军"。

低度和中度普通近视属于正常生理变异,进展缓慢,只要矫正视力正常,不影响工作生活。但占人群 0.5% 的高度近视属于病理性近视。不少低视力者都是从假性近视—近视—高度近视—视力"残疾"。

(7)糖尿病性视网膜病变:糖尿病是全球性严重的公共卫生问题。糖尿病会并发糖尿病性视网膜病变、新生血管青光眼,导致严重的视觉损伤,甚至完全丧失。糖尿病性视网膜病变是慢性的,对个人、家庭和社会有相当大的影响。在过去的 20 年中,糖尿病的并发症如糖尿病性视网膜病变已经急剧增加。糖尿病及糖尿病性视网膜病变的发生与生活方式有关。合理控制和早期治疗糖尿病对于控制糖尿病性视网膜病变是有效的。改变生活方式,进行恰当的干预可能会改变糖尿病性视网膜病变的预后。但是,目前接受这种治疗的情况并不乐观,所以防治糖尿病性视网膜病变将是公共卫生领域的重要课题。

2. 社会因素

(1)人口的增加与年龄:按现在的人口增长趋势计算,我国每年人口增加约 1 000 万人。至 2020 年时,我国人口数约为 15 亿。人口的老龄化将使 50 岁以上的人群在总人口中所占的比例增加,2020 年我国 50 岁及以上人群占总人口比例约为 25.00%。不同年龄的人群中盲和视力损伤的患病率明显不同,60% 及以上人群中明显增高。在全世界,0 ~ 14 岁人群中盲的患病率为 0.08%,15 ~ 44 岁人群中盲的患病率为 0.1%;45 ~ 59 岁人群中盲的患病率为 1.9%,而 60 岁及以上人群中盲的患病率为 4.4%。可见,人口老龄化会使盲和视力损伤的患病率增加。

(2)性别:据资料显示,女性的盲和视力损伤的患病率高于男性。就全球而言,盲人中 64% 为女性,36% 为男性。这可能与全球多数地区的妇女不能得到公平的眼保健服务有关。

(3)社会经济状况:就全球来讲,发达国家的盲患病率约为 0.3%,而发展中国家为 0.6% 以上。这可能是,社会发展较落后,经济条件差的国家或地区,因卫生条件差、营养缺乏、一些寄生虫病的流行,导致沙眼、维生素 A 缺乏、盘尾丝虫病等眼病大量发生,使盲和视力损伤的患病率明显增高。同时,因卫生经费的不足,眼保健设施缺乏、眼保健服务质量低下,使许多贫穷的人群得不到公平的医疗服务,一些眼病得不到及时的治疗,而导致盲和视力损伤。发展中国家老年人群盲和视力损伤的患病率增高更为明显。

不同经济地区盲的主要原因有明显差别,经济发达地区为年龄相关性黄斑变性、糖尿病性视网膜病变等,而发展中国家主要为年龄相关性白内障和感染性眼病。

(4)防盲治盲工作开展的情况:目前尚无全国开展防盲治盲工作而减少盲人数的资料。但从顺义区和斗门区的研究结果中显示,目前在 50 岁及以上人群中,有 1.35% 的人是白内障盲人而需手术治疗。据此推论,以现在的发展趋势,至 2020 年我国仅白内障一项,其盲人人数约达 506. 25 万人(15 亿×25% ×1. 35%)。较现在积存的白内障盲人数增加近 1 倍。同时加上其他原因的致盲者,估计 2020 年我国的盲人数将比现在增加至少在 1 倍以上。

(三)盲和视力损伤的发展趋势

全球盲和视力损伤的人数随着人口数的和人口老龄化速度的加快会进一步增加。据估计,2020 年的全球人口数由现在的 60 亿将增加到 80 亿,其中 45 岁以上人群将由现在的 10 亿增加到 20 亿。这将使全球的盲人数比现在增加一倍。

引发低视力的原因很多,如先天因素、各种疾病,其中,高度近视是重要原因。全世界盲人约 4 500 万,低视力患者为盲人的 3 倍,高达 1. 35 亿。有统计显示,在我国每年新出现盲人 45 万、低视力患者 135 万,约每分钟就会出现 1 个盲人、3 个低视力患者。到 2020 年,我国视力残疾人数将会达到 5 000 万。

"我国低视力患者超过 1 300 万人,青少年和老人是主要群体,如不及时进行康复训练,他们中很多人可能致盲,但现在人们还不知道什么是低视力。"在"国际低视力康复论坛"上,首都医科大学附属北京同仁医院副院长、著名眼科专家王宁利呼吁大家重视低视力、预防近视。

世界卫生组织认为,低视力是指一个人即使在进行手术、药物治疗和标准的屈光矫正后,视功能仍有损伤,最好矫正视力在 0. 05 ~ 0. 3。

我国近视发病率世界第一,高达 33% ,为世界平均发病率的 1. 5 倍。少年儿童期是生长发育阶段,照明不足、阅读距离过近、阅读时间过久、字体不清或过小等,都会使睫状肌长期收缩产生调节疲劳,眼球为了适应环境会使眼轴变长,发生近视;青少年眼睛的度数不稳定,配镜不正确、视疲劳等,都容易使近视加深。目前,我国小学生近视率 22. 8% 、中学生 55. 2% 、高中生 70. 3% 。2010 年,北京市小学、初中和高中学生的视力不良检出率分别为 46. 87% 、71. 02% 、84. 79% 。

近年来,我国学生中 10 个学生 8 个"眼镜",高三阶段 600 度以上的高度近视所占比例一直在上升,有的学校高达 30% 。这一代人到 40 岁以后,会出现一大批因高度近视引起的眼病患者。

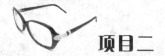

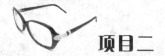

项目二

防盲与治盲工作的开展

学习目标

◆ **了解**　国际社会和我国防盲治盲的工作内容和现状。

◆ **基本技能**　能进行防盲治盲宣教；会筛查低视力患者；能组织开展基层眼保健工作人员的培训。

任务一　认识防盲与治盲工作

一、世界防盲治盲工作的开展

世界卫生组织等国际组织和各国已为尽快减少世界的盲人负担做了大量工作。世界卫生组织和一些国际非政府组织联合于 1999 年 2 月发起"视觉 2020，享有看见的权利"行动，目标是在 2020 年全球根治可避免盲。这次行动将通过预防和控制疾病、培训人员、加强现有的眼保健设施和机构、采用适当和能负担得起的技术、动员和开发资源用于防治盲人等措施，来解决可避免盲。已确定白内障、沙眼、盘尾丝虫病、儿童盲、屈光不正和低视力等五个方面作为行动的重点。"视觉 2020，享有看见的权利"行动的实施，已经在防治眼病中发挥了积极的作用。

二、我国防盲治盲工作的开展

(一)我国眼保健与防盲治盲工作的开展

新中国成立初期，我国的眼病、盲和视力损伤情况十分严重。当时，因经济的落后人民生活贫困，卫生条件极差，致盲的主要原因是以沙眼为主的传染性眼病、维生素 A 缺乏所致的角膜软化症、外伤及青光眼等眼病。沙眼的患病率为 50.0% ~90.0%，偏远农村的患病率为 80.0% ~90.0%。新中国建立初期，各级政府大力组织防治沙眼的工作。

1954 年中华眼科杂志编辑委员会发表了题为"为消灭我国沙眼而斗争"的评论性文章。致使许多医院的眼科开展了沙眼的流行病学调查、临床诊断、分类标准、药物治疗及病理等方面的研究工作,并于 1955 年在世界上首次成功分离出沙眼衣原体。1956 年在我国颁布的"全国农业发展纲要(草案)"中,提出了保障劳动人民健康的防治指标,沙眼被列为紧急防治的疾病之一。全国的眼科医生热烈响应政府号召,积极投入沙眼的防治工作中。许多眼科医生深入农村、基层,建立了沙眼防治网站,开展防盲和沙眼防治工作,使全国的沙眼患病率及严重程度明显下降。随着我国医药卫生事业的发展,眼科事业也取得了巨大的成就。新中国成立前我国眼科医生仅有百余人,且局限于几个大城市。新中国成立后眼科医生队伍迅速扩大,至 1959 年时眼科医生已增加约 10 倍。而且在边远地区和基层单位均有从事眼病防治工作的眼科医生。随着人民生活水平的提高,麻疹等传染病得到控制,因维生素 A 缺乏所致的眼干燥症和角膜软化症患者也迅速减少。

党的十一届三中全会以后,这项事关全国人民眼部健康和生活质量的工作又重新展开。1984 年我国成立了全国防盲指导组,统筹全国的防盲治盲工作,制定了《1991—2000 年全国防盲和初级眼保健工作规划》。全国各省、市、县建立了相应机构,形成了全国性的防盲治盲技术指导体系。在各级政府的关怀和指导下,防盲治盲工作与初级卫生保健工作结合,充分依靠城、乡三级医疗预防保健网络,初步形成了以县级医院眼科为中心、乡镇卫生院为枢纽及村卫生室为基础的防盲治盲网络,为大规模开展防盲治盲工作奠定了组织基础。在全国卫生机构的发展中,眼科医生队伍得到进一步壮大,迄今我国眼科医生约有 23 000 人。诊治眼病的专科医院和设有眼科的综合医院已遍布全国,形成了省、市及县的眼科技术服务体系,为开展全国防盲治盲工作提供了医疗技术资源。为了提高公众防盲治盲的意识,动员全社会参与,卫生部等国家部委发出通知,规定从 1996 年起,每年 6 月 6 日为全国爱眼日。同时眼科医生为配合此项工作的开展,编制了大量防盲治盲科普书籍、音像制品、公益广告及宣传画,通过电视、广播及报刊大力普及眼病防治和眼保健知识,增强了公众的自我眼保健能力。这些工作均为开展防盲治盲工作奠定了思想基础。正是在组织、技术和思想基础逐渐具备的前提下,我国近十余年来的防盲治盲工作有了快速飞跃的发展,呈现了前所未有的大好局面。

20 世纪 80 年代初,全国性大规模防盲治盲工作是从眼病的流行病学调查开始的。这是了解我国眼病和盲目严重状况和原因的基础性工作。与新中国成立初期的防盲工作相比,质量有了明显的提高。新中国成立初期的眼病和盲目调查主要是在医院的眼科进行,所获得的"患病率"其实是各种眼病占眼科患者总数的结构比,不能客观地反映人群中眼病的发生状况。20 世纪 80 年代进行的眼病流行病学调查,多是以人群为基础的横断面调查,比较客观地反映了我国眼病发生的实际状况。我国各地的眼科工作者的调查结果显示,在新中国成立初期作为致盲主要原因的以沙眼为主的传染性眼病、维生素 A 缺乏所致的角膜软化症等疾病已不再是我国主要的致盲眼病,而白内障等非传染性眼病已成为致盲的主要原因。我国防盲治盲工作的重点逐步转向白内障的筛查和手术治疗。1988 年国务院相继制订了三个五年计划,均明确规定了白内障复明手术的任务目标。全国残疾人联合会将手术治疗白内障盲人纳入了自己的工作范畴,在全国有组织地开展宣教和治疗工作,极大地推动了全国防盲治盲工作的进程。1988 年国务院批准实施的《中国残疾人事业五年工作纲要》将白内障手术复明列为抢救性的残疾人三项康复工作之一,规定在五年内为50万白内障患者施行手术。1991年国务院批准的《中国残疾人事业"八五"计划纲要》中又明确规定了1991～1995年完成60万例白内障复明手术的任务。全国各地采用多种方式,积极开展以白内障为主的致盲眼病防治工作。建立并采用以县、乡及村三级防盲治盲网络开展眼病防治工作的形式,将防盲工作有机地纳入了我国初级卫生保健网,发挥了各级眼病防治人员的作用,形成一个发现和转诊盲人的系统。实践证明,这一系统的建立,可持续有效地发挥其作用。由于我国幅员广阔,各地的社会经济发展水平和眼科资源的分布极不平衡。有些地区仅依靠当地眼科医生很难在较短时间内为白内障盲人解困纾危。因此,组织眼科手术医疗队及手术车到农村和边远地区巡回开展白内障复明手术,是防盲治盲工作的一种有效形式,可在短期内救治大量白内障盲人,同时也起到了宣传员作用,以使更多的人了解和支持防盲治盲工作。

十余年来,全国性大规模防盲治盲工作已经取得了巨大成绩。全国共施行了白内障复明手术250万例。目前全国已有105个县获得了"全国防盲先进县"的称号,三个人口为数百万的城市达到了全国防盲先进县的标准,防盲治盲工作明显受益地区的人口数已达5000余万,使防盲治盲工作产生了极大的社会效益和经济效益。同时也为我国锻炼和培养了一支防盲治盲队伍,一大批防盲治盲骨干已经或正在受到培训。这些为我国更大规模地开展防盲治盲工作做了准备,也为防盲治盲工作的国际合作创造了条件。

我国积极开展了防盲治盲领域中的国际交流与合作。自1987年起,已有多个国际防盲组织及一些非政府发展组织相继在我国各地开展了盲人的防治及防盲治盲人员的培训等工作,免费实施白内障手术。世界卫生组织、中国卫生部及国际非政府发展组织分别于1995年、1998年及1999年召开中国防盲协调会,专门研讨中国的防盲工作。国际狮子会援助的"视觉第一,中国行动"正在我国卫生部和中国残疾人联合会的领导下顺利进行。我国港澳地区的同胞也积极支持祖国内地的防盲治盲工作。1999年9月,国际防盲协会第六届全体大会在北京召开,体现了对我国防盲治盲工作的肯定和支持。会议期间,我国300余名防盲治盲工作者及眼科医生与来自世界各地的同行进行了广泛的交流,以寻求合作机会,进一步推动我国防盲治盲工作的开展。同时,我国的眼病流行病学调查结果极大地丰富了全球眼病和盲目的资料,所取得的成绩和经验也促进了全球防盲治盲工作的深入发展。

(二)我国眼保健与防盲治盲工作特点

我国防盲治盲工作正以多样化形式发展。防盲治盲越来越得到社会各界的广泛关注和积极参与。我国在防盲治盲中也积累了一些经验,在农村建立县、乡、村三级初级眼病防治网络是开展防盲治盲工作的一种最常见形式,它将防盲治盲工作纳入了我国初级卫生保健,可以发挥各级眼病防治人员的作用。组织眼科手术医疗队、手术车到农村和边远地区巡回开展白内障复明手术,也是防盲治盲的一种有效形式。开展评选"防盲先进县"是我国现阶段做好防盲治盲工作行之有效的方法。这些防盲先进县有一些共同的特点:①成立了县级防盲治盲领导小组,规划、组织和协调了全县的防盲治盲工作。②依托原有的县、乡、村三级医疗卫生网,建立了三级眼病防治网,组成了眼病转诊系统。③积极培训基层眼病防治人员。④大力宣传眼病防治知识。⑤筛选白内障盲人,积极组织手术治疗,使盲患病率有所下降。十多年来我国大规模地开展防盲治盲工作,也为我国培养了一支防盲治盲队伍。

目前我国的防盲治盲工作也存在一些问题,主要是组织协调有待于进一步加强,防盲治盲的实际需要和效率不高之间存在着矛盾,大规模白内障手术治疗的质量有待于进一步提高。

(三)我国眼保健与防盲治盲工作措施

一些眼病患者虽经积极治疗,仍处于盲和低视力状态。对于这些患者并不意味着已经毫无希望,应当采取康复措施,目的是尽可能地使这些患者能像正常人一样地生活。眼科医生的责任不仅在于诊断、治疗和预防那些致盲眼病,而且应当关注处于盲和低视力状态患者的康复。

应当尽快地帮助盲人适应生活。盲人适应生活的能力可因盲发生的年龄、患者的性格、受教育程度、经济状况及其他因素而有很大的差别。老年盲人可能会较平静地接受盲的事实,而对青壮年来说,盲的状态常会对他们的职业和社会生活造成巨大冲击。出生时就失明的人或视力是逐渐而不是突然丧失的人会相对平静地接受盲的事实。

不同类型的盲人会有不同的需要,因此盲人的康复应根据具体情况采取个体化实施。老年盲人可能最需要适应家庭生活方面的训练,而年轻的盲人则需要适应社会生活、教育、工作等比较全面的训练,包括盲文方面的训练。

对于仍有部分视力的盲人和低视力患者来说,应当采用光学助视器和非光学助视器来改进他们的视觉活动能力,使他们利用残余视力工作和学习,以便获得较高的生活质量。

目前使用的助视器有远用和近用两种。常用的远用助视器为放大 2.5 倍的 Galileo 式望远镜,以看清远方景物。这种助视器不适合行走时配戴。近用的助视器有以下六种。

(1)手持放大镜:是一种凸透镜,可使视网膜成像增大。

(2)眼镜式助视器,主要用于阅读,其优点是视野大,携带方便,使用时不用手来扶持,价格较低。

(3)立式放大镜:将凸透镜固定于支架上,透镜与阅读物之间的距离固定,可以减少透镜周边部的畸变。

(4)双合透镜放大镜:由一组消球面差正透镜组成,固定于眼镜架上,有多种放大倍数,可根据需要选用。其优点是近距离工作时不用手扶持助视器,但焦距短,照明的要求高。

(5)近用望远镜:在望远镜上加阅读帽而制成。其优点是阅读距离较一般眼镜式助视器远,便于写字或操作。缺点是视野小。

(6)电子助视器,即闭路电视,包括摄像机、电视接收器、光源、监视器等,对阅读物有放大作用。其优点是放大倍数高视野大,可以调节对比度和亮度,体位不受限制、无须外部照明,更适用于视力损伤严重、视野严重缩小和旁中心注视者,但价格较贵,携带不便。

非光学助视器包括大号字的印刷品、改善照明、阅读用的支架等,也有助于患者改善视觉活动能力。许多低视力患者常诉说对比度差和眩光。戴用浅灰色的滤光镜可减少光的强度,戴用琥珀色或黄色的滤光镜片有助于改善对比敏感度。

现代科学技术的进步会对盲人带来方便。声呐眼镜、障碍感应发生器、激光手杖、字声机、触觉助视器等虽然不能给盲人获得正常人那样的影像,但明显提高了他们的生活质量。人工视觉研究的进展有可能使盲人重建视觉。

盲人的教育和就业也是一个很重要的问题。我国主要通过民政部门和残疾人联合会开展工作,很多地方设立了盲童学校,进行文化和专业技术培训。国家对吸收盲人的单位给予优惠政策,有助于全社会都来关心盲人,使他们能像普通人一样地幸福地生活。

(四)我国眼保健与防盲治盲工作成就

我国曾是盲和视力损伤十分严重的国家之一。新中国成立之前,人民生活贫困,卫生条件极差,眼病非常普遍,以沙眼为主的传染性眼病、维生素 A 缺乏、眼外伤和青光眼是致盲的主要原因。沙眼患病率高达 50% ~90% 。新中国成立后,各级政府大力组织防治沙眼。在全国农业发展纲要中,沙眼被列为紧急防治的疾病之一。全国眼科医生响应政府号召,积极参与防治沙眼,使全国沙眼患病率和严重程度明显下降,这是我国防盲治盲工作取得的历史性成就。1984 年国家成立全国防盲指导组,统筹全国防盲治盲工作,制定了《1991—2000 年全国防盲和初级眼保健工作规划》。1966 年卫生部等国家部委发出通知,规定 6 月 6 日为"全国爱眼日"。20 世纪 80 年代全国各地进行眼病流行病学调查,明确白内障为致盲主要原因。各地积极开展筛查和手术治疗白内障盲。全国残疾人联合会把白内障盲复明纳入工作范围,极大地推动了防盲治盲工作。1988 年国务院批准实施的《中国残疾人事业五年工作纲要》将白内障手术复明列为抢救性的残疾人三项康复工作之一。1991 年国务院批准的《中国残疾人事业"八五"计划纲要》中又明确规定了白内障复明任务。全国各省、市、自治区也相继成立了防盲指导组,认真规划防盲治盲工作,建立和健全防盲治盲网络,根据各自实际情况,运用各种方式积极开展工作。眼科事业得到很大发展,全国现有眼科医生 22 000 人。许多地方除了诊治眼科常见病之外,还能开展先进和复杂的手术。世界卫生组织和一些非政府组织也大力支持我国的防盲治盲工作。所有这些,使我国防盲治盲工作呈现了前所未有的大好局面。其突出的标志是我国于 2001 年白内障盲的年手术量超过了白内障盲的年新发病例数,实现了白内障盲的负增长,这是我国防盲治盲取得的又一个历史性成就。

三、防盲治盲工作的展望

在新世纪到来之际,展望我国防盲治盲工作的前景,挑战和机遇并存。"防盲治盲,有效地控制眼疾侵害,是人类在新世纪面临的挑战之一。"我们在防盲治盲工作中所面临的挑战是巨大的社会需求与服务能力不足之间的矛盾。十余年来,虽然我国在防盲治盲工作中取得了巨大的成绩,但至今尚未解决白内障盲人的积存问题。我国地域辽阔,各地的卫生资源、眼科服务能力及水平差距较大,有些农村及边远地区的盲目问题仍然相当严重,数百个县级医院尚无眼科的设置。一些地区虽已开展防盲治盲工作,但白内障盲仍未能解决。如目前我国 50 岁及以上人群占总人口的比例约为 18.00% ,以此计算,全国范围内仍将有 290 万白内障盲人急需手术治疗。

我们的防盲治盲工作也面临着极好的机遇。为尽快减少全球的盲人负担,1999 年2 月17 日在日内瓦,由世界卫生组织、一些国际的非政府及私人组织联合发起了"视觉2020,享有看见的权利"行动,目标旨在 2020 年全球根治可避免盲。1999 年9 月国际防盲协会第六届全体大会也以此为主题。现已确定白内障、沙眼、盘尾丝虫病、儿童盲、屈光不正及低视力等眼病作为"视觉 2020"行动的重点。对于白内障,要将现在全球年白内障手术量的 700 万例增加至 2000 年的 1 200 万例,2010 年的 2 000 万例,至 2020 年的3 200万例。我国政府高度评价世界卫生组织发起的"视觉 2020,享有看见的权利"行动。"这一举措对在全球范围内促进防盲治盲工作,减少眼疾造成的危害具有十分积极的作用。"中国将承担相应的责任和义务,尽最大努力降低盲率,保障人民群众享有看见的权利。世界卫生组织的这一新举措和我国政府的支持,为我们在新世纪做好防盲治盲工作与实现"视觉 2020,享有看见的权利"行动的目标提供了新的机遇。

由此可知,从我国目前情况来看,提高工作效率是我国搞好防盲治疗盲工作的关键。我们应当尽快地依据"视觉 2020,享有看见的权利"行动的目标和内容,以及我国的实际情况,尽快制订今后 20 年我国各地防盲治盲工作的规划和具体实施方案。积极推广和普及防盲治盲工作已经取得的经验,如建立县、乡及村三级防盲治盲网络,防盲治盲与初级卫生保健工作的结合;根据我国盲和视力损伤的严重情况和人力、物力、财力资源做好规划,力争在尽量短的时间内根治可避免的盲。如要尽快提高当前引起盲最为严重的眼病白内障的手术率。这一目标的实现,一是大力普及眼病防治知识,提高人们对防盲治盲的认知水平,积极参与到该项工作中;二是动员广大眼科医生参与;三是掌握盲治盲工作的"三 A"原则。①"适当的"原则:是指防盲治盲工作的开展要因地制宜,采取符合各地实际情况的措施和方法。②"能负担得起"原则:是指防盲治盲工作的开展要和各地社会经济发展水平相适应,国家、社会和个人都能负担得起。③"可及的"原则:是指要使盲和视力损伤者能有途径充分使用防盲治盲的服务设施。如目前我国每年新增的白内障盲人为 40 万~50 万人,但每年所能完成的白内障手术量约为 30 万例,尚不能解决每年新增的白内障盲人问题。因此在今后的防盲治盲工作中,应注意提高工作效率及工作质量。

合理调配眼科资源及防盲治盲资源也是防盲治盲工作的重要内容。目前,我国眼科设施和眼科医务人员主要集中在大中城市,分布相当不均匀,造成农村和边远地区白内障复明工作进展缓慢。我们应尽快改变这种状况,并加强与世界卫生组织和国际非政府防盲组织的合作,争取更多的资源,开创我国防盲治盲工作的新局面,争取在 2020 年达到根治可避免盲的宏伟目标。

(杨　林　黄贺梅)

任务二 "视觉2020"行动

问题引导

"百万贫困白内障患者复明工程"项目由原卫生部、财政部和中国残联共同牵头,是列入国家医改的重大公共卫生的服务项目,旨在让更多的贫困白内障患者接受复明手术,解决其因病致盲的问题并减轻其就医负担。

项目的内容是2009年至2011年对全国贫困白内障患者进行筛查,并为100万例贫困白内障患者进行复明手术,对手术费用给予补助,每救治1例贫困白内障患者,中央财政将对其补助手术费用800元。2009年对20万例贫困白内障患者进行手术。

"视觉2020,享有看得见的权利"是由世界卫生组织和国际防盲协会在全球范围内联合发起的消除可避免盲的行动。许多国际非政府组织、专业机构和眼科组织都积极参与其中。

一、目标及新内容

为了尽快减少全球的盲人负担,世界卫生组织、一些国际非政府组织联合,在近几十年防盲治盲大量工作的基础上,于1999年2月17日在日内瓦发起"视觉2020"行动,目标是在全球范围内加强合作,于2020年根治可避免盲。

"视觉2020"的使命是通过促进可持续的国家级眼保健项目的计划、发展、实施,在2020年以前消除可避免盲的主要成因。与初级卫生保健相结合最具有成本效益的疾病控制、人力资源发展、基础设施建设及适宜技术应用是国家级"视觉2020"项目包括的三个主要因素,也是其三大核心战略。"视觉2020"目标的实现有赖于公众意识提高和资源整合。"视觉2020"的目标是在2020年以前消除可避免盲的主要成因,改变在1990~2020年期间可避免的视觉损伤会翻倍的现状。

这一全球行动的新内容包括:①全球所有的防盲治盲合作伙伴共同地工作。联合的宣传活动将有助于提高全球对于盲的认识,动员各方面的资源防治可避免的盲;②在国际和各国防盲工作经验的基础上,"视觉2020"行动将进一步加强和发展初级健康保健和眼保健,以解决可避免盲的问题;寻求更广泛的区域合作,最终建立全球的伙伴关系以解决眼保健问题。

二、途径与措施

"视觉2020"行动将通过四个五年计划来实现。第一个五年计划是2000~2005年;

第二个五年计划是 2005~2010 年;第三个五年计划是 2010~2015 年;第四个五年计划是 2015~2020 年。其第一步行动是开展全球性活动,提高人民和政府对盲产生社会影响的认识,并动员其承担根治可避免盲的长期的政治和专业方面的义务。

为了实现在 2020 年之前消除可避免盲的目标,一直以来,将机会均等的、可持续的、全方位的眼保健服务体系纳入到国家级卫生保健体系被认为是实现"视觉 2020"目标的最佳途径。

▶提高关键人群对于可避免盲的主要成因及解决办法的认知度。

▶开发并保证防盲治盲活动所必需的资源。

▶在世界各国推动"视觉 2020"国家级项目的计划、发展与实施。

▶社区参与是实现"视觉 2020"的基础。

基于眼病在盲人负担中所占的比例及其进行防治的可行性和可负担的能力,已将白内障、沙眼、盘尾丝虫病、儿童盲、屈光不正和低视力五个方面作为"视觉 2020"行动的重点。随着"视觉 2020"行动在全球的进展,也已将原发性青光眼和糖尿病视网膜病变作为防盲的重点。

"视觉 2020"行动中,适当培训相关人力资源是预防、治疗和康复可避免盲的关键。通过加强初级卫生保健服务,鼓励在各级卫生保健服务系统开发从事眼保健服务的人力资源和其他人员,如验光师、国家和地区防盲项目的负责人,以及小儿眼科医生和器械维修技术员。其中,重点是中级水平的人员,因为他们是实施防盲项目的骨干。

"视觉 2020"行动中,通过建立能长期利用的全国性眼保健设施及机构,使眼保健服务有广阔的覆盖面,让患者容易接近和利用眼保健服务设施。

在"视觉 2020"行动中,通过降低眼保健服务的价格和采用适当的技术,且提高眼保健服务质量,使更多的人接受眼保健服务。如将高价格的技术从发达国家转让到发展中国家,以便以低价格生产高质量的眼保健服务设备和耗品。如由非营利机构在发展中国家生产的人工晶状体,能使大量患者负担得起,而得到广泛应用。

一年一度的世界视觉日于每年 10 月的第二个星期三举办,目的是为了引起人们对失明和视觉损伤的重视。作为世界卫生组织的主题日之一,世界视觉日是世界卫生组织和国际防盲协会在"视觉 2020"计划框架下的共同发起的。世界视觉日的活动由会员和其他支持者来举办。在世界视觉日这一天,全球的会员们会举办各种活动来期达到以下目的:

▶把盲疾和视力损害作为重要的世界性卫生问题唤起人们的重视。

▶影响政府和卫生部门参与到防盲项目中并配套资金。

▶就防盲知识、"视觉 2020"计划及其活动对目标群体进行宣教。

近年来,许多国际防盲非政府组织都在中国开展防盲活动,霍洛基金会、国际奥比斯、国际 CBM、国际狮子会、美国塞瓦基金会/加拿大塞瓦协会、瑞士红十字会、海伦凯勒基金会等众多国际防盲组织都积极地加入"视觉 2020"项目的工作中,同中国的政府部门及医疗机构合作开展项目,极大地推动了中国防盲治盲事业的发展。

任务三 防盲与防治眼病新项目的实施

一、眼病流行病学调查项目

(一)全国性眼病流行学调查

近五年来,我国开展了两次大规模的眼病流行病学及视力残疾人调查研究,掌握了我国眼病的发生和发展状况以及视力残疾人基础资料,为今后进一步开展防盲与眼病流行病学研究工作奠定了坚实的基础。

1. 全国九省(直辖市、自治区)眼病流行病学调查 为了解我国盲和视力损伤的发病情况,以及白内障手术复明的效果,2006年,原卫生部开始实施全国眼病调查的流行病学研究项目,得到了世界卫生组织和美国国家眼科研究所的支持。这一项目在我国社会经济发展状况不同的东部、中部和西部地区各抽取了三个省(直辖市、自治区)(东部:北京、江苏、广东。中部:黑龙江、河北、江西。西部:云南、重庆、新疆),每个省(直辖市、自治区)选取了社会经济发展状况中等的县作为调查地,在每个县中采用随机抽样的方法确定调查人群,以50岁及以上的人群作为调查对象。根据户籍资料检录受检者。受检者就近在眼病检查站进行视力和眼部检查。通过认真检录、广泛培训工作人员、严格施行预实验等控制措施,保证了调查的质量。结果在50 395名检录合格者中,45 747名完成了检查,受检率达90.8%。根据日常生活视力,九省(直辖市、自治区)中盲(视力<0.05)的患病率为2.29%(最低为1.27%,最高为5.40%),中重度视力损伤(0.05≤视力<0.3)的患病率为10.8%(最低为6.89%,最高为15.8%)。根据最佳矫正视力,九省(直辖市、自治区)中盲的患病率为1.93%(最低为0.74%,最高为4.95%),中重度视力损伤的患病率为5.31%(最低为3.13%,最高为9.51%)。根据最佳矫正视力推算,全国50岁及以上盲人约有500万人(其中白内障盲人291万人),中重度视力损伤1 400万人。盲和视力损伤主要与年龄、性别、受教育程度等因素有关。盲的主要原因为白内障(54.70%),白内障手术覆盖率为36.26%,白内障术后视力>0.3的占57.5%。其他主要的致盲原因有角膜混浊(7.50%)、视网膜疾病(7.40%)、高度近视(7.30%)、眼球缺失/萎缩(6.00%)、青光眼(5.30%)等。这些结果显示盲和视力损伤仍然是中国农村地区重要的公共卫生问题,其患病率存在着显著的地区差异。应当在农村地区大力开展防盲工作,尤其是在那些眼保健服务尚不易获取及负担不起的地区,特别要注意在妇女及受教育程度低的人群中实施防盲项目。

2. 第二次全国残疾人调查 2006年,国家16个部委联合开展了第二次全国残疾人抽样调查,在全国31个省(市、自治区),734个县(市、区)的2 980个乡(街道),5 964个调查小区(每小区420人左右)中进行。调查采用分层、多阶段、整群概率比例抽样方法。于2006年4月1日至5月31日在现场集中进行。2006年12月1日国家统计局公布的主要数据为:计划调查2 526 145人(抽样比为1.93‰),实际调查2 108 410人(受检率为

83.46%），总计残疾 161 479 人（7.66%），单纯视力残疾（不包括多重残疾人中的视力残疾人）23 840 人，视力残疾占调查人群的 1.13%，占残疾人的 14.76%，主要致视力残疾的眼病有白内障（56.7%）、视网膜葡萄膜病（14.1%）、角膜病（10.3%）、屈光不正（7.2%）、青光眼（6.6%）。而 1987 年我国开展的第一次全国残疾人抽样调查，共调查 1579316 人，查出视力残疾 15 923 人，盲及低视力的患病率为 1.01%。导致盲及低视力的主要眼病依次为白内障（46.07%）、角膜病（11.44%）、沙眼（10.12%）、屈光不正及弱视（9.73%）、视网膜和葡萄膜病变（5.89%）、青光眼（5.11%）。目前，视网膜和葡萄膜病变在我国已成为主要致残眼病（5.89%）。

（二）地方性眼病流行病学研究

近几年来，几乎各省（市、自治区）均开展了眼病流行病学研究，并建立了多个眼病研究基地，进展较快的有北京顺义眼病研究、北京眼病研究、邯郸眼病研究、广州荔湾眼病研究、广东汕头眼病研究、上海眼病研究、江苏南通眼病研究等。这些眼病流行病学研究内容广泛，研究对象有农村的，也有城市的；有汉族人群，也有蒙古族、维吾尔族等少数民族人群；研究了 50 岁以上人群，还开展了 30～40 岁人群甚至中小学生、学龄前儿童人群研究；开展了白内障的调查，还开展了青光眼、翼状胬肉、年龄相关性黄斑变性、沙眼、屈光不正、糖尿病视网膜病变、角膜病等眼病的调查；开展门诊、住院患者、特定地区及特定人群的眼病调查，还有大量的以人群为基础的流行病学研究。这些研究主要调查了相应的视力状况、眼病患病率、导致盲和视力损害原因、少数眼病的危害因素、发病率调查、眼病意识调查、白内障手术状况、手术服务评估、手术质量和生存质量调查、眼科资源现状及服务能力调查等。上述眼病流行病学研究大多采取人群横断面研究，检查仪器和技术较为先进，质量控制比较严格，获取了大量可靠的数据，得到国内外同行的认可，填补了我国眼病流行病学上的不少空白。

二、防盲治盲实施新项目

中国原卫生部于 1999 年在"视觉 2020"宣言书上签字，并于 2006 年由原卫生部和中国残联印发了《全国防盲治盲规划（2006—2010 年）》。到 2008 年底，全国有 27 个省、市、自治区已经制定了防盲治盲 5 年规划或草案。2011 年，卫生部又着手制定新的五年防盲治盲规划并就防盲工作加强了同各非政府组织以及专业机构、医疗单位之间的合作。同时中国政府还发起了全国性的"百万贫困白内障患者复明工程"，并且同其他非政府组织合作开展了"视觉第一中国行动""健康快车"等防盲治盲项目，并加大了对于非政府组织和专业眼科医疗机构防盲工作的支持力度。

（一）"视觉第一，中国行动"防盲项目

1. 项目的制定

（1）项目的背景：白内障是我国致盲最常见的病因。从 1988 年开始，我国将白内障复明手术作为抢救性康复工作而列入中国残疾人事业国家计划纲要。至 1996 年已进行 175 万例白内障复明手术（每年完成约 20 万例手术）。虽然白内障复明手术取得很大成就，但仍然面临相当多的问题，主要是受经济条件和技术能力限制，我国每年白内障年手术量尚不能控制每年白内障盲人的增长量;其次,受设备、器材、技术水平和人工晶状体售价过高的限制,人工晶状体植入率相当低,只有20%左右。这种状况的产生主要是由于相当多地方的白内障患者贫困,现有眼科服务和手术能力没有充分地发挥作用,白内障复明项目没有广泛面向农村。正是在这样的背景下,原卫生部、中国残疾人联合会于1997年4月与国际狮子会确定在我国合作开展"视觉第一,中国行动"的大型防盲治盲项目。

(2)项目的预期目标:①一期目标为1997～2002年实行175万例白内障复明手术;初步普及防盲治盲知识,有效地开展预防工作;到2002年达到每年完成45万例白内障手术的能力,实现为每年新产生的白内障盲人施行手术治疗的目标。②二期目标为2002～2007年施行250万例白内障复明手术;并于2006年达到全国90%的县建立施行白内障手术的复明机构或眼科,基本具有施行白内障复明手术的能力,使白内障盲人的发生得到有效的控制。

2.项目的完成情况

(1)一期项目的完成情况如下。

1)白内障复明手术:5年内共施行白内障复明手术210万例,实际完成数为计划任务的120%。人工晶状体植入率达58.9%,脱盲率为97.9%。

2)组派医疗队:5年内共组派国家和省内手术医疗队262批,分赴31个省,为1 700多个县的21万例贫困白内障患者施行了复明手术。

3)人员培训:5年内共为31个省培养了5 449名眼科医生和5 156名眼科辅助人员。

4)建立县医院眼科:5年内共为26个省的104个县建立眼科。

5)人工晶状体:支持苏州医疗器械厂生产人工晶状体,年产量达20万枚,并以低价供应各级手术复明机构和医疗队,效果良好。

6)开展眼病筛查:全国共完成了124万例的眼病调查任务,并对数据进行了统计与分析。

7)建立眼病防治数据库:白内障复明手术数据库、眼科技术资源数据库、眼疾病源数据库。

8)开展眼病防治和眼保健教育:开展了全国青少年"爱护我们的眼睛"预防保健教育,编写了眼保健和防盲治盲丛书,制作了有关眼保健电视系列专题讲座,编印《白内障术后须知》等传单和《白内障筛查》的工作手册。在全国初步普及了防盲治盲知识。

9)在公众中进行眼保健的宣传活动:全国和省级以上广播电台、电视台共播发消息、新闻、图片8 000余条(幅),报纸刊发专题、新闻、消息达9 000余篇。印制了30 000张"视觉第一,中国行动"宣传画,用于"全国助残日"和"全国爱眼日"以及医疗队的张贴宣传。制作了"视觉第一,中国行动"项目的展板,多次在不同场合展出。

(2)二期项目完成情况:从2002年至2007年,完成白内障复明手术293万例,培训眼科医务人员和管理人员5万多名,援建100多所县医院眼科,开展建立白内障无障碍县的活动,成效显著。2009年10月,我国政府、世界贸易组织和国际狮子会在北京进行了包括组织与管理、白内障复明手术、医疗队。预防保健与公众宣传、数据库、培训基地、援建医院眼科等检查评估,标志着"视觉第一,中国行动"二期项目圆满结束。

3. 项目的效益与影响

（1）直接效益：使 500 多万例白内障盲人重见光明，恢复劳动能力，摆脱贫困。减免手术费用达数亿元。

（2）深远影响：①实现了我国白内障手术量的大幅度增长；提高了人工晶体的植入率。且显著提高了白内障复明手术的质量。②加强了我国防盲治盲的基础：取得了县医院眼科的建设、眼科技术人员的培训、人工晶状体生产厂的建成、眼病防治数据库的建立等成果，为进一步开展我国防盲治盲工作打下了很好的基础。③探索了防盲治盲的策略：项目的实施强化了以政府为主导、社会各界和眼科界积极参与的防盲治盲策略，为进一步组织防盲治盲项目积累了经验。④提高了公众眼保健的水平：科普宣传提高了人民群众预防眼病、重视眼保健的意识。⑤加强了国内外防盲治盲工作的合作：国际狮子会作为世界上最大的慈善服务团体积极参与了我国的白内障复明工作，为世界各国开展防盲治盲的国际合作项目树立了成功的典范。

（二）"百万贫困白内障患者复明工程"项目

1. 项目的背景　为贯彻落实《中共中央国务院关于深化医药卫生体制改革的意见》、《国务院关于医药卫生体制改革近期重点实施方案（2009—2011 年）》提出的工作要求，提高贫困白内障患者复明手术率，解决因白内障致盲的问题，并减轻其就医负担，卫生部、财政部、中国残疾人联合会从 2009 年起实施"百万贫困白内障患者复明功能工程"项目，利用中央财政专项补助经费，对中国贫困白内障患者实施复明手术，并将这一项目列为全国重大的公共卫生项目之一。

2. 具体内容　从 2009 年至 2011 对全国贫困白内障患者进行筛查，并为 100 万例贫困白内障患者施行白内障复明手术，对手术费用给予补助。2009 年 11 月卫生部成立了"百万贫困白内障患者复明工程"项目专家指导组，目前已从项目部署（工作机构、工作制度、机制、实施方案、启动情况）、项目实施（患者筛查和登记、定点医院、专家指导机构）、项目信息报送（定点医院、卫生行政部门）和监督工作（管理措施和成效）等方面进行了两次检查督导。2009 年、2010 年贫困白内障患者复明手术任务已顺利完成。

（三）全国白内障无障碍县的建设

创建全国白内障无障碍县是《中国残疾人事业"十一五"发展纲要》视力残疾康复实施方案的重要任务之一。全国白内障无障碍县的工作标准和检查验收方案中规定的"白内障无障碍"主要包括：①政府组织领导无障碍。②白内障筛查及组织输送无障碍。③公众白内障知识无障碍。④医疗服务能力和服务水平无障碍。⑤患者承受手术费用无障碍。⑥白内障服务工作机制运行无障碍。2007 年以来，全国各地积极开展白内障无障碍县创建工作，大批白内障无障碍县已通过检查验收。至 2010 年 5 月，全国残疾人康复工作办公室已授予全国白内障无障碍县 673 个，其中北京市 18 个、河北省 42 个、江苏省 100 个、福建省 32 个、河南省 158 个、广东省 42 个、四川省 39 个。70 个地级市达到了白内障无障碍的标准，其中辽宁省 14 个、江苏省 13 个、河南省 18 个。4 个省（自治区）达到了白内障无障碍省的标准，他们是西藏、河南、江苏和辽宁。

（四）全国防盲治盲规划

盲和视力损伤严重影响人民群众的身体健康和生活质量，加重了家庭和社会负担，是重大的公共卫生问题。1999 年,世界卫生组织和国际防盲协会提出"2020 年前消除可避免盲"的防盲治盲全球性战略目标,到 2020 年要在全球消除包括白内障、沙眼、盘尾丝虫病、儿童盲、屈光不正和低视力导致的可避免盲,我国政府做出承诺并积极参与实现这一目标。

虽然防盲治盲工作在过去取得显著的成绩,但是目前仍面临巨大挑战。我国仍然是世界上盲和视力损伤最严重的国家之一,同时还存在眼科医疗资源总量不足、分布不均和质量不高,基层眼保健工作薄弱、信息系统不完善等问题。此外,各级政府对防盲治盲工作重视程度、群众防盲治盲意识还需要继续增强,在全国范围内实现"2020 年前消除可避免盲"的目标,任重道远。到 2015 年年底,争取做好以下工作。

1. 进一步建立完善的防盲治盲工作网络

(1)把防盲治盲工作纳入国家、省级卫生工作和残疾人工作规划,统筹安排,加强领导,增加投入。

(2)加强国家级、省级、设区的市级防盲技术指导组的能力建设,发挥其组织管理和技术指导作用,协助卫生行政部门开展基层眼科业务指导、专业人员培训、信息收集等工作。卫生行政部门对防盲技术指导组的工作情况实施绩效考核评估。

(3)加强县级综合医院眼科能力建设,发挥其作为基层防盲治盲技术指导中心的作用。鼓励城市三级医院眼科、眼科医院与县级综合医院眼科建立紧密的合作关系,通过技术指导、人员培训等方式,使县级综合医院眼科具备常见眼病诊治和急诊处理能力,落实双向转诊。

(4)开展城市农村防盲治盲网络建设试点工作,以城市大医院优质眼科医疗资源为龙头,以县医院为依托,探索建立适合我国国情的城乡眼病防治工作模式。

(5)鼓励社会各界积极参与防盲治盲工作。建立政府主导的合作机制,鼓励非政府组织、民营眼科医疗机构等社会力量参与防盲治盲工作,进一步优化政策,加强统筹协调和资源整合,充分发挥各级各类防盲治盲资源的作用。

2. 加强防盲治盲人员队伍建设

(1)成立国家级、省级防盲治盲培训专家队伍,制定防盲治盲管理人员和基层专业技术人员培训大纲和课程体系,探索建立国家级或区域培训中心。

(2)卫生部组织对各省省级防盲治盲管理人员开展规范化培训,各省(区、市)对市、县以及基层相关工作人员开展培训,提高各级防盲治盲管理人员的工作能力。

(3)充分发挥眼科专业学协会的专业优势,加强对县级综合医院眼科医生和基层医疗卫生人员的培养和培训,使其能够掌握适宜技术预防、治疗常见眼病。

3. 防治主要致盲性眼病

(1)继续开展贫困白内障患者复明工作,消除新发白内障盲,进一步提高我国白内障复明手术率。建立白内障手术质量评价和术后随访制度,提高手术质量。继续加强白内障手术信息报告工作。

(2)实施"视觉第一,中国行动"项目三期,开展致盲性沙眼根治工作,力争 2016 年年底在我国根治致盲性沙眼。

(3)通过培训,提高医疗机构眼科和相关临床学科专业人员对糖尿病视网膜病变和青光眼的早诊早治能力。开展针对糖尿病视网膜病变和青光眼的健康教育,大力推动早期筛查和早期治疗。

(4)进一步贯彻落实《早产儿治疗用氧和视网膜病变防治指南》,对眼科、妇产科、儿科等专业的医务人员开展早产儿视网膜病变防治相关知识培训,对高危患儿进行早期筛查和早期治疗。

(5)乡镇卫生院、村卫生室和社区卫生服务中心(站)要认真落实《国家基本公共卫生服务规范(2011年版)》,在城乡居民健康档案管理、0~6岁儿童健康管理和老年人健康管理中开展视力检查,并按照规定做好检查结果的记录。

4. 开展低视力康复工作

(1)各省省级残疾人康复机构均建立"低视力康复中心",加强"低视力康复中心"服务能力建设。

(2)对眼科专业技术人员开展低视力相关知识培训,提高低视力筛查诊断水平。加强眼科医疗机构与低视力康复中心的合作,通过技术指导等方式,提高低视力患者的康复服务质量。

(3)对低视力助视器验配师开展培训,推行"一对一"助视器验配工作模式。

(4)建立低视力助视器生产供应服务网络,提高低视力患者的生活质量。

(5)组织开展低视力康复相关学术交流。普及低视力康复知识。鼓励社会各界广泛参与低视力康复工作。

5. 开展防盲治盲宣传教育工作 发动社会各界广泛开展眼病防治健康教育,根据不同人群特点,以电视、广播、报纸、期刊及网络等群众喜闻乐见和易于接受的方式,普及眼保健知识。充分利用全国爱眼日、世界视觉日、世界青光眼周等健康宣传日开展宣传活动,形成全社会支持、参与防盲治盲工作的良好氛围。

6. 进一步完善白内障复明手术信息报送制度 加强"白内障复明手术信息报告系统"数据库的建设,进一步完善眼科医疗机构信息报送工作制度,做到手术一例,上报一例。

7. 其他 制定基层常见致盲性眼病防治工作指南。

 知识拓展与自学指导

近视、高度近视、低视力,这三者有着密不可分的关系。在人群中,有1%~1.5%会发展成高度近视,从眼科低视力门诊资料分析,目前我国成年人的低视力致病首要因素是高度近视,其次才是年龄相关性白内障、糖尿病性视网膜病变引起的低视力等。要预防高度近视就要从儿童期预防近视开始,一旦发生了近视,就要注意进一步预防近视变成高度近视,这样才能避免发展为低视力的视力残疾。

任务四 眼保健工作人员的培训

 问题引导

目前,中国学生视力低下的状况令人担忧。据最新抽样调查统计,中国青少年学生、儿童的近视率已居世界第一位,小学生近视率为28%,初中生近视率为60%,高中生近视率为85%,大学生近视率为90%。每年有上千万患有近视和弱视的儿童需要治疗。

一、眼保健人员培训的对象与基地

(一)培训对象

眼保健人员的培训对象涉及所有与防盲治盲有关的人员,主要包括各级眼科医生及护士、视光医生、验光师、验光技师、配镜技师、乡村医生、行政管理人员、开业医生、医学院校师生等。

(二)培训途径及培训基地

1.防盲及眼保健培训网络 眼保健人员培训的主要途径是通过防盲网络培训。目前我国的防盲网络包括国家、省、市、县、乡、村六级。眼保健防盲培训网络及培训基地有国家、省、市、县、乡五级,各级分别培训下一级别的工作人员。卫生部医政司及全国防盲技术指导组、中华医学会眼科学分会防盲学组负责制订国家防盲培训计划、组织实施防盲培训并指导地方各级培训基地医院(或教学医院、眼科专科医院)中眼科设备及教学力量较强、领导重视并有较强组织管理能力的医院作为省级防盲人员培训中心。省级培训基地的基本标准包括:设有办公室及专(兼)职人员若干名;其医疗、教学、科研等的综合能力在本地区处于领先地位;有符合要求的示教、训练设备及场所,有培训师资及教材,并具备白内障手术及培训的经验;能承担收集、汇总、分析本省的防盲信息资料。省级培训基地承担培训地、市、县级眼科医生及眼科辅助人员。市、县、乡根据具体情况建立相应的培训基地。

2.其他途径 学校的学历与学位教育(中专、专科、高职、本科、硕士、博士)和毕业后的眼科及眼视光继续培训教育,以及各种眼科学术会议和防盲专题培训班也有助于眼保健人员培训。

3.培训检查与评估 ①组织与管理:人员培训计划、管理制度及考核制度和有关文件。②学员相关信息:学员登记表、学员与当地卫生行政部门签订的协议书。③培训基地:包括教室、录像观摩室、动物实验室。④课程安排:理论授课、录像观摩、动物实验、临床带教课时完成情况。⑤培训教材:培训医生用教材辅助人员用教材、教师讲义、录像带、光盘。⑥考核:学员临床实习鉴定、学员考试成绩及鉴定。⑦宣传:人员培训宣传材料。

二、基层眼保健人员的培训

基层眼保健人员主要包括：工作在农村乡卫生院、村卫生室、城市社区卫生站、厂矿卫生所的医务人员。他们开展的初级眼保健工作是初级卫生保健的一个组成部分，是最基本的眼卫生保健服务。初级眼保健内容应包括：①使所有可能患眼病特别是致盲眼病的个体都能享受眼保健服务；②通过改变人的生活习惯、改善环境、提供足够的食物、提供清洁的水源和提高污水处理能力来提高眼的健康水平；③加强宣传和合作来提高社会和家庭对眼病患者的关爱。初级眼保健是防盲治盲的基础，其工作人员一般由经过眼病防治知识培训过的乡村医生担任，应当具有处理常见眼病和视力障碍的初步认识。

(一)村、社区眼保健员的培训

在眼保健与防盲网络中，村、社区卫生室属于网底，它的建设应该成为整个眼保健网络的重点和关键。在村、社区卫生室工作的初级卫生保健人员是理所当然的初级保健员，他们应该掌握相关的防盲治盲和初级眼保健知识。在我国，一般乡村医生只接受过很少的眼保健知识教育。因此，培训村初级卫生保健人员对开展防盲工作十分重要。

1. 村、社区防盲与眼保健工作要求

(1)眼保健人员：以现有乡村、社区医生队伍为基础，原则上每1 000人以下的村设备1名防治员。一般以村、社区为单位，小村、社区1人，大村、社区2人至3人。

(2)眼保健职责：①做好本村、社区范围的眼科流行病学调查，每年一次，认真填好盲人及低视力普查表格并及时统计上报。②做好本村、社区居民的眼病防治及眼病科普宣传。利用广播、黑板报，根据不同季节宣传眼病防治知识，每月1~2次。③每2个月定期参加乡、社区防盲例会，积极参加各级眼病防治机构组织的业务学习或短期培训。④对学校每年做2次(春、秋两季)学生视力普查，并登记造册存档。

(3)业务：①操作技术要求掌握远视力及近视力检查法、色盲及色弱检查法、翻眼睑法、滴眼药水及涂眼膏法、眼部换药法、冲洗结膜囊法。②常见眼病的诊疗方法要求掌握沙眼、红眼病(急性结膜炎)、结膜异物、化学性眼外伤、电光性眼炎、白内障的诊断和治疗原则、青光眼的诊断和治疗原则。

(4)设备：村、社区卫生室配备远、近视力表各1张、手电筒1只、针灸针1盒、洗眼壶或吊瓶1个、受水器或弯盘1个、放大镜1只，以及常用的眼药水、眼膏等。

2. 村、社区眼保健人员的培训

(1)培训目的：通过培训使村、社区初级眼保健人员达到卫生部要求的业务水平。能熟悉常见致盲眼病，了解治疗方法；能正确填写眼病门诊日志，发现、登记、上报盲人；并做好眼病防治健康教育宣传，配合复明手术，做好白内障患者的筛查、术前及术后管理工作。

(2)培训内容：①眼的解剖生理基本知识。②简单的视功能检查及屈光不正的诊断。③眼表感染性疾病及异物的诊断与处理。④沙眼的诊断与药物治疗。⑤严重眼外伤紧急处理。⑥白内障的诊断与治疗原则以及手术适应证、术前患者准备、术后观察及处理。

⑦眼科用药方法。⑧盲与低视力标准及眼病普查方法。⑨眼病卡、盲人卡等的填写与统计。

（3）培训方法：用2~7 d时间在当地乡、区或县医院进行培训，培训教师由县或乡、区医院眼科医生担任。选择合适的培训教材，采用理论教学与图片录像观摩、眼部检查法示教与练习、见习门诊与住院患者、居民眼病现场调查等学习方法。培训重点是白内障的检查与诊断及眼病流行病学调查。

（二）乡、区眼保健人员的培训

1 乡、区防盲与眼保健要求

（1）人员：原则上以乡镇、区医院专门的眼科、五官科医生（士）或全科医生来担任乡、区级眼保健人员。

（2）职责：①掌握本乡及片（几个乡联成的片）、区的防盲治盲工作动态及眼科流行病学调查资料。对低视力及盲人要做到人人建卡，每半年整理、核实一次低视力及盲人，每3年做一次全民眼病普查。②加强与上级防盲机构的联系，及时传达上级精神，反映基层的意见。制定和组织安排村级眼病防治员的每月例会内容、业务学习或短期培训工作，加强对村级防治员的管理考核工作和评比检查。③积极参加县级防盲例会、各种学习及会议。搞好科研协作，把乡眼病防治站办成连接县、村两级网络的中心环节和纽带。④防治年龄相关性白内障、眼外伤、青少年近视眼及学龄前儿童的弱视是工作的重点。必须有计划地安排好盲人的复明手术及学校学生的视力保健工作。

（3）业务：①操作技术要求掌握裂隙灯显微镜和检眼镜的使用方法；掌握电解倒睫、角膜异物剔除、球结膜下注射法。②眼科手术要求掌握睑内翻矫正术、睑腺炎切开术、睑板腺囊肿切开术。③常见眼病的诊疗方法要求在村级或社区级要求的基础上，掌握眼外伤、工业化学及农药烧伤的急救处理，骤然失明的诊断和处理，角膜炎与角膜溃疡的诊断和处理。了解甲状腺功能亢进、糖尿病、维生素A缺乏症等全身疾病的眼部表现与防治原则。

（4）设备：乡、区医院眼科或五官科应配备远、近视力表、聚光手电筒、放大镜、洗眼壶、受水器、色盲本、检眼镜、眼科手术器械。有条件的医院最好配备裂隙灯显微镜。应有1%地卡因、1%阿托品、2%后马托品、2%毛果芸香碱、抗生素、激素类眼药水、眼膏等眼科常用药物。

2.乡、区眼保健人员的培训

（1）培训目的：通过培训使乡、区级眼保健人员能掌握常见致盲眼病的诊断、治疗原则以及调查登记方法，做好白内障患者的初步筛查、术前准备以及术后管理随访工作。

（2）培训内容：除上述村初级眼保健人员的培训内容外，重点讲授常见眼病的防治特别是白内障、青光眼、角膜病的诊断治疗等。

（3）培训方法：用7~15 d时间在当地县医院进行培训，培训教师由县医院眼科医生担任。选择合适的培训教材，采用理论教学与录像观摩、门诊与病房实习、乡村眼病现场调查等学习方法。

（三）县级眼科医生的培训

1.县级防盲与眼保健工作要求

（1）机构：县级眼病防治机构以县眼病防治所或县医院眼科、五官科、小型眼科医院为主。县级眼病防治机构必须加强纵向横向相关方面的联系,形成网络系统,发挥传递信息、交流技术的中转作用,不断扩充设备,增强自身的技术建设,在全县眼保健及眼病防治工作中充分发挥中心地位十分重要的作用。

(2)人员:县级防治机构需4~9人(包括眼科医生、护士)。

(3)任务:承担本县眼病普查普治、验光配镜、科普宣传、科技咨询等工作,对乡、村两级防治人员有业务指导权。主要任务有:①掌握防盲治盲相关信息,建立本县盲人及低视力登记卡片,及时组织基层人员做好每半年的填卡统计工作。②发挥本机构的技术优势,做好全县眼科疑难病的诊治,特别是复明手术。经常有三分之一的人组成防盲治盲巡回医疗队,深入农村防治眼病。③定期轮训基层眼病防治人员,不断提高他们的防盲治盲的实际工作能力与技术水平。

在经常性的防盲治盲工作中,还要突出抓好:①白内障及青光眼的防治,特别是年龄相关性白内障的复明手术。②工农业及交通事故引起的眼外伤的防治、季节性眼科流行病的防治。③本县门诊及住院眼科患者的治疗任务。

2. 目标　县级眼病防治机构是省、地、县、乡、村5级防治网的中心环节,具有承上启下的作用,占有很重要的地位,全部的工作中心应该围绕着建设全国防盲先进县为目标进行。业务技术和器械设备上,要成为全县或周围经济较差县的眼病防治中心,因此在技术力量和设备上必须优于基层。同时还要注意全面发展眼科诊治水平。

(1)业务管理:明确责任制,可采取承包的模式。

(2)操作技术:按眼科医生水平要求,掌握常用眼科治疗操作、验光(检影)、裂隙灯、检眼镜、三面镜等的使用。

(3)眼科手术:熟练掌握一般常见内、外眼手术。特别是农村常见的泪囊鼻腔吻合术、白内障手术、抗青光眼手术、眼外伤的急诊手术等。有条件的要开展视网膜脱离手术、眼内异物取出等。

(4)常见眼病诊疗方法:①常见眼科内、外眼疾病的诊断及治疗。②骤然失明眼病的诊断、抢救、治疗。③防治学龄前儿童弱视、青少年近视,应设专人负责,组织宣传、筛选、检查、治疗。

3. 县眼科医生的培训

(1)培训目的:通过培训使县级眼科医生掌握常见眼病的诊断与治疗,掌握白内障、青光眼等常见致盲眼病的手术复明方法,熟悉眼病流行病学调查方法。

(2)培训内容:主要讲授常见眼病的诊断与治疗、眼科手术与显微手术、眼病流行病学调查方法、眼病防治进展等。

(3)培训方法:用1~6个月时间,在省市级培训基地进行培训,采用理论教学与录像观摩、门诊与病房进修学习、县或乡眼病现场调查等学习方法。培训方式:①初步培训,使其切实掌握有关的眼病理论知识。②进大医院实习。③跟随眼科医疗队参加医疗及手术实践。④有1~2年的实践经验后,再到对口的上级医院进修提高,重点掌握眼病防治知识以及白内障囊外摘除手术和人工晶体植入技术。

三、白内障手术复明人员的培训

培训白内障手术复明人员目的是使眼科医生掌握现代白内障囊外摘除术和人工晶状体植入术,眼科辅助人员掌握白内障及常见眼病的护理及其他相关技能。培训可采取集中办班、分散临床带教实习形式,分班(医生班、护士班、技师班)、分期、分批地培训眼科白内障手术医生和相关辅助人员。培训对象主要为县级医院眼科医生和辅助人员,少数为尚未开展人工晶状体植入手术的市(地区)级医院眼科人员。培训基地应选择白内障防盲治盲工作开展较好的省、市级医院,承担医护人员理论授课、录像观摩、动物实验和临床实习任务。

(一)医务人员的培训

1. 白内障手术医生培训　手术医生培训 3~6 个月(至少包括理论授课 3 周,录像观摩 1 周,动物实验 2 周,临床实习 6 周)。对象主要为从事临床工作 3~5 年,具有一定手术经验的眼科医生。培训教材使用原卫生部编写的《白内障囊外摘除术》和自编补充教材及录像带。采用电化教学方法授课,教师由省级培训基地的眼科医生担任。理论讲授内容主要包括:白内障流行病学与防盲治盲,白内障手术应用解剖,白内障的病因、分类与临床表现,白内障的诊断与治疗,眼科手术室的建设、装备及其应用,眼科显微手术基本设备和器械,眼科显微手术基本操作技术,手术前检查,手术适应证与禁忌证,手术前患者准备,白内障手术麻醉,现代白内障囊外摘除手术方法,人工晶体概述,人工晶体植入术手术方法,小切口非超声乳化白内障手术方法,超声乳化白内障摘除联合折叠式人工晶状体植入术,与白内障手术相关的其他手术,手术后护理与观察,术中并发症及处理,术后早期并发症及处理,白内障术后患者的随访与质量评价。重点讲解盲与低视力患者流行病学调查、白内障囊外摘除及人工晶状体植入手术。眼科手术的动物实验要求学员熟练掌握离体眼球以及兔眼手术的无菌操作、切口缝合、虹膜切除术及白内障摘除与人工晶状体植入术等。此外,在省级医院进行 3~6 个月的临床实习,并可参加白内障手术医疗队,赴农村乡镇开展防盲白内障手术。

2. 白内障手术护士　眼科护士培训 1 个月(包括理论授课、录像观摩、动物实验、临床实习)。培训教材使用原卫生部编写的《眼科辅助人员培训教材》和自编补充教材及录像带。理论讲授内容主要包括:白内障流行病学与防盲治盲、眼科门诊护理、眼科病房护理、眼科消毒隔离制度、眼科换药、眼科手术室护理、眼科手术术前护理、白内障手术概述、人工晶状体植入术概述、现代白内障囊外摘除术术中护理、人工晶状体植入术术中护理、手术后护理与观察、手术并发症及症状护理、白内障术后患者的随访。

(二)白内障防盲项目管理人员的培训

培训白内障防盲项目管理人员的目的是使培训人员掌握白内障防盲项目的组织管理程序,协调项目单位的整体工作进展,进行项目实施全过程的监督管理。被培训者应参加各种形式的白内障复明手术医疗队。

在省或市级培训基地举办省级或县级项目管理人员(如省、市、县卫生和残联部门的管理人员)培训班,讲授项目工作的基本情况、项目管理要求、医疗队组织管理、统计技术理论及应用等。还应讲授白内障防盲项目立项背景、项目任务书及其配套实施方案,眼病防治的组织管理程序,项目管理人员的职责、应具备的条件及要求,项目评估方法、评估指标及操作方法,项目经费的使用原则及申报程序。以保证实施项目的效率、效益和质量。

在县和乡举办乡村项目管理及项目参与人员(如乡村干部、乡村医生、中小学校教师以及参加眼病调查和白内障病员组织、输送、手术后管理有关的人员)培训班,讲授白内障防盲项目工作的基本情况、医疗队组织管理、统计报表填写、如何组织和输送白内障患者、白内障手术后如何随访管理等。

四、眼视光专业技术人员的培训

常见致盲眼病术后的视力康复与眼视光学密切相关。白内障、青光眼、角膜病、玻璃体视网膜病手术后或多或少都表现有视力问题。眼科学与视光学的联合可组成最好的眼睛全程医疗保健体系。眼视光专业技术人员主要指屈光不正及其相关疾病的诊断治疗与研究开发人员,主要包括眼科医生、眼视光医生、验光配镜师、眼镜质量管理人员等。这些人员的教育培训模式包括学历与学位教育(专科、高职、本科、硕士、博士)和毕业后的眼视光继续培训教育。眼视光学的培训教育包括从业人员教育、眼视光学师资教育即教育者教育、行政管理即领导者教育等。

(一)教育者培训

要提高眼视光学的教学与培训水平,师资力量是关键。国际国内视光学组织定期举办面向教育者的高级培训课程,通过与眼视光院校、学术团体、眼镜保健产品公司的合作,培训出优秀的眼视光学教师。

(二)学历与学位教育

目前我国眼视光学专业的学历教育主要包括视光专科、高职、本科、硕士、博士人才培养。以眼视光学专业本科生为例,他们不仅要学习临床医学专业本科生的全部课程,而且要学习光学、眼视光器械学、验光学、眼镜学、视光学等专业课程,通过国家执业医生考试取得执业医生资格,才能成为具有处方权和手术权的掌握现代眼科学和视光学两大学科的高级专门人才。

(三)从业人员培训

通过与国家有关部门、眼视光专业团体、眼保健产品公司、国际学术团体合作,在全国各地开办面向从业人员的继续教育培训课程如初级、中级、高级培训班(例如隐形眼镜培训班),培训工作在医院、研究所、视光学诊所、眼镜店的眼视光专业技术人员,以全面提高其理论水平与实际操作技能。

眼视光学的发展也依赖于专业人才的培养和训练,眼视光专业技术人员水平的提高必将进一步推动致盲眼病和低视力康复工作的深入开展。

(吕保良 杨 林)

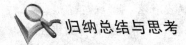

归纳总结与思考

　　视光技术服务面向的视觉障碍人群最广泛,处于防盲的第一线,是我国防盲的主力军。在视光技术服务工作中应如何开展防盲宣教和筛查低视力。

◉学习检测

【选择题】

1. 某女,左眼中心视力为0.5,视野为8°;右眼视力0.3,视野为8°,该患者属(　　)视力残疾。

　　A. 一级　　　　　　　　　　　　B. 二级

　　C. 三级　　　　　　　　　　　　D. 四级

　　E. 以上都不是

2. 导致老年视力残疾最常见的疾病是(　　)。

　　A. 白内障　　　　　　　　　　　B. 青光眼

　　C. 流行性角膜炎　　　　　　　　D. 沙眼

　　E. 以上都不是

3. 低视力是指双眼的最好眼睛的最好矫正视力(　　)。

　　A. 低于0.3而高于或等于0.05　　B. 低于0.5而高于或等于0.03

　　C. 低于0.6而高于或等于0.01　　D. 低于0.1而高于或等于0.02

　　E. 低于0.03而高于或等于0.01

4. 预防儿童视力残疾的关键是(　　)。

　　A. 注意优生优育　　　　　　　　B. 早期发现和治疗弱视

　　C. 积极预防白内障　　　　　　　D. 预防眼外伤的发生

　　E. 及时治疗各种眼病

【案例分析题】

　　病情描述:上小学的时候印象不太清楚,就记得放学写作业的时候总是喜欢到外面亮一点的地方,可能是因为小的时候不怎么看书也没太注意眼睛有问题,而且家住农村条件有限父母也没有关注过。

　　到上初中的时候十三岁,发现看黑板有时累的时候看不清;到下午或是阴天光线不好的时候就有点看不清,要眯着眼睛看才行,而且稍远一点的比近的看得清楚一些。后来用眼睛多了就越来越严重,到初三的时候晚上看书就有点困难了,字迹不太清楚的卷子到下午就根本做不了。现在我三十三岁了,最近两年视力下降严重(可能是电脑用得多了),正常的书白天戴着眼镜看着已经很费劲了,看时间长了还是不行,晚上根本看不了,电视上的字幕还看得见,重新配眼镜也无济于事,视力调不上去了。现在给孩子读书都成问题了。很着急啊!

　　曾经治疗情况和效果:刚上初中时在当地小医院检查说没什么,也没被重视。到初三的时候去的市里的医院,做了扩散瞳孔检查,结果也没查出什么来,开了一些维生素,吃了也没起什么作用。十八岁时,去了哈尔滨检查,说是弱视加远视,当时说没什么好办法,年龄太大了没法治了,只是配了远视镜就回去了。之后就再没做过其他检查。

【综合能力测试题】

1. 常见的导致视力损伤的因素有哪些?

2. 视光学与防盲治盲有何关系?

3. "视觉2020"的含义是什么?

(吕保良)

不同人群的眼保健

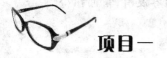

项目一

正常人群的眼保健

学习目标

◆ **掌握** 正常人群不同年龄阶段眼的特点及各年龄阶段的眼保健要点。

◆ **熟悉** 环境因素、电磁波对视觉的影响,屈光不正与环境的关系。

◆ **了解** 影响正常人眼保健的主要因素,包括环境、行为生活方式、医疗卫生服务、生物遗传因素四大类。

◆ **基本技能** 能给不同工作环境的患者提供科学、可行、有效的眼保健方法;为不同年龄阶段的正常人提供解答眼部可能出现的问题及应对方案;会给不同年龄阶段的患者设计符合个体化的眼保健方案;培养学生逻辑分析及推断能力、自主学习能力。

任务一　影响人类眼健康的主要因素

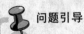

问题引导

　　患者,主诉到每年的春天眼睛经常痒、眼睑充血等,尤其是在花开季节更为明显,该患者出现这种情况是什么原因?

　　一位母亲带小孩来医院就诊,主诉小孩出生后就被发现左眼小,右眼大,经过医院诊断,小孩是先天性小眼球,医生在询问母亲是否顺产、是否在怀孕期间感冒、服用过其他药物,孕妇都非常肯定回答没有,请问该小孩出现这种情况可能的原因是什么?

　　眼是人类获取信息最主要的器官,它与外界环境相邻,会受到许多因素的影响。影响人类眼部健康的主要因素为环境因素、行为和生活方式、医疗卫生服务、生物遗传因素四大类。通常环境因素起到主要作用,其次是行为和生活方式、医疗卫生服务,生物遗传因素所占的比例较小,但是不同的眼部疾病受各因素的影响有差异。例如,有些眼病感染、外伤等主要是环境因素决定,而原发性视网膜色素变性、先天性红绿色盲、视网膜母细胞瘤等疾病基本是由生物遗传因素决定,而且一经发病,常常会导致弱视甚至视力、视功能丧失。随着眼的健康的研究深入,生物遗传因素的影响,也逐渐被人们重视。眼部疾病常常会受到多个因素的影响。例如,单纯的屈光问题则受环境因素、行为和生活方式、医疗卫生服务、遗传因素的综合影响。

一、环境因素

　　环境与人类息息相关。人类环境可分为自然环境和社会环境。自然环境亦称地理环境,是指环绕于人类周围的自然界,人类赖以生存和发展的物质基础。社会环境是指人类在自然环境的基础上,为不断提高物质和精神生活水平,通过长期有计划、有目的地发展,逐步创造和建立起来的人工环境,如城市、农村、工矿区等。它包括经济环境、政治环境、教育环境、伦理环境、文化环境等。另外,心理学还区分了物理环境和心理环境。物理环境除包括自然环境诸因素外还包括人为的物理环境因素,如人际空间、建筑物等;心理环境是指人与人、人与物相互作用时所形成的环境。环境因素一般概况为物理性因素、化学性因素、生物性因素及社会心理性因素四大类型。

(一)物理性因素

　　作业场所存在的物理性因素包括气象条件(气温、空气湿度、气流、气压)、噪声、振动、电磁辐射等,在适当的接触或暴露时,它们是人类生存正常生理活动的必要条件,但在环境中的强度过高或过低时可对人体功能造成危害。再者人类生产与生活等活动也可对环境施加污染性物理因素,例如噪声、电磁辐射等。这些人为物理因素也危害人类健康。过低的空气湿度加大眼表的泪液蒸发，可以导致干眼症；红外线照射眼睛时，可使眼组织加热，过量时可引起角膜和瞳孔括约肌的损伤，自觉眼睛不适或疼痛，瞳孔痉挛甚至瞳孔括约肌瘫痪，双眼集合作用减退，阅读困难。波长 0.8～1.2 μm 的红外线长期照射时，可引起晶状体温度升高，晶状体浑浊，发展为白内障；波长小于 1 μm 的红外线可达到视网膜，过量照射时引起视网膜灼伤，主要损害黄斑区，形成暂时性或永久性中心暗点，影响视力；热烧伤可致角膜、巩膜、结膜的组织坏死；紫外线照射 6～8 h 后，最短 30 min，最长 24h 会出现不适，常在夜间或清晨发病，轻症仅有双眼异物感和轻度不适，重症者眼部有灼痛或刺痛，并伴有高度畏光、流泪、视力减退、眼睑痉挛、结膜充血、水肿、黏液样分泌物，角膜上有点状脱落；强烈光源（如闪光）或直射眼睛的强光（如手电筒和聚光灯），可使视网膜的感光色素被漂白，短期内不能迅速恢复，而产生残像，致使视野中短暂出现盲点，严重时还可造成流泪、疼痛、眼睑痉挛等不适感，甚至发生视神经炎与视网膜炎；向太阳长久凝视还可使视网膜灼伤；照度均匀度小时，会使视力调节紧张，易引起视觉疲劳，如光源的端电压不稳定，也会影响到照度的不稳定，时高时低，眼睛需要不断适应，也易于发生视觉疲劳；采用荧光灯照明时，应注意减低频闪效应，因它也会使人眼花，易于疲劳，容易对转动物体的转动方向发生错觉；激光能烧伤生物组织，尤其对视网膜的灼伤最多见，处在红外区或微波区的激光辐射可被虹膜或晶体吸收造成热损伤，导致虹膜炎和白内障，眼睛受激光照射后，可突然有眩光感，出现视力模糊或眼前出现固定黑影，甚至视觉丧失，激光辐射对视网膜的损害是无痛的，易被人们忽视；长期经常接触小剂量和漫反射激光的照射可以影响色觉。

（二）化学性因素

环境中的水、氧气、必需微量元素等有机物质或无机物质是人类生存必不可少的化学物质，但化学物质的过多或过少同样可使机体受到损伤。环境中的这些有毒物质可以导致机体功能性或器质性病变，并产生相应的症状和体征。化学性物质对眼组织常造成严重损害，如不及时给予恰当处理，预后不佳，重者甚至失明或丧失眼球。根据临床上统计，化学性眼部损伤占眼外伤的 10% 左右，化学物质所致眼外伤中 17% 为固体化学物引起，31% 为液体化学物所引起，52% 为化学物烟雾所致。在这些化学物引起的眼外伤中，可因化学物直接接触眼部而致，也可通过皮肤、呼吸道、消化道等全身性的吸收而影响眼、视路或视中枢而造成损伤。临床上常常根据病变的发展速度及作用特点分为急性毒作用、慢性毒作用和慢性特殊毒作用。

1.急性毒作用 是指机体（人或实验动物）一次或 24 h 内接触外源化学物后在短期内产生的毒性反应。中毒效应的程度与化学物质的计量有关，有的在瞬间出现症状而产生死亡，有的在接触致死量几天后才出现明显的中毒症状或死亡。工业乙醇中因含有较高浓度的甲醇，饮用工业乙醇勾兑的假酒可以引起急性中毒而导致失明，甚至死亡（摄入 5～15 mL 可致人失明，100～200 mL 可致死）。

2.慢性毒作用 指环境化学物质在人或动物生命周期的大部分时间或终生作用于机体所引起的损害。由于机体吸收环境毒物的量从低剂量逐渐累积到中毒阈剂量或机体对环境毒物造成的损伤未能及时修复（或修复而未复）逐渐累积到中毒阈剂量，表现为缓慢、细微、耐受性甚至波及后代的慢性毒作用。病程大多经历数年至数十年，如长期吸烟者或大量吸烟的人,尤其是吸未加工的旱烟者,会出现双眼视力模糊,似有黑影遮挡,颜色难辨,甚至发生视神经萎缩,视力下降,最终导致烟中毒性弱视。

3.慢性特殊毒作用　包括诱变作用、致癌作用和致畸作用。凡能改变机体细胞遗传物质而诱发突变的环境化学物质(或物理因素)均称为诱变原。如重金属、农药、烷化剂类、芳香胺类、N-亚基硝基化合物及天然致癌物(黄曲霉毒素 B_1、苏铁素)等。诱变原作用于体细胞引起的突变并由此引起癌变称为致癌作用,诱变原如作用于胚胎细胞并造成胎儿发育的先天畸形称为致畸作用。

(三)生物性因素

人类环境中的动物、植物与微生物构成自然环境的生物因素。其中许多生物是人类赖以生存所需营养素的丰富资源。但是,有些生物可成为某类疾病的致病因子或传播媒介。例如各种致病性微生物(如病毒、支原体、立克次体、细菌、螺旋体、真菌等)和寄生虫(如原虫、蠕虫等)是眼病发生很常见的致病因子。这些因素致病力量的强弱,除了与其入侵机体的数量有关以外,还取决于它们的侵袭力和毒力。如单纯疱疹病毒性角膜炎、沙眼、细菌性角膜炎、棘阿米巴角膜炎、霉菌性角膜炎等。风疹病毒、疱疹病毒、巨细胞病毒、弓形虫原虫、梅毒螺旋体等病原微生物感染母体后,通过胎盘传播给胎儿,可引起眼部畸形。此外,空气中存在的致敏花粉、生物性尘埃等可导致过敏性结膜炎。

(四)社会心理性因素

社会的构成因素众多而复杂,社会因素一般包括社会制度、社会文化、社会经济、社会通讯等。它影响人们的收入和支出、居住条件、接受知识和受教育的机会等,因此必然会影响到健康水平的提高和疾病的发生、发展和转归。例如医疗卫生制度影响眼病的防治效果,社会经济影响医疗卫生资源的投入,从而影响白内障复明手术的质量。

心理因素是运动、变化着的心理过程,包括人的感觉、知觉和情绪等,往往被称为事物发展变化的"内因"。心理紧张本是人适应环境的一种正常机体反应,但如果强度过大、时间过久都会使人的心理活动失去平衡,而导致精神紧张、内分泌失调等异常。如过度悲伤或过度兴奋容易出现斜视、急性闭角型青光眼;女性在生理期由于免疫力下降,可诱发病毒性角膜炎、带状疱疹病毒性眼病。

(五)地理性因素

随着生活水平的提高,地理因素也逐渐被显性出来,据最新数据显示,在西部地区紫外线强度较高,紫外线性白内障发生率远远高于其他地区。但在一些发达地区,高楼林立导致人们的视线逐渐缩短,近视发生率远高于西部地区。眼病的发生也具有明显的地区性,例如在中原地区,真菌性角膜炎发生概率远高于其他地区。

知识拓展与自学指导

　　人的情绪不良，对健康的危害极大，尤其对视力可造成严重影响。据研究证实，精神乐观者在 55 岁仍可保持良好的远、近视力；精神忧郁者 38 岁左右就可发生老花眼。有不少人在精神受到恶性刺激时，脾气暴躁，此时可发生眼底动脉痉挛，导致视力突然丧失，也有人在生气时，眼内房水流出不畅，突发青光眼而导致失明。许多妇女在月经期由于情绪烦躁出现视力异常，主要表现在视野缩小、视力疲劳、眼球胀痛。更年期妇女由于自主神经功能失调，也可出现视力异常，表现为视物模糊，不能视近物，特别是看针状物时感到头痛、眼痛，同时伴有眼干、怕光等症状。

　　此外，神经衰弱者也可出现视力异常，患者自觉视力疲劳，不能持久阅读，视物成双，甚至出现视野缺损。

二、行为和生活方式

　　行为和生活方式对眼睛健康的影响因素主要包括用眼方式、嗜好、饮食习惯、体育锻炼等。

　　1. 用眼方式　随着教育普及的广泛化及升学压力增大，几乎所有的人在眼的发育阶段都要经历繁重的近距离学习；电脑的普及让更多的人生活在网络的世界且在狭小的空间面对电脑屏幕；城市的高楼让人们的视线逐渐缩短；随着工业的发展，几乎人们都要接触干燥的环境给予眼的痛苦；因学习、工作压力很多上班族让自己的眼睛在晃动的车上看书、看报、看杂志；就连飞行员也因雷达等高科技设备的出现，用眼方式从"视远为主"转化成为"视近为主"。这些用眼方式严重影响眼的健康，统计资料表明，这些人群发生近视和干眼的概率接近 100%。

　　2. 嗜好　长期饮酒，乙醇进入人体后，会很快扩散到血液中，由于醇类极易溶于水，而眼球内玻璃体含水量达 99%，对乙醇有较强的亲和力，影响玻璃体；再者，大量饮酒眼球结膜充血，可造成局部组织缺氧；同时，饮酒会消耗人体内大量的 B 族维生素，眼睛缺少 B 族维生素后，极易发生视神经炎及晶状体混浊。长期吸烟后，烟草中的多种毒素对眼结膜、角膜、视网膜、视神经有刺激、侵蚀、破坏作用。眼睛受到毒害后可致弱视、视力减退等症。尤其是眼病患者，不论何种眼病，都不宜吸烟，否则会导致眼病进一步发展或急性发作，不利眼病痊愈。女性使用化妆品时，一定主要是否过期，否则会出现严重的细菌感染。

　　3. 饮食习惯　错误的节食也是对眼造成威胁的敌人之一。研究指出：新鲜的蔬菜和水果中富含的维生素 E、维生素 C、胡萝卜素和锌等可以预防某些眼部疾病和皱纹等。糖尿病患者避免摄入高糖食物，长期摄入会导致糖尿病视网膜病变的发生。

　　4. 体育运动　适合于个体的运动对健康是有益，但是剧烈的、过度的运动往往造成损伤。在从事跳水、跳床、拳击等对头部产生强烈振动的运动人群中，视网膜脱离更为常见。

三、医疗卫生服务

社会医疗卫生资源的多少、分配和利用情况、医疗卫生制度的制定与落实情况等均会影响人群健康。与发达国家比较,国内的视光学落后发达国家50年甚至更长;眼视光学发展相对落后于眼科;国内各地区无论是从专业人员还是设施方面,眼视光学的发展都很不均衡;只有少数几个城市可以提供较好的眼视光学服务,大多数地区眼视光学服务水平仅限于屈光检查甚至更落后。有资料统计表明,农村儿童先天性白内障、早期弱视的诊断、明显低于城市。眼的三级预防保健制度未落实,社区医疗保健机构未承担相应工作,这对人群眼保健工作非常不利。因此,我们在注重眼的保健同时还必须培养大量的眼视光人才。

四、生物遗传因素

遗传因素可造成眼的先天性缺陷和伤残。据报道,目前已知的眼遗传性疾病有600余种,各种遗传病5 000余家系。对先天性红绿色盲、高度近视眼、视网膜色素变性等常见的100多种眼遗传病的遗传规律基本明确。此外,还报道了100余种与眼有关的全身性遗传病。

1. 单基因遗传病 是指某种疾病的发生受一对等位基因的控制。其遗传方式遵循孟德尔定律,所以又称孟德尔遗传。根据致病基因所在染色体的不同(常染色体还是性染色体)以及基因性质的不同(显性还是隐性),可将单基因疾病分为:常染色体显性遗传病、常染色体隐性遗传病、X伴性遗传病(包括X连锁显性遗传和X连锁隐性遗传)、Y伴性遗传病,线粒体遗传病一般也表现为常染色体显性遗传方式。

2. 多基因疾病 由多种遗传因素和环境因素共同作用引起的疾病称为多基因疾病,多为一些常见病,患病率一般超过0.1%。多基因疾病的易患性属于数量性状,其在人群中呈连续性分布,如血压、体形、屈光度、眼压等。在遗传因素和环境因素共同作用下人群中个体患病可能性的大小称为易患性。易患性决定了多基因病的发病阈值,当个体的易患性超过阈值时就会发病。

3. 染色体病 染色体病包括染色体数目的改变及染色体结构的改变。其发生与双亲生育时年龄过高、染色体的不稳定性及不良环境因素(放射线、化学物质、病毒感染等)有关。

(1)视网膜母细胞瘤:其基因是第一个被克隆的肿瘤抑制基因,位于13q14.2。3%～7%的视网膜母细胞瘤患者发生包含13q14带在内的染色体片断丢失。

(2)21三体综合征:即21染色体有三条同源染色体,其发病率在活产儿中为1:800,是第一个确定的人类染色体病。眼部表现为近视、小睑裂、内眦赘皮、眼距过宽、斜视、眼球震颤、白内障、圆锥角膜等。

(3)特纳综合征:有55%～60%的此病患者丢失1条X染色体,形成"45,X单倍体"。眼部可有内眦赘皮、上睑下垂、斜视、眼球震颤、蓝巩膜、小角膜、瞳孔异位、先天性白内障、青光眼等。

4.线粒体病　Leber 视神经萎缩是常见的线粒体疾病,主要表现为青少年的双眼急性视神经炎,炎症消退后遗留视神经萎缩,发病率男性高于女性。本病的遗传方式属于细胞质遗传。

现代医学模式已由生物医学模式转变为生物–心理–社会医学模式。所以要保持和促进每个人的眼部健康,以提高人群的眼健康水平,眼保健人员需要做到以下工作:治疗眼病,帮助建立正确的视觉心理状态,关注患者所处的社会环境,获得个人、家庭和社会的全面合作,而最重要的环节是教育个人,能执行自我保健和遵守眼公共卫生。

 知识拓展与自学指导

Leber 遗传性视神经萎缩的临床检查判断

Leber 遗传性视神经萎缩诊断是临床上的难点,常根据以下检查判断:Leber 遗传性视神经萎缩患者的早期视觉诱发电位无明显改变,后期可有振幅的下降或潜伏期的延迟。视网膜血管荧光造影在急性期无荧光渗漏,成为辅助临床诊断的指标之一。Smith 认为该病早期视盘周围毛细血管扩张性微动脉血管改变,视盘周围神经纤维层肿胀,视盘无渗漏,是 Leber 遗传性视神经萎缩患者的三联症。其后被各国学者证实,已作为 Leber 遗传性视神经萎缩的经典概念。脑和视神经的磁共振检查是正常的,但用瞬时翻转信号扫描表现常有神经胶质过多症的变化。Giacomo 利用 OCT 检查发现,所有未发病 LHON 患者视神经纤维层厚度均较对照组薄,发病患者颞侧象限最先受累,男性视神经纤维弥漫性损伤较女性明显。我国尚无此项检查的相应报道。

(李媛媛)

任务二　正常人群的眼保健

问题引导

　　患者,女性,56 岁,就诊于某眼科医院。主诉两眼发胀,视物模糊 1 年余,既往有胃病史,慢性肠炎史及高血压病史,经检查两眼无明显红肿,角膜稍有浸润性水肿,右眼瞳孔较大,对光反应迟钝,玻璃体混浊眼底呈豹纹状,乳头青光眼性凹陷明显,静脉迂曲怒张,血管呈屈膝状,左眼瞳孔较小,反应迟钝,眼底难以见到。视力右眼 0.3,左眼 0.2,眼压右眼 38 mmHg,左眼 52 mmHg。诊断为慢性单纯性青光眼,采用系列治疗后,30 d 后复诊,双眼视力为 0.4,眼压右眼 21 mmHg,左眼 32 mmHg,医生对治疗效果很肯定,并且告诉患者通过治疗视力基本是目前该状态,对于患者生活并不受影响,医生建议患者重点是在今后生活中注重保健,医生给患者的保健方案是什么?

　　眼是人体最重要的器官之一,随着年龄的增长而经历生长、发展、衰退的过程,因此通过对正常人群的眼健康教育,可以改变个人不良的眼卫生行为,人人实行自我保健以便达到健康的目的。不同年龄阶段眼的主要致病因素有明显的区别,不同年龄阶段眼的健康教育各有其特殊性。本任务主要参照世界卫生组织建议的年龄划分标准,结合眼的生长发育特点,将正常人群的眼健康教育分为:新生儿期、婴幼儿期、儿童期、青少年期、中年期和老年期。

一、新生儿期的眼保健

新生儿期是指自出生后脐带结扎时起,到足 28 d 止。

(一)新生儿期的特点

　　眼从无菌的羊水中暴露在复杂的空气中,角膜处于相对干燥,为了保证角膜的透明性,泪腺开始分泌泪液来保护角膜。分娩过程中,产道的细菌可感染胎儿的眼。同时由于出生前胎儿的头是朝下的,因此,正常新生儿出生后眼睑常常有些水肿,但 1 周左右后会自行消退,属于正常现象。新生儿常见眼科疾病主要有以下几方面。

　　1. 感染性眼病　感染发生于胚胎发育期,会严重影响眼球的结构,造成重大眼球异常。以梅毒、麻疹及艾滋病最常见,也最严重。生育年龄的妇女最好能事先加以预防治疗。新生儿出生时,若产道有细菌,如淋球菌会使眼结膜感染而形成新生儿眼炎,因此新生儿应例行接受预防治疗。若已确定产道有感染,甚至可采取剖腹产,避免产道感染。

　　2. 早产造成的眼病　视网膜血管的发育从怀孕 16 周开始,一直到足月 40 周才完全,因此在怀孕周数小于 36 周,体重小于 2 000 g 的早产婴儿,很容易形成视网膜病变,称为早产婴儿视网膜病变。有可能造成失明的后果,必须于出生后四至六周起定期检查,适当治疗才能预防失明。此外,早产婴儿特别容易有高度近视及散光,因而形成弱视,也必须注意。

3. 产伤造成的眼病　正常分娩中有20%~25%发生不同程度的眼部损伤。分娩过程中,产程延长、难产或借助器械分娩造成眼部损伤的发生率高达40%~50%,幸运的是这种损伤都很轻微,不经专科检查很难做出诊断。眼部损伤及角膜混浊和眼内出血最为常见。

(1)角膜混浊:产伤所致常为单侧。角膜呈弥漫性混浊,这是由于角膜暂时性水肿所致,常伴有眼睑和结膜下瘀血,水肿消退后角膜可恢复透明。另一种较为严重的眼球挤压伤,可致角膜后弹力层破裂,间质水肿,角膜呈乳白色不均匀混浊。严重的水肿引起角膜板层内永久性混浊,造成弱视、眼球震颤、高度近视、明显散光或圆锥状角膜,视力障碍。早期可用激素,一旦发生永久性混浊,很难治愈。晚期如严重影响视力,可考虑用角膜移植术。

(2)眼内出血:分娩时头部受压,常易发生眼内出血,这与头颈部血液回流受阻有关。它可以发生在正常分娩的婴儿,甚至早产儿,出血可以发生在视网膜上,也可流入玻璃体内,发病率为2.6%~50%,50%为双侧性。眼底检查见视网膜上有小的、圆形或火焰状出血,常集中在后极部,一般在24 h内可以吸收,有时为多发大片火焰状出血,位于神经纤维层中,由乳头向外伸展,这种出血一般3~5 d能吸收。偶尔见浓密、暗红的斑块状出血,多在几个星期内吸收,大部分病例出血吸收后不留瘢痕,但如出血涉及黄斑区,有些病例可产生先天性弱视,如为单侧弱视可引起斜视,如为双侧弱视可产生器质性眼球震颤。

知识拓展与自学指导

新生儿时期眼睛内斜视或外斜视的原因

发育不完善:儿童,尤其是婴幼儿双眼单视功能发育不完善,不能很好地协调眼外肌,任何不稳定的因素都能促使斜视的发生。人的单视功能是后天逐渐发育的,这种功能建立与视觉功能一样是反复接受外界清晰物像的刺激,逐渐地发育和成熟起来的。婴儿出生后2个月只有大体融像,精确融像功能的建立要持续到5岁以后,立体视建立最迟,6~7岁才能接近成人。所以说5岁前双眼单视功能未完善期间,是儿童斜视的高发期。

---

4. 正常结构变异的眼病　新生儿期仅能看到模糊的影像,因此对于明亮、鲜艳的物体较感兴趣。大脑的神经发展,尚不足以稳定控制眼球的运动,因此在这个时期若发现眼睛有内斜视或外斜视的情况,并不一定是异常的现象。

5. 遗传性眼病　遗传形式一般分为显性遗传、隐性遗传以及性连遗传三大类。常见的眼疾包括先天性白内障、无虹膜症、视网膜色素变性等属显性遗传;视网膜胚胎母细胞瘤、部分视网膜色素变性、白化症等,这些疾病属于隐性遗传;而色盲、脉络膜缺失症则属于性连遗传。

遗传性眼疾大多仅能控制症状,无法根治,因此婚前检查及遗传咨询,是避免遗传性眼疾的不二之法。

 知识拓展与自学指导

白化病的概述

白化病是一种先天性遗传性色素缺乏病。多是由于酪氨酸的缺乏,导致黑色素细胞生成黑色素的能力下降甚至丧失。其体征为眼部、皮肤、头发全部或部分色素的缺乏,在眼部主要表现为:①自觉症状:畏光、眩晕、视力显著下降。②体征:睫毛发白、虹膜色灰、瞳孔红光反射;眼底:橙红色,视网膜、脉络膜血管明显可见,视盘与周围橙红色不易区分,黄斑及中心凹难以分辨,视野缩小、有中心暗点。③患者高度屈光不正:以高度近视、散光、复性近视散光,眼球水平性或旋转性震颤等。

治疗:主要为戴有色眼镜或有色接触镜片,以减少畏光目眩症状。

(二)新生儿的眼保健

1. 预防早产及早产儿的正确处理　不碰或刺激腹部、让腹部放松、安静的休息、密切关注孕妇自身的健康等是预防早产的关键因素。一旦出现了早产,尤其是早产低体重儿、缺氧及吸氧时间较长的新生儿,需要在新生儿出生半个月到3个月内定期散瞳检查眼底,以及时发现早产视网膜病,做到尽早诊治以预防并发症的发生。产科医生均应该按照国家早产儿安全用氧指导进行氧疗,预防视网膜病变。

2. 预防产伤　分娩过程中尽量不要用器械助产,防止或减少视网膜出血、角膜混浊等其他视觉部位的损伤。

3. 预防感染　新生儿出生后常规使用托百士等眼药水滴眼,预防眼睛发生结膜炎,每日滴眼1~3次,每次1滴。如果眼睛已有较多分泌物,应增加滴眼次数,必要时到医院检查治疗。如果确诊产妇有淋病,需要全身应用青霉素。同时,对新生儿应该严密观察,如发生了结膜炎,也需要全身或局部使用青霉素。

4. 保持清洁卫生　只有清洁卫生的手及用具才能接触新生儿,尤其不用脏手擦孩子的眼睛,所用的毛巾和脸盆要专用,使用前应清洗干净,毛巾要晾晒。

5. 提供良好的视觉环境　为新生儿提供适宜眼发育的良好环境,接受适宜的光刺激。如果新生儿甚至婴儿阶段长时间不接受光,视网膜的黄斑部得不到光的刺激,就会导致新生儿的眼睛不能正常发育,引起形觉剥夺性弱视。但如果给予过强的光刺激,如经常用强烈的闪光灯给孩子照相会引起视网膜损伤。因此,对新生儿应给予柔和的弱光,宜采用25 W的白炽灯泡或15 W左右的日光灯,灯光不要直接照射新生儿的眼睛,应将孩子置于背光位置。白天多抱孩子到户外活动,接受自然光的照射,但应避免阳光直射孩子的眼睛。

6.开展新生儿眼病筛查　目的是尽早发现眼的异常。每年我国都会有许多残疾儿童出生,这其中包括眼部疾病的新生儿。例如先天性上睑下垂、先天性白内障、先天性青光眼、斜视等。如果能在早期发现这类疾病并进行积极的干预和治疗,孩子可以获得一个良好的视力。另外还有视网膜母细胞瘤,是一种儿童时期的恶性肿瘤,严重危害儿童的健康,如果能早期发现,就可挽救患儿的视力乃至生命。2000 年起世界上许多国家已先后开展了新生儿视力筛查工作。目前我国许多地区也已开展了这项工作。由于技术水平的限制和家长存在的偏见,目前这项工作在我国还没有普及。

新生儿眼病筛查不需要特别高难的技术。通过仔细观察新生儿双眼的大小、外形、位置、运动、色泽及注视反应等。如果发现眼球增大,则可能有先天性青光眼的可能。如果以直接检眼镜检查时红光反应消失或散射时,可能有白内障或玻璃体混浊。新生儿巩膜出血及视盘附近的线状出血是常见的,多在数日后自行吸收;通过观察新生儿对光刺激及注视反应、外眼检查、红光反射等就可以检查出多数新生儿眼部疾病。初筛通过者进入正常儿童保健查体程序,未通过筛查或确诊有眼病的新生儿,对其进行干预或治疗。

 知识拓展与自学指导

新生儿眼病筛查方法

用手电光突然照射新生儿的眼,可引起皱眉、闭眼反应。如果在睡眠状态,光刺激可此起身体扭动,甚至觉醒。用红色球评价新生儿的视力。新生儿已开始出现短暂的原始注视,能在约 20 cm 的距离调节视力和两眼的协调力,且最喜欢看人脸和红颜色。用直径 10 cm 的红球,在距离眼20 cm 处,水平方向移动,观察新生儿追视红球的反应。

二、婴幼儿的眼保健

(一)婴幼儿眼的特点

婴幼儿期是指出生后 28 d 至 3 岁。人眼的发育具有发育早、生长快、变化大的特点。人眼是已知人体生长发育最快的器官之一。

1.组织结构的发育　除胚胎发育期外,婴幼儿时期是眼生长最快的时期,此期主要是完成眼的结构发育,尤其是眼前节的发育。具体表现有以下几点。

(1)眼轴的长度在 2 岁左右经历一个快速生长时期,短期内可以增加 4 ~ 5 mm,基本接近成人水平。

(2)眼球体积从出生到成熟增长约 3 倍,6 个月婴儿眼球约有成人的 2/3 大,70%的是在 4 岁之内完成。

(3)角膜在出生时直径约为 10 mm,出生后 1 ~ 2 年接近 12 mm 达到成人的大小。出生时角膜较平,各经线的弯曲度几乎一致,不出现散光,至青少年期垂直向角膜弯曲度增加,出现顺规散光,生长时角膜又有变平趋势,出现逆规散光。

（4）眼前房在出生时较深，随后晶状体逐渐增大，前房逐渐变浅，平均变浅 0.5 mm。

（5）晶状体在出生后继续增长，此期晶状体较成人的圆，表现屈光能力较强。

（6）新生儿葡萄膜细胞较成人为多，2~3 岁基本达到成人的情况。

（7）新生儿眼底色素的分布尚不具备成人的特征，呈"椒盐状"眼底。视网膜的视细胞和眼底色素需要继续发育，到婴儿 6 个月眼底形态结构逐渐发育完成。出生时黄斑的分化明显落后于视网膜的其他部位，出生后 4 个月时黄斑中心凹反射建立。

2. 视功能的发育　视功能发育是建立在反射与视觉功能的基础上。新生儿已具备微弱的固视反射，但只对强刺激有瞬息的反应。新生儿刚出生时没有视觉，随着月份的增加视觉功能逐渐发育，出生后：①1 个月内注视物体时间逐渐延长；②3 个月时，双眼视机能开始发育，初步形成了视觉条件反射；③4 个月时，建立了视觉与听觉的联系；④6 个月时，建立了集合反射、中心视力、双眼单视与立体视觉；⑤10 个月时已把视觉与触觉结合起来；⑥1 岁后，喜欢看图书，能区别物体，会模仿动作，具有不完善的集合功能，即随着眼前一个目标由远而近，双眼可随之向中间旋转，融合反射成分发挥作用；⑦2~3 岁双眼视觉发育最为旺盛；⑧新生儿的眼球前后径比较短，所以新生儿都是远视眼，以后随着眼球的发育，远视度数逐渐降低，3 岁左右视力可以达到 0.7。

 知识拓展与自学指导

眼的胚胎发育

　　眼的生长发育不是从出生后才开始的，而是从母亲怀孕的第三周的时候，附属器官就有了雏形。这时，胚胎的前脑两侧形成对称的束状突起。此后，随着胚胎的发育，胎儿的眼睛也随之逐渐形成：胎龄 3 个月开始发育视网膜，出现视神经血管；胎龄 4 个月开始分化出瞳孔括约肌，泪道形成，出现短的睫毛；胎龄 6 个月时，睫毛和眉毛发育完成；胎龄 9 个月瞳孔膜消失，视神经髓鞘在出生时达到巩膜筛板。因此，它是人体最早生长发育的器官之一。

3. 婴幼儿常见的眼病　婴幼儿阶段是发育的关键时期，但是小儿的体格及身体各方面技能均未发育完全，对外界不良因素抵抗能力低，又无良好的自我表达能力，父母难以发现异常。此期的危险因素主要有以下三方面。

（1）斜视：斜视是指孩子在看东西时双眼的视线不一致，眼球无法向同一个方向转动，属于小孩最常见的眼病之一。斜视有外斜和内斜之分，外斜就是通常所说的"斜白眼"，内斜就是通常所说的"斗鸡眼"，小孩子的斜视以内斜居多。婴儿眼睛之间的距离比较远，所以看上去有点像对眼是正常的。6 个月以后，宝宝双眼注视物体的能力增强斜视变成正视；如果在 6 个月以后仍然没有好转，就要及时请医生检查。

　　眼球的协调运动是由大脑神经发育、健康的眼部肌肉完成的。如果这些部位发生异常，眼睛的协调运动就会失灵，出现两眼视线不一致，眼球不对称出现斜视。头部外伤、感染和肿瘤也会导致斜视；幼儿期的眼多处于远视状态，此期的角膜和晶状体的屈光能力强,睫状肌收缩能力强,小儿想看清楚眼前的物体,就需要更多的调节能力,眼球向内靠加强,容易导致内斜视;再者,在婴儿的床栏上方悬挂玩具,逗引婴儿追着看可诱使婴儿双眼较长时间向鼻侧注视,眼外肌发育不协调,可能导致内斜视。眼睛斜视,不仅影响美观,更影响孩子的视力。治疗斜视主要有配镜、用药、训练、手术等四个方面。

（2）弱视:弱视指单眼或双眼的视力不良,即使矫正后(配戴正确度数的眼镜)的最佳视力,仍达不到该年龄可达到的视力,是一种很常见的儿童眼病。目前已引起广大家长及眼科医生的极大关注。绝大多数的弱视患者只表现为视力差,作为父母要掌握小孩视力的发育特点,避免认为孩子还小看不清是正常情况的误解。弱视成因复杂,斜视、近视、散光等都有可能导致弱视的产生。弱视的最大危害是患儿不仅双眼或单眼视力低下,而且常常没有完善的双眼视觉功能,没有精细的立体视觉,弱视常引起斜视。治疗弱视的时间短则2～3年,长则7～8年,中断治疗会导致弱视复发。

（3）眼外伤:食品袋中的防腐剂、厕所里的洁厕剂等有毒的化学物质,是隐形杀手,严重时可致盲。家具、玩具棱角太多,常会造成钝挫伤及穿通伤;放鞭炮、热粥、热油等容易烧伤、烫伤孩子的眼睛;长期光线照射,可造成辐射性眼部损伤,是导致白内障及眼底损害的原因之一。婴幼儿的眼睛很幼嫩,要避免强烈的日光伤害。眼外伤造成急性感染,严重可能导致视力丧失,甚至失明,要及早发现根据病因进行针对性治疗。

（二）婴幼儿的眼保健

婴幼儿,正处于眼生长发育的关键时期,保护好他们的眼睛,就显得尤为重要。

1. 婴儿期（1个月至1岁） 应注意避免外界不良因素对眼的影响。

（1）防止眼内斜:不要将可爱的玩具长时间悬挂在婴儿头的正上方,否则就有可能发展成内斜视,也就是俗称的"斗鸡眼"。正确的方法是把玩具悬挂在围栏的周围,并经常更换玩具的位置。有时会出现假性内斜视,这时不必紧张可能是医学上讲的内眦赘皮,也叫假性内斜视。此时只要做一个简单的检查,就可以做出判断。用一个聚光手电,距孩子眼前1尺左右,将光照在两眼中间的鼻梁根部,嘱孩子盯着手电看。此时在两眼的黑眼球上就会有反光点,如反光点位于黑眼球的中央,眼睛就没有斜视。如果眼位是偏斜的,反光点就会偏向黑眼球的边缘。此项检查应反复多次,以得到较为确定的结论。

（2）预防眼内异物:由于小婴儿的瞬目反射尚不健全,此时应特别注意预防眼内异物。如刮风天外出,应在小儿脸上蒙上纱巾;扫床时将小儿抱开,以免风沙或扫帚、凉席上的小毛刺进入眼内。由于小婴儿大部分时间在睡觉,眼内有异物也难于发现,若继发感染,有可能造成严重后果。

（3）勿遮挡眼睛:由于婴儿期是小儿视觉发育最敏感的时期,如果有一只眼睛被遮挡几天时间,就有可能造成被遮盖眼永久性的视力异常,因此,如果小儿某眼患病,也一定不要随意遮盖。

（4）避免强光的照射:如日光、浴霸、散光灯、蓝光会加速视网膜黄斑区的细胞氧化,过量照射甚至会损伤视觉细胞。如果黄斑区长期接触蓝光,会增加年老时眼睛出现黄斑病变的风险,甚至有可能造成视力永久受损。由于婴幼儿晶状体非常清澈,所以无法像成年人一样对蓝光进行有效过滤。

（5）全面营养是婴幼儿眼睛发育的基础:家长要重视防止宝宝偏食、挑食,注重食物多样化和荤素搭配。维生素 A、维生素 B_1、维生素 B_2、DHA/AA、叶黄素等都在眼睛发育过程中扮演着重要角色。维生素 A 可以促进和维持机体上皮组织的生长及正常功能，保证角膜的结构正常，并参与视杆细胞感光物质视紫红质的合成，是暗视觉组成的重要成分，当幼儿机体内缺乏维生素 A 时，不仅会造成角膜干燥、软化、溃疡，还会发生夜盲；当维生素 B_1 缺乏时，除表现有心脏、消化系统功能异常外，在眼部可发生眼干燥、视力模糊、结膜充血，严重时出现视神经炎、双眼睑下垂、瞳孔扩大等表现，还会加重近视程度；当维生素 B_2 缺乏、充血、对光线比较敏感(畏光)、流泪，易引发弱视；眼睛经常有异物感、感觉灼热和瘙痒，还会引起结膜炎、睑缘炎、虹膜炎、角膜呈云翳样混浊；当幼儿机体乏叶黄素和玉米黄质，眼睛便容易受到伤害，出现白内障、年龄相关性黄斑变性等疾病，导致人们视觉受损甚至失明；当幼儿机体缺乏 DHA/AA，婴幼儿的视敏度将下降。

饮食中维生素 A 的最好来源是奶类和蛋类；维生素 B_1 在粗粮、小麦、豆类及动物内脏中含量较高；维生素 B_2 在牛奶、蛋黄、肝、黄豆等食物中含量较高；DHA/AA 可从鱼类及贝类中摄取；深绿色和红黄色蔬菜如甘蓝、胡萝卜等则富含维生素 A 和叶黄素。

 知识拓展与自学指导

叶黄素和玉米黄质作用于眼睛的原理

(1)遮蔽蓝光：阳光中能量高的蓝光对视网膜的损伤作用最强，而叶黄素和玉米黄质可以吸收蓝光。当视网膜中叶黄素和玉米黄质这些黄色色素的浓度较高时，蓝光难以穿过色素层，对后方的感光细胞造成损害。因此，富含叶黄素和玉米黄质的视网膜黄斑就像是眼睛的"天然墨镜"，可以保护后方的感光细胞免受伤害。

(2)抗氧化：感光细胞在处理外界信息的过程中会产生具有强氧化性的活性氧。这种活性氧的过度产生将会损伤细胞中的大分子物质，如眼睛中富含的多不饱和脂肪酸等。叶黄素等类胡萝卜素具有抗氧化活性，可以及时与这些活性氧发生反应，从而避免氧化损伤。

(3)释放热量：感光细胞中的某些大分子在吸收了光照的热量后会变得异常活跃，这有可能会影响到细胞的正常生理代谢过程。而叶黄素等类胡萝卜素可以将这些大分子携带的过多热量释放出去，使这些大分子恢复到较稳定的状态。

2.幼儿期(1~3岁)　活动增多，谨防眼外伤。

(1)防止扎伤、烧伤和异物损伤。随着孩子逐渐长大，活动范围越来越大，并在此期间学会了奔跑。所以眼外伤的预防就显得尤为重要。应加强对孩子的安全教育，如不要持着铅笔、筷子等尖物猛跑，以免摔倒时尖物扎伤眼睛。家里人在使用强酸、强碱等洗涤剂时，要让孩子避开，以免液体溅到孩子眼中，造成化学烧伤。如果发生烧伤应立即用清水彻底清洗，然后去医院做进一步处理。如果眼内进了灰尘等异物，可让孩子轻轻闭眼，靠眼泪将其冲出，如异物是在白眼球表面，可用消毒棉棒将其沾出，切忌用不干净的手帕

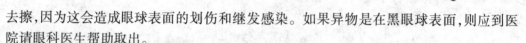

去擦,因为这会造成眼球表面的划伤和继发感染。如果异物是在黑眼球表面,则应到医院请眼科医生帮助取出。

(2)若确诊为斜视应积极治疗。日常生活中注意观察孩子的眼位是否正常,孩子确实有斜视,应及时就诊。因为屈光不正,如有较大度数的远视眼使孩子的调节状态发生异常,出现斜视。这时可以通过及早配戴矫正眼镜进行治疗。如果经过医生的诊断,确定为麻痹性斜视则有可能需要手术治疗,也应在医生指导下,确定手术的最佳时机,而不要延误治疗,使视功能受到影响。

(3)养成良好用眼习惯。此时期,孩子会比以前有更长的时间看书、画画等近距离作业,要注意让孩子从一开始就养成良好的习惯,坐姿端正,眼睛距书本 33 cm 左右,每次 20 min 为宜。如看电视,应根据房间的大小选择合适尺寸的电视,人与电视的距离应在电视 5~7 倍对角线以外,每次 20 min 左右。

三、儿童的眼保健

人眼的结构在婴幼儿期已经基本发育完成,3~6 岁期间主要是眼的功能发育。由于受到多种因素的影响,儿童眼的生长发育具有很大的易变性,表现为结构上的可塑性及功能上的可逆性,包括生理性的和病理性的改变。

(一)儿童眼的特点

1. 屈光改变 屈光系统的发育具有明显的规律性。从胚胎开始到成人期眼的发育过程中,由生长早期远视眼开始,逐渐正视化。如果眼球发育过早的停止,会表现出来远视眼;反之,若发育过度,则表现为近视眼。此期屈光状态主要取决于眼轴的长度,一般眼轴的长度每增减 1 mm,屈光度相应改变 3.00 D。学龄前儿童眼轴大多短于纵、横轴,呈扁球形,为远视眼球型;到 6~8 岁时,眼球才逐渐成为三轴长度相等,约 24 mm 的正球体,即正视型眼球;如果眼轴长度超过纵轴和横轴的长度,呈长球形,即为近视型眼球。因此,学龄前儿童多为远视眼,一般 3~4 岁远视度数为+2.00 D 左右,4~5 岁远视度数+1.50 D左右,6~8 岁远视度数+1.00 D 以内均属于正常范围,超过此范围则考虑病理性远视。儿童期生理性远视以及轻、中度远视眼,由于调节能力强,能够代偿远视的度数表现出远方视力和近方视力均不受影响。因此,儿童在进行屈光检查时,一定要进行睫状肌麻痹验光,否则,验光结果不正确。

2. 眼位的变化 眼位问题在儿童期特别容易出现。远视是最常见的一个诱因,因为调节能力强,导致内靠增加,因而调节和集合的关系被破坏,导致调节性内斜视;如集合功能异常、散开功能异常均能引起儿童斜视。若斜视未能及时纠正,可导致弱视,一旦出现弱视,用光学的方法不能提高儿童的视力,更为严重的是儿童视功能异常,主要表现在立体视缺乏甚至丧失、融合功能不全。特别是在儿童时期的远视、斜视、弱视通常不容易被发现。

3. 用眼问题 随着社会的发展、教育的竞争。儿童需要花更多的时间在近距离阅读,再加上游戏机、电脑、手机等近距离用眼娱乐项目必定会刺激眼球过度的发育而出现屈光不正。此外,电视机辐射也是一个潜在的危险因素,长时间看电视可改变脑波,减少眼球运动,损害视力。

4.儿童是眼外伤高发人群 儿童是一组特殊的群体,他们好奇心强、喜动、模仿性强,同时他们控制力、自我保护意识差,容易受到外伤的侵害。儿童眼外伤轻则引起视力下降,影响双眼视觉的发育,重则致盲,引起眼球萎缩、斜视或摘除眼球,不仅丧失视功能,而且影响外观。因此眼外伤不仅会对儿童造成生理上的创伤,还会造成心理上的严重伤害。

儿童眼外伤可归为五个方面。①锐器伤:如刀、剪、针、一次性注射器、玻璃等。②钝器伤:土石块、棍棒、玩具、拳脚、玩具、文具等。③爆炸伤:如鞭炮、雷管、灯泡、酒瓶等。④牲畜伤:如鸟啄伤、家畜角撞伤等。⑤化学伤:如酸碱、油漆、洗涤剂等。

5.沙眼 眼睛不舒服,眼睛内有沙粒感,强光刺激还会流泪,出现这种情况的孩子多半是患了沙眼。沙眼是由沙眼衣原体引起的一种慢性传染性结膜角膜炎,是青少年时期的常见眼病。因睑结膜表面形成粗糙不平的外现,形似沙粒而得名。沙眼衣原体一般通过直接接触而传播,如用脏手揉搓眼睛,共用毛巾、脸盆、手绢等。沙眼急性发作时,眼睛发红,有异物感,怕光,眼部分泌物增多,迎风流泪,眼结膜上可见滤泡及乳头增生。经济落后国家沙眼仍为致盲的主要因素之一。

6.常见的其他眼病 儿童期,不注意个人卫生,常常引起一些眼病,主要有"红眼病"、结膜炎、睫毛倒长等疾病。

(1)"红眼病"。由细菌感染所致,发病速度比较快,有时几小时到一天就会有明显症状。患了红眼病的小朋友会感觉眼部刺痒,分泌物会增多,眼睛红肿、结膜充血,造成流泪、怕光、发生结膜水肿或结膜下出血。在幼儿园、小学、游乐场所等,孩子共用玩具、文具、水杯等,会大大增加被传染的可能性。

(2)过敏性结膜炎。近年来发病人数明显增加,儿科医院眼科门诊量显示,感染性结膜炎大约占结膜炎患者四成,过敏性结膜炎上升到六成,这和过敏体质的孩子的增多、城市卫生状况良好有一定关系。患病孩子会有眼红、眼痒的症状,孩子用力揉眼睛,揉得厉害者会使眼部充血、结膜水肿,甚至有时肿得像水泡一样,家长立刻带孩子到医院治疗,但到了医院就会消退。再者,还有白色黏液分泌物。

(3)睫毛倒长。倒睫毛多见于婴幼儿、儿童,会引起流眼泪、低着头。若睫毛向眼球生长会导致刺激眼球并使眼球受伤。一些婴儿是先天性的眼睑内翻,因此会常常眨眼流泪,甚至眼睛发红。胖孩子患这种疾病的较多。继发性睫毛倒长常由沙眼引起,眼睛发炎、灼伤、外伤等也会导致眼睑结疤,形成倒睫。

(二)儿童的眼保健

1.避免眼睛过度疲劳 此时期是眼结构与功能可塑性的关键时期。在社会竞争日益激烈的今天,儿童在这一时期就有了学习压力,如学习电脑、钢琴、绘画等。因眼睛尚处于不完善、不稳定的阶段,长时间近距离地用眼,会导致孩子的视力下降和近视眼的发生。因此在对孩子进行早教的同时切不可不顾及孩子的视觉发育。家长应该给孩子提供适宜的自然光或人工照明光线;选用能够满足读写姿势端正和舒适的桌椅;读写用的纸张应尽可能选用不反光、不透光的洁白纸张;特别要注意限制孩子的近距离作业时间,一般每次不应超过 30 min。还可以经常带孩子向远处眺望,引导孩子努力辨认远处的一

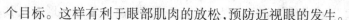

个目标。这样有利于眼部肌肉的放松,预防近视眼的发生。

2.预防感染性眼病 这一时期,由于孩子与外界接触的增多,孩子患感染性眼病的机会明显增多了。如沙眼,在过去的较长时间里,社会性的流行已大幅度减少,但近几年又有所增多。特别是儿童集中的场所,如学校、公共泳池游泳更为常见。睑腺炎俗称针眼,是眼睑的急性化脓性炎症,有的孩子反复出现,父母平时应注意孩子的全面营养,均衡饮食,选择健康食品,多吃一些蔬菜和水果,少吃甜食及油炸食物,保持大便通畅。普通的结膜炎也较为常见,这些都是通过传染而得病的。所以,孩子患病时在家庭中也应注意隔离;孩子勤剪指甲勤洗手、饭前便后洗手、应有自己专用的毛巾、脸盆,父母在给孩子上眼药之前、之后都要注意洗手,以免使眼病在家庭中蔓延;教育孩子不要用手揉眼睛、不用脏袖口、脏手绢擦拭双眼。

3.警惕电视辐射 儿童不宜长时间看电视,避免眼睛过于疲劳,每次一般以不超过30 min 为宜。应根据房间的大小选择合适尺寸的电视,人与电视的距离应在电视 5~7 倍对角线以外为宜。

4.远离三维影像 据图像专家研究,立体液晶屏及其他三维影像对 6 岁以下的儿童眼部健康有很大的危害。因为儿童的眼肌还未发育成熟,调节能力差,在观看三维影片时,观众感觉器官会受到强烈刺激,中枢神经受到强烈刺激后会产生一系列应激反应,极容易引发头痛,无疑会加重脑部神经的负荷。此外,戴上三维眼镜人的眼睛会不停调节以适应光刺激,造成调节痉挛、调节和集合的比例破坏出现视疲劳,甚至可能导致斜视、弱视。

三维影像的出现是左右眼的像没有重合在一起,观看三维影片时,人眼的双眼融合功能都一直在努力融像,因此,很多患者在观看后会出现头痛、头晕等症状。这也是出现视疲劳的原因之一。

5.眼外伤的安全及急救教育 家长需要获得眼外伤的安全与急救教育,以建立良好的安全意识及意外伤害急救处理常识,如剪刀、水果刀等易致伤的物品应妥善放置;防止儿童玩弄刀、剪刀、弹弓,禁止儿童燃放烟花、爆竹等危险品;酸碱烧伤及时用水冲洗等。

6.尽早监测视力发育状况 此时期的孩子,通过成人的帮助,能很快掌握用国际标准视力表或对数视力表来检查视力,应尽早开始对儿童视力进行监测。特别是要分别查两眼的视力,以便发现单眼的视力异常。因为视力不好的一眼常常失去使用机会而发展成为弱视,即使通过配戴合适的矫正眼镜,视力仍达不到正常,使儿童的视功能,特别是立体视觉受到影响。斜视不能预防,但如果在早期发现并治疗,效果比较好。弱视可以由屈光不正(远视、近视、散光)、斜视等引起,越早治疗,效果越好,一般认为,在 6 岁以前是最佳治疗时机。因此,弱视的早期发现尤为重要。一般视力检查应每 3~6 个月做一次,发现异常及时矫治。有条件的儿童可以在这一阶段进行 1 次散瞳验光,以便对儿童的眼发育和屈光发展及变化进行有效预测。

四、青少年的眼保健

(一)青少年眼的特点

从新生儿一直到 12 岁,眼球都在发育过程中,眼球的前后径由新生儿的 17 mm 成长到 12 岁的 23~24 mm。在 12 岁时眼球的前后径已经接近正常值,但是眼球的形态及其各个参数并未完全固定下来。

1. 近视 环境、饮食、用眼问题等因素的影响可能诱使眼球继续长大。一旦眼轴的长度超过 24 mm,眼球可能由正视化状态开始向近视状态转变。大量的流行病学研究表明,视近负荷是发生单纯性近视眼最重要的原因,视近负荷包括了近用眼及看近时间过长。近距离工作与近视眼的发生、发展存在剂量梯度效应。研究发现,阅读时间长的学生近视眼患病率明显高于阅读时间短的学生,阅读及近距离工作时间越多,近视眼发展越快,阅读距离越近,近视也越快。随着近视眼发病规律研究的深入,饮食与近视也密切相关。大量的研究表明,营养不良也可能是引起近视的重要原因之一。营养不良的婴幼儿可能过早的出现正视化,从而容易发展成为近视眼。也有研究表明,素食者近视的患病率高。近年来的研究表明,高糖、高蛋白及某些微量元素缺乏与近视眼的形成可能有关。如通过检测头发中铜及锌的含量发现弱视患者、异常眼轴者及远视力差者锌铜比值明显高于正常视力者。关于地区及社会经济因素对近视的影响报道也逐渐增加,造成这种差别的原因有:农村生活更接近自然,空气新鲜;与生活水平、居住环境及饮食营养均有关;农村学生看电视和使用计算机的机会较少。近视眼的出现也被证实了和遗传因素有关。

2. 远视 儿童在 6 岁以前是远视眼,一般还存在生理性远视,年龄越小,生理的远视度数也较大,一般都不超过 +4.00 D。如果儿童在 6 岁后还存在较大的远视,说明患者的屈光能力过弱或者是眼轴比相应的年龄阶段要短。远视度数较低时,青少年一般动用调节能代偿。如果度数较大时,远视患者容易出现视疲劳。

3. 散光 散光可分为两类,即可以通过柱镜片来矫正的规则散光和不能用柱镜来矫正的不规则散光,规则散光大多数角膜先天性异常,具有遗传倾向性。但是发生角膜散光更多的原因是后天性因素,常见的影响因素主要有以下几方面。①眼睑压迫因素:如上睑的睑板囊肿压迫角膜,可能发生暂时性规则或不规则散光,而手术后可以减轻或者恢复。②眼肌牵拉因素:有些学者发现,在切断一侧眼外肌的肌腱后出现角膜散光,对于眼外肌和眼内肌影响角膜曲率的可能性,还存在较大争议。③眼内压对角膜曲率也可能存在一定影响,有报道认为眼内压升高可能导致角膜散光的发生。④翼状胬肉也可以引起角膜散光。⑤一些手术可能导致角膜散光,如巩膜手术的创伤或外伤、角膜手术等。⑥眼球变形可引起角膜散光,如框内占位性病变压迫眼球也可能出现角膜散光。

4. 干眼症与视疲劳 青少年学习负荷持续性增加是国内应试教育的特点,长时间的近距离学习使得青少年的用眼过度而导致视疲劳,长时间注视书本或者电脑而不瞬目,出现干眼症。

5. 眼外伤 打架、体育活动、意外等是导致眼外伤主要的原因。青少年的眼外伤可分为机械性眼外伤、物理性眼外伤和化学性眼外伤等。青少年因打架发生的眼外伤概率较高,而且多数后果很严重,甚至丧失视功能。加强青少年安全教育可防止眼外伤的发生。

6. 常见其他眼科疾病 此期属于人体生长代谢旺盛阶段,各腺体表现分泌旺盛。睑板腺过多的分泌油脂,油脂进行分解产生致炎症的油脂酸,并持续的存在于睑缘或者进

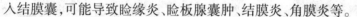

入结膜囊,可能导致睑缘炎、睑板腺囊肿、结膜炎、角膜炎等。

7.隐形眼镜相关问题 隐形眼镜在青少年选用的人占有相当大的比例,主要是屈光不正及美容眼镜。随着近年来硬镜的崛起尤其是角膜塑形镜的重现,我们更应该定期进行眼科检查,防止感染性眼病的发生。

(二)青少年的眼保健

此期的眼保健重点在于青少年近视、远视、散光的预防和控制。

1.合理用药

(1)托吡卡胺:是眼科常用处方药,用以解除视疲劳缓解睫状肌痉挛预防近视或阻止近视加深,但是容易出现调节麻痹、视近物模糊,瞳孔散大,眼压增高容易继发急性闭角型青光眼。同类还有小孩常用的散瞳药阿托品。

(2)糖皮质激素:以其抗炎、抗过敏的显著性作用广泛用于临床。但长期全身或局部大剂量应用可引起许多不良反应。在眼部常常表现为诱发单纯疱疹病毒性角膜炎、上睑下垂、激素性青光眼、激素性白内障、激素性葡萄膜炎等。

(3)氯丙嗪:长期大剂量使用可以引起眼睑、结膜色素沉着、角膜实质层或下半部内层混浊、晶状体混浊、视网膜色素紊乱等。

影响眼睛的药物还有洋地黄、奎宁、乙胺丁醇等。因此,在使用这些药物时一定要了解药物的副作用,严格掌握剂量,遵从医嘱。

2.定期眼科检查 通过学校、医院、防疫部门等共同协作,对在校学生进行眼科普查。通过一些基本眼科的检查项目,对青少年常见的眼病,如青少年近视眼、感染性疾病等进行早期发现、早期诊断、早期治疗的"三早"预防工作。对于有问题的青少年及时进行治疗,对于边缘患者进行重点检测。

3.预防近视 对于预防青少年近视,务必使青少年在学习、生活、工作中都做到全面预防。

(1)正确的近距离用眼、减轻视力负荷。

1)要增加课外活动时间每天保持在 1 h 以上,充分利用好课间 10 min 的休息时间,合理安排一天的生活制度,尽量减少近距离工作时间,增加及保证充足的睡眠时间,每天在 8 h 以上。

2)"三个要、三不要和三个一":"三个要"是读书写字姿势要端正、写字时笔杆和练习本要成 60°、要保持正确的姿势,读必坐,写必正;"三不要"是不要在阳光直射下或暗弱的灯光下看书写字,不要躺在床上看书,不要在走路或乘车时看书;"三个一"是身体和桌子保持一拳(6~7 cm)、眼睛和书本保持一尺(33 cm)、握笔的手离笔尖一寸(3.3 cm)。

3)教师内课桌椅的高度:必须适合学生全身各部位位置,以保证身体各系统血液循环和呼吸功能正常进行。正确的标准是学生坐在椅子上,桌面应齐心脏位置,两脚平地面。双眼距离桌面一尺,不要过低或过高。放置桌面的距离也有讲究。第一排课桌椅应距离黑板不少于 2 m,最后一排距离黑板不超过 9 m,课桌的排列 3 行 6 排,每行间的距离不少于 0.7 m,两侧课桌与墙壁的间距不少于 0.5 m。

4)教室的采光:保证充足的、来自左前方的照明。读写的适宜照度为 100~200 lx,相当于 40W 的白炽灯或 8W 荧光灯的台灯,过强或过弱的照明均可引起眼睛调节的过度增强。改善学习环境条件,尽量改善教室的采光、照明设备,尤其在早晚阴雨天时,要充分利用人工照明。课桌椅要适合学生身材。黑板要定期刷黑,防止反光。

5)课本及读物的纸张和印刷要质量高。字迹清晰,字号不能太小,纸张要白,笔墨要黑,增加黑白的对比度,不宜阅读纸张发黄、印刷不清的书刊。

6)定期更换座位:此举有利于保护视力,开发学生的智力,目前并不主张近视眼学生坐在教室前排。

7)使用一些能够保证标准视近作业的工具,如学生握笔、读写防近架等。

(2)视力与调节训练。比较简易的减轻视疲劳的训练方法是,每隔十几分钟远眺一会,然后眨眼数秒钟,接着紧闭双眼,如此反复数次。患者尽量少戴全矫正近视眼镜,多戴训练凸透镜,同时还要注意用眼卫生。集合和调节的关系可用正负相对集合试验来测定,经常训练能够使患者有更灵活的调节性集合和视觉行为反应。

(3)通过配镜预防近视。通过戴镜来改变眼睛的光学条件,以改善调节、集合等功能,从而达到预防近视的目的。这种方法符合推理、简便易行、作用可逆,是目前使用最广泛的一种实用方法,主要有以下内容。

1)雾视法:双眼戴上正透镜后就好像在雾中视物,模糊不清,其作用机制就是通过凸透镜来使睫状肌放松,缓解睫状肌紧张。它分为远雾视法和近雾视法。

2)普通眼镜:近视眼患者配戴近视眼镜有助于防止近视的进展得到了很多专业人士的肯定,从近视的病因学和发病机制可知,角膜散光可能会诱发近视的发生、发展。通过配镜,合理矫正角膜散光,可以阻止近视的发生、发展及眼轴的延长。

3)渐变镜:目前调节理论仍作为解释近视发生和发展的理论之一。从 20 世纪 90 年代起,我国香港进行了青少年近视发展与渐变镜片的临床研究结果表明,渐变镜片使青少年的近视发展有所减缓。这些研究结果表明,对于渐变镜片用于青少年近视眼发展的控制还处在试验研究阶段,而且还存在很多未知数,一些研究结果有效,均是在专业人员严格的操作下进行的。因此,国内外对此类研究从选择配镜者开始,到进行视力检查、屈光检查、眼部健康检查、视功能检查,然后针对青少年进行测量、配镜、调试及最后根据青少年的特殊性指导正确使用,都遵循严格的临床规范,并进行定期随访检查,不可疏忽遗漏。

4)角膜塑形镜(即 OK 镜):通过塑形角膜、增大角膜曲率半径、减少角膜屈光力,从而降低近视眼屈光度来治疗和预防近视。但通过多年以来的临床实验证明,这种作用非常有限,而且是暂时的。

5)某些特殊眼镜:包括小孔眼镜、磁疗眼镜及近雾视眼镜等,根据报道有预防近视的作用,但是存在很大的争议。

(4)正确使用电脑、收看电视。随着看电视的时间延长,视力负担大大加重,可见合理收看电视对于预防近视也是非常重要的。眼睛要与电视屏保持一定距离,一般以电视对角线的 5~6 倍或者屏高的 7~8 倍为宜。电视机的放置高度一般比平视线稍低。收看电视通常采用舒适坐姿,躺着常常使眼球处于偏斜位,可使眼肌疲劳,久而久之就会出现近视,另外室内还应该有适当的照明。

(5)合理饮食,注意营养搭配,忌偏食。补充眼睛必需的营养物质,在保护眼睛的过程中也是非常重要的。①补充富含维生素的食物。现代医学研究表明,维生素与眼疾的发生有着非常密切的关系。用眼过多者,需要更多的眼睛所需的维生素及矿物质。眼科专家建议,眼疲劳者平时多吃些粗粮、杂粮、红绿蔬菜、薯类、豆类、水果等含有维生素、蛋白质和纤维素的食物。眼睛过干、缺乏黏液滋润易产生眼睛疲劳的现象,维生素 A 或维生素 B、胡萝卜素和黏液的供给有很大的相关性。此外,维生素 B₆、维生素 C 及锌的补充也可帮助解决眼睛干燥的问题。②多吃富含蛋白质、硒的食物。医学研究表明,近视眼与微量元素硒缺乏有关。因此,近视眼患者多吃鱼眼睛或家禽的眼睛,对本病的防治有良好效果。动物眼睛除含有多种蛋白质和氨基酸外,还含有丰富的微量元素,其中硒的含量比其他元素都高。烹调时可采取清炖,如适量放些黑木耳,则疗效更佳。对护眼有益的食物有深绿色蔬菜、青花菜、青江菜、青椒、红萝卜、木瓜、番石榴、柑橘、柠檬、牛奶、蛋黄、瘦肉等。少摄入甜食,过量的甜食可导致体内血液偏酸性。而人体为了保持酸碱平衡,不得不动员大量钙质去中和酸,从而引起血钙不足,减弱眼球壁的弹性,使眼轴增长,近视加深。

(6)合理参加运动。

1)旋转眼球可以提高视力。方法是先按顺时针方向转眼球,转动速度须极慢,左、上、右、下,转眼的要领在于头始终朝前端正不动,只动眼,不动头。向左转时,目光要极力向左,能看多远看多远,但头不许向左转。向上转时要极力向上看,但不许仰头。向右和向下也是如此,极目而视。转动的轨道应为圆形,而不要只是左、上、右、下四个点。顺时针转完 25 次后,再逆时针旋转 25 次。这时会感到后颈发酸,转到后颈发酸,这时才有疗效。

2)打乒乓球能预防眼睛近视。这是因为造成近视的重要原因是眼睛疲劳。眼睛看近处物体时,晶状体的曲度增加,以便增强屈光能力,使物像落在视网膜上,才能看清物体;而看远处物体,则无须调节。长期从事近距离工作的人,由于晶状体总是处在高度调节状态,就会引起视力疲劳现象。同时,看近处物体时,两眼球会聚向鼻根方向,使眼外肌肉压迫眼球,长时间眼轴就会慢慢变长,造成近视。而打乒乓球时,双眼必须紧紧盯住穿梭往来,忽远忽近,旋转多变的快速来球,使眼球内部不断运动,血液循环增强,眼神经功能提高,因而能使眼睛的疲劳消除或减轻,起到预防近视的作用。因此,青少年在紧张的学习、工作之余,打打乒乓球,不仅能健身,而且对眼睛也有保健作用。

3)郊外观鸟、放风筝、踢足球。能迅速调节视野,变换焦距,促使睫状肌放松、休息,对恢复眼疲劳大有好处。

4)跳跃运动和咀嚼运动也能预防近视。弹跳时,全身器官都能进入运动状态,双眼的数条眼肌进行协调运动,如果能长期坚持,可使视力得到改善。由于食物软化的趋势,人们进食时咀嚼越来越少,日本早稻田大学岛田彰夫教授认为咀嚼肌力量不发达容易出现近视,因此,提出多咀嚼以预防近视眼。

(7)预防性治疗。采用药物来预防近视眼是最早且使用最多的方法之一。通常使用的是睫状肌麻痹剂,如阿托品、后马托品、托吡卡胺等,另外也有报道哌仑西平可用于近视眼的预防。

(8)重视近视眼早期征兆,尽早做出相应处理。很多人都觉得近视眼是突然而至的,其实近视眼在发生之前是有预兆。在发生近视眼之前,人们会有眼睛疲劳的早期征兆,有些高年级的小学生或中学生看书时间一长,字迹就会重叠串行,抬头再看面前的物体,有若即若离、浮动不稳的感觉。有些人在望远久后再将视力移向近处物体,或望近久后再移向远处物体,眼前会出现短暂的模糊不清现象,这些都是眼睛睫状肌调节失灵的表现,是由眼疲劳所致的,这时若是再不注意就会患近视眼。还有人在发生近视之前会有知觉过敏的征兆,在发生眼疲劳的同时,许多人还伴有眼睛灼热、发痒、干涩、胀痛,重者疼痛向眼眶深部扩散,甚至引起偏头痛,亦可引起枕部、颈项肩背部的酸痛,这是由于眼部的感觉神经发生疲劳性知觉过敏所致。全身神经失调也是近视眼的早期征兆,如原来成绩好的小朋友对学习会产生厌烦情绪,听课时注意力不够集中,反应也有些迟钝,脾气变得急躁,对原来喜爱的东西也缺乏兴趣,学习成绩下降等。这些都是近视眼的早期征兆,是我们需要了解的,若是青少年出现上述征兆,则表示青少年的视力正在下降,需要引起重视,否则就会导致近视眼的发生。

(9)优生优育。目前很多研究表明先天性近视眼有明显的遗传因素,因此,要避免近亲结婚,同时也要避免配偶双方都是高度近视眼患者,另外,孕妇要做产前、产中保健,预防近视的发生。

近视预防的方法还有很多,例如积极治疗全身疾病;重视青少年儿童心理发育及精神健康;增强脑视力等。

4.预防远视　造成远视的主要原因是眼的总屈光率与眼轴长度不协调所引起的。即眼轴正常但是屈光力低于正常值,或者是眼的总屈光力正常,单眼轴低于正常值,或者两种情况均有。远视度数较小者,临床上一般都无须矫正。6岁以下的儿童存在轻度的远视是生理性的,一般也无须处理。超过6岁后,如果还存在较大的远视度数,则根据患者的主诉进行矫正。临床上,远视眼存在容易发生急性闭角型青光眼的解剖因素,因此,要定期检查前房深度、房角及眼压等情况。如果存在浅前房、虹膜膨隆、窄房角等急性闭角型青光眼的高危因素,可以考虑激光虹膜周边切除术来预防青光眼发作。

 知识拓展与自学指导

病理性近视的特点

(1)为近视眼中罕见类型,大约占2%。

(2)通常发生在12岁以前,眼球明显伸长,每年可增加−4.00D。可发展到−10.00~−20.00D。通常到20岁稳定,但也可能发展到30岁以后。

(3)眼球的大小随着年龄增加而增长,以至近视程度不断加深,视力严重减退。很多病例在黄斑下出现新生血管(新生血管形成)。

(4)高度病理性近视眼(超过−7.00D)容易发生视网膜脉络膜变性、玻璃体漂浮物和液化,出现视网膜裂孔,导致视网膜脱离。

(5)容易发生开角型青光眼。

5. 预防散光 预防散光眼比较困难,主要是通过消除各种可能引起角膜散光的因素来进行预防,主要包括以下几个方面。

(1)加强安全教育宣传,尽量避免角膜眼外伤及其他各种眼病的发生。

(2)尽早及时正确治疗各种角膜炎症,减少瘢痕组织的形成。

(3)解除各种可能对眼球产生压迫的因素,如睑板腺囊肿摘除、框内占位性病变摘除等。

(4)各种手术可能导致散光,主要有白内障手术、准分子激光手术等,但是一般青少年几乎不接受该种手术。

由于角膜散光可能诱发近视的发生和发展,因此散光眼需要合理配镜来进行矫正,特别是对于那些视力下降和视疲劳症状的患者。高度散光的患者,如果全部矫正不能适应,可先给予较低度数镜片来矫正,以后逐渐增加。对于不规则散光患者,可以考虑配戴硬镜来进行矫正。

6. 其他常见眼病预防 若眼睛有肿胀、疼痛、酸痒等症状或视力减退等现象均应尽快请眼科医生、视光医生检查。眼视光人员能指导对感染眼进行早期治疗和早期转诊。角膜上皮轻微的擦伤就能导致溃疡,因此,所有的角膜外伤均应及时进行治疗,防止角膜瘢痕形成或穿孔。角膜接触镜在青少年中使用极为普遍,其相关并发症更为常见需引起重视,如巨乳头性结膜炎、细菌性角膜炎等都需要认真对待,及时停戴进行治疗。教育青少年预防眼睛外伤,不玩危险的玩具,避免危险事件发生,如嬉戏切勿手持锐器以避免伤及眼睛,锐器的眼外伤应即刻送医诊治;慎防酸碱泼伤或物体碰击眼部,遇化学药品泼伤眼睛时,最好记下化学药品名称及浓度,并立刻以大量清水冲洗并急速送医诊治;若发现先天性眼疾,应尽早治疗,以免恶化;近视、远视、散光、老视等,宜听从医生指示配戴眼镜、点药或手术治疗;注意个人卫生,避免使用不洁毛巾或公共洗脸用具,以防感染传染性眼疾;肾病或高血压患者,应定期做眼底检查;有任何眼疾须尽早就医,切勿随意点眼药,否则有害无益,宜由眼科医生指示使用。

五、中年人的眼保健

中年既是建树成就的时期,又是人的生理和心理进入"多事之秋"的阶段。从生理上来讲,中年人的体质状况已不如青年时健壮,多种生理功能缓慢地出现减退的现象,内脏的重要器官如心、肺、肾的功能也在不知不觉中减弱或慢慢地老化,生命细胞的两重功能、免疫力和内分泌等都在逐渐下降。这些生理上的变化应该说是不可逆转的。同时,中年期又是心理负担、心理压力最重的时期。家庭是否安稳,事业是否有成就,都会给中年人心理带来某些特有的心理变化。在某些特殊的诱因下,疾病可能突然发生,如急性闭角型青光眼、中心性浆液性视网膜病变、病理性飞蚊症等。也有些慢性的持续性的疾病,在无任何感觉的情况下,造成严重的病理损害,如开角型青光眼、老年性白内障等。

(一)中年人眼的特点

1. 眼部结构的变化 此期,人的各种机体功能开始下降,基础泪液分泌量也有减少,加上因工作需要而长时间地用眼,导致视疲劳、干眼症发病率增高。

(1)瞳孔变化:瞳孔有缩小的趋势主要是由于虹膜的血管硬化致控制瞳孔的开大肌运动受到一定的限制,导致瞳孔开大受限。另外因为近距离视物不清楚,老视患者通过缩小瞳孔来提高景深以克服调节幅度的不足。但是瞳孔缩小会使进入眼睛内的光线减少,视网膜的照度下降,由此导致了阅读习惯的改变,阅读时喜欢更亮的光线。

(2)晶状体的改变:晶状体最大功能是参与调节,以便远近不同的物体都清晰的成像在视网膜上。15岁以前,晶状体的直径大约是9.00 mm,中年后晶状体的直径增加至近10.00 mm、厚度由15岁的3.61 mm增加到4.22 mm以上、密度增加且不均匀、弹性减小、颜色变深。晶状体的屈光能力增加,常导致屈光性近视;不均匀的晶状体的密度增加了光的散射而产生眩光;晶状体硬度增加使调节力下降导致老视的出现,在40岁以后几乎所有人都开始需要用矫正镜片来从事近距离工作。一般远视患者出现老视要早于近视患者,在我国,50岁以上的人散瞳后检查可发现,多数人有不同程度的晶状体混浊。

(3)前房的改变:晶状体的变大,导致前房的深度减小,加上生活节奏快、工作压力大,致使精神紧张,闭角型青光眼开始有更高的发病率。患者有眼球胀痛、眉棱骨痛、头痛、雾视、虹视(视灯周围有虹晕)等症状,尤其多见于女性。

(4)玻璃体的改变:随着年龄的增长机体代谢的变化,导致玻璃体中的杂质逐渐增加,出现玻璃体混浊、玻璃体液化,甚至更为严重的玻璃体后脱离产生的视网膜脱离。

(5)视网膜黄斑区的改变:视网膜黄斑区表现得更暗淡,且中心凹反光不明显,以不同程度的视力下降、视物模糊、视物变形、变小变色或眼前暗影为常见症状的中心性浆液性视网膜病变好发于此年龄阶段,男性远远高于女性,目前一致认为精神紧张、情绪波动、吸烟饮酒等因素与本病有关。

2.全身性疾病对眼睛的影响　一些全身性疾病普遍存在这一类人群中,并且都有可能影响到眼睛的健康,这些全身性疾病主要为内科疾病,其他相对较少见。

(1)内科疾病对眼睛健康的影响。

1)心血管疾病:动脉硬化常可累及眼动脉,可在视盘上的动脉见到锯齿样狭窄,黄白色粥样硬化斑块;高血压视网膜病变可见视盘边缘模糊、水肿、隆起,与周围水肿视网膜连为一体,视网膜上有大小不等放射状、火焰状白色软性渗出,黄斑区星芒状硬性渗出,视网膜动脉变细,静脉迂曲,起伏于水肿视网膜之间;感染性心内膜炎可导致点状或条状结膜下出血,眼睑皮下针尖样出血,伴有渗出的、火焰状、放射状视网膜出血,偶尔见伴有虹膜睫状体炎、转移性眼内炎等。

2)脑血管疾病:脑动脉阻塞多表现为眼暂时性视力丧失,若阻塞严重,如眼动脉完全阻塞时,视网膜明显水肿,视网膜中央动脉变细,同时可伴有角膜感觉减退,眼球运动障碍,眼眶深部疼痛等;颅内出血导致的脑出血可表现为瞳孔扩大或缩小、双侧瞳孔不等大、眼位偏斜、眼球震颤、眼底可见视盘水肿、视网膜动脉痉挛、变细、视网膜水肿、出血及软性渗出等。

3)消化系统疾病:肝硬化可在眼部表现为视力下降、夜盲、眼睑水肿、结膜下出血、角膜点状浸润或发生溃疡、混浊、巩膜颜色发黄、视网膜静脉迂曲、怒张、视网膜动脉管径变细、颜色变淡、视网膜上还可有黄色或黄褐色斑块、散在性出血点或出血斑等。

4)呼吸系统疾病:慢性支气管炎可见眼睑轻度水肿、结膜干燥、轻度充血、异物感、角

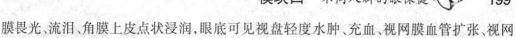

膜畏光、流泪、角膜上皮点状浸润,眼底可见视盘轻度水肿、充血、视网膜血管扩张、视网膜动脉变细等,病情严重者还可见于视网膜出血。

5)泌尿系统疾病:肾炎可导致眼睑水肿,尤其是在晨起时更明显,结膜水肿或结膜下出血,眼底可见视盘水肿,盘沿边界模糊不清楚,视网膜水肿、出血及软性渗出等。

6)血液系统疾病:贫血和白血病都能导致眼睛视力下降、视疲劳,急性者出现视野改变或夜盲,眼底可见视网膜深层或浅层后点状或火焰状出血、视盘水肿、视网膜静脉迂曲扩张等。

7)内分泌系统疾病:甲状腺功能亢进是典型的影响眼部健康的疾病,主要表现在眼球突出、复视、眼球运功障碍、眼睑退缩、睑裂增宽、角膜上缘巩膜上部分暴露、眼睑闭合不全由此引来的畏光、流泪、眼部灼伤痛等症状。

8)营养缺乏性疾病:维生素 A 缺乏会导致夜盲、结膜干燥失去正常光泽、角膜上皮失去光泽、角膜干燥增厚,若病情继续发展,角膜灰白或灰黄混浊、角膜上皮脱落、角膜感觉迟钝、溶解、坏死、极易发生感染使角膜穿孔,甚至眼内容物脱出等;维生素 B_1 缺乏有70%患者有眼部异常,当维生素 B_1 缺乏时,可以导致角膜知觉减退、角膜表面弥漫性灰白色点状浸润、周边细部小混浊、上睑下垂、眼肌麻痹、球后视神经炎等;维生素 B_2 缺乏,患者自觉有畏光流泪、异物感、视力下降,检查发现角膜周围有新生血管形成、角膜缘明显充血,随着新生血管的长入角膜可出现弥漫性表层角膜炎及深层角膜基质炎,眼睑水肿、睑缘发红糜烂、眼睑痒、痉挛、睫毛处有黄色薄痂,晶状体出现混浊,眼底可见视网膜上灰色或棕色斑点、黄斑部水肿等;维生素 C 缺乏可导致眼睑、结膜、前房、玻璃体、视网膜、眼眶等部位出血,角膜弥漫性点状混浊、上皮剥脱,有的可引起晶状体混浊、眼球突出;维生素 D 缺乏可导致眼球突出、眼睑痉挛、屈光不正、白内障等。

(2)外科疾病对眼睛健康的影响。

1)颈椎病:颈椎病是一种常见病,多发病,多见于长期伏案工作者。在眼部可表现为当增生性刺激或压迫交感神经时,眼部可出现球后痛,视物不清,畏光、流泪,患侧瞳孔散大等;当影响椎动脉供血时,可有视觉障碍,严重者可有眼缺血综合征,还可表现为一过性的黑蒙及低灌注视网膜病等。

2)颅骨骨折:颅骨骨折因损伤部位的不同在眼部常有不同的表现,如颅骨骨折时,出血流入眶内,在双侧眼睑、球结膜下和眼眶皮下形成瘀血斑,色青紫,呈现"熊猫眼征";视神经管损伤时,可使视力急剧下降,甚至目无所见,若治疗不及时或在抢救患者过程中忽略眼部症状,最终可形成视神经萎缩;颅前凹骨折时,可引起上下睑青紫肿胀,结膜下重度瘀血,眼球突出,眼眶皮下气肿等。

(3)神经疾病对眼睛健康的影响。如癔症,癔症属于神经官能症的一种,多是由于大脑皮质遭到强烈刺激,引起脑皮质和皮质下中枢功能失调所致,女性多见,发病较急或呈阵发性发作。在眼部常表现为眼睑痉挛、瞬目频繁,难以睁大;双眼视力突降至黑蒙,但瞳孔反射存在,眼底检查正常;有的患者全盲而走路毫无困难,眼球运动异常,甚至眼球固定;视野可缩小至管状,偶尔可见到螺旋状视野。

(4)口腔科疾病对眼睛健康的影响。龋齿是口腔科的常见病,多发病,轻度的龋齿对眼无任何影响,严重时则可作为病灶,引起"病灶感染",产生大量的细菌、毒素或免疫复合物随血液循环到全身各个器官,诱发眼部的过敏性炎症。其在眼部主要表现为视力下降,眼部疼痛、畏光、流泪、瞳孔缩小、虹膜纹理不清等虹膜睫状体炎症状;视盘水肿、视网膜静脉迂曲、扩张、黄斑水肿、渗出,甚至出血等视网膜脉络膜炎、视盘炎等症状;眼睑水肿、眼球突出、固定、运动受限等眼眶蜂窝织炎症状等。

(5)耳鼻喉疾病对眼睛健康的影响。

1)中耳炎:中耳炎是指中耳黏膜的化脓性或非化脓性炎症。当身体抵抗力减弱时,溶血性链球菌、金黄色葡萄球菌等致病菌入中耳引起炎症。严重者常并发乳突炎、耳源性脑膜炎、脑脓肿、颅内并发症等。在眼部常表现为同侧面部疼痛、患眼出现畏光、流泪、角膜感觉异常甚至面瘫、眼睑闭合不全;Gradenigo 综合征,头痛、眼球后疼痛、眼外肌麻痹;海绵窦血栓形成,头痛、呕吐、眼睑水肿、结膜水肿、眼球突出、视盘水肿、视网膜水肿等;眼球震颤,有的时候还可引起虹膜睫状体炎或视神经、视网膜炎等。

2)鼻咽癌:鼻咽癌是鼻咽部一隐蔽性肿瘤,多为淋巴上皮癌,临床上以脑神经损害症状、鼻部症状、耳部症状及颈淋巴结肿大为多见,当癌细胞转移侵害眼部时,眼部可出现以下相应病变,眼部可出现压迫或破坏视神经,出现视力下降,视神经萎缩、外直肌麻痹等。

(6)免疫性疾病对眼睛健康的影响。

1)类风湿性关节炎:类风湿性关节炎是一种以多关节炎为主要表现的全身免疫性疾病,起初表现为对称性关节炎,随着病情的发展,最终可导致关节畸形、僵硬、强直等。在眼部多表现为慢性结膜炎、角膜炎、巩膜炎、虹膜睫状体炎等,其中,虹膜睫状体炎反复发作,预后不良,可继发青光眼、白内障等。

2)重症肌无力:重症肌无力是一种由于神经肌肉间传导紊乱所致的慢性神经肌肉疾病,亦是受体异常疾病,该病常常累及眼部,表现为上睑下垂、眼球运动障碍等。

3. 视功能的改变　有资料表明,即使没有什么眼病,40 岁以后大多数人的视敏度下降,对比敏感度开始下降。确实,许多人年轻的时候视力是 1.5 甚至更好,而 40 岁后只能勉强矫正到 1.0。此外,一些视力检查良好但是仍然抱怨视物不清楚的人需要进行对比敏感度检查,当然首先要排除视野的病变。

(二) 中年人眼的保健

部分中年人眼睛抗菌能力差,眼睛最容易出现发炎、感染的情况。还有很多中年人容易出现经常流泪的情况,这都是眼睛老化的一种外在表现,因此,我们要加强对眼睛的保健。

1. 均衡饮食　在合理饮食、均衡营养的基础上,有针对性地对缺乏的营养进行补充。

(1)多吃含锌丰富的食物。血清锌水平与白内障发病率有关,一般认为,动物性食物较植物性食物含量丰富,且其中的锌容易被吸收。在动物性食物中,以牡蛎、鱼、瘦肉、动物内脏、蛋类中含锌量高;在植物性食物中,粗粮、海藻类、坚果、豆类、大白菜、萝卜、茄子中含锌较多。

(2)多吃含维生素 A、C、E 的食物。因为维生素 A 对于维持角膜、视网膜的正常功能是必要的,维生素 C 具有防止白内障形成的作用,它可减少光线和氧对晶体的损害。如果维生素 C 摄入不足,易于引起晶状体变性。中年人平时应多吃富含维生素 C 的食物有番茄、菠菜、洋葱、大白菜、四季豆以及草莓、橘子、柚、橙等。科学家指出,血液中维生素 E 含量低也会诱发白内障。因为维生素 E 降低时会增加氧化反应,易使晶体的蛋白质凝集变为混浊。饮食中适当吃些卷心菜、花菜、葵花子油、花生油、谷类、豆科、深绿色植物、肝、蛋和乳制品等,即可从中获得较多的维生素 E。最新的一个研究报告表明,膳食中摄入 β 胡萝卜素和其他类胡萝卜素最多的人较摄入最少的人患白内障的风险降低一半。膳食里含有丰富的维生素 A 可以使患白内障的风险降低 40%。β 胡萝卜素多含于深绿色叶片的蔬菜中。此外,橙色及红色的果蔬中也较多,如番茄、桃子、西瓜及胡萝卜等。动物的肝脏、蛋、奶是维生素 A 最好的直接来源,油菜、菠菜、荠菜、茴香、南瓜、番茄等蔬菜中所含有的维生素 A 原也能在肝脏转变为维生素 A。

(3)多吃含硒丰富的食物。硒是一种半金属元素,视觉的敏锐程度与硒有直接关系。人体缺硒能诱发晶体混浊而致白内障,早已被科学家所证实。富含硒的食物有鱼、虾、乳类、动物肝脏、肉类、坚果类等。

 知识拓展与自学指导

微量元素硒与视力的关系

眼保健不仅要有充足光照与合理应用视力,而且积极的补充营养素也越来越得到科学证实。维生素 A 能够提高夜间视力,早已被多数人认识并广泛应用。而微量元素硒对视力的作用至今知者甚少,重视不够。

山鹰的眼睛最敏锐,它能从 3 000 m 以上的高空看到地面上蛇的蠕动。生物学家们经过长期的研究发现,奥妙就在于鹰眼中含有极为丰富的硒元素,高出人类 100 多倍。硒对视觉器官的功能是极为重要的,科学测定,人体眼睛特别是眼球内的视网膜、虹膜、晶状体等与视力相关组织含硒量最高。硒被确定为形成视力不可缺少的元素。

硒能催化并消除对眼睛有害的自由基物质,从而保护眼睛的细胞膜。若人眼长期处于缺硒状态,就会影响细胞膜的完整,从而导致视力下降和许多眼疾如白内障、视网膜病、夜盲病等的发生。

除此以外,硒在人体内还能调节维生素 A 的吸收与消耗,硒的缺乏必然引起维生素 A 的代谢紊乱与缺乏,从而导致人视力受损。

目前,一些大城市的医院对眼病患者已开展硒治疗,临床表明,硒对提高视力确有明显的作用,能治疗白内障、视网膜病等多种眼疾。

2.合理起居 起居生活要规律。不要过度的劳累,注意休息,保持充足的睡眠;有节制的性生活;适当的运动以保持良好的呼吸系统、心血管功能;避免用力搬运重物、做仰卧起坐、举重等运动,尤其是高度近视者;合理安排好阅读时间和室外运动;保持良好的心理状态。

(1)维持良好的环境湿度。空气过于干燥时,体表、呼吸道及眼的蒸发作用强。通常在有空调的室内,空气会变得更加的干燥。适宜的湿度,有利于维持眼表的健康。使用空气加湿器或采用一些简单有效的方法,如地面上洒水、暖气上放水槽或放湿毛巾等。家庭室内最佳湿度应该是50%~60%。

(2)控制烟酒。吸烟和酗酒是许多眼病的危险因素。糖尿病患者吸烟容易促成眼底病变。调查显示年龄相关性白内障患者有长期吸烟和酗酒史。烟草中的尼古丁可致血管痉挛,造成视网膜、视神经血液供应障碍。球后视神经炎与酒精中毒有关。

3. 防治全身性疾病 积极处理包括动脉硬化、高血压、糖尿病、肝硬化、支气管炎、急性慢性肾炎、甲状腺功能亢进、血液病等威胁中年人健康的常见病和多发病,这些疾病,常常会累及眼部,如糖尿病性视网膜病变会严重威胁视力。因此,患糖尿病的人应该定期检查眼底。目前,医学界已有了很成熟的治疗该病的激光技术,对于控制该病的发展、保护视力有着重大的意义。全身疾病的控制是眼病预防和治疗的基础,中年人要对眼部病变有所认识,定期进行眼部检查,才能进行早期诊断和治疗。

4. 定期的眼科检查,及早发现常见眼病 临床中,常有一些中年患者认为自己因为年纪大了视力差一点是理所当然的,忽视了眼睛的病变,结果在后续的检查过程中筛查出许多其他的眼病,如:圆锥角膜、白内障、眼压异常、虹膜睫状体炎、视网膜炎、糖尿病性视网膜病变以及高血压性视网膜病变等,由于延误治疗造成了严重的后果,后悔不迭。由于中年人常见的眼病范围极广,几乎涉及眼科学的每一个方面,因此眼科检查不仅可以及时了解眼睛的健康状况,更可以对日常容易忽略的高血压、糖尿病等危险的健康杀手发出预先警报,定期眼检,相当必要。中年人常见的眼疾主要有以下几种。

(1)白内障。在我国,白内障目前仍然是最常见的致盲性眼病之一。人至中年时,身体各个器官的功能逐渐衰退,中老年人的主要眼病就是白内障,40%~70%的盲人是由白内障引起的致盲,该病不仅与年龄增长有关,与人们对该病的认识也密切相关。由于白内障早期没有明显症状,常常是病情发展到一定程度时患者才会感到视物模糊、视力下降,因此建议中老年朋友每半年进行一次眼科检查。

(2)老视。俗称"老花",是中老年患者最常见的眼部改变,因年龄的增长,眼睛的调节力下降引起。对患者来说,主要表现为看近物不清楚。严格说来,老视并非一种疾病,但是目前由于没有得到应有的重视,导致了许多眼部其他问题的发生。老视矫正最常见的误区是随便买眼镜。虽然老视的矫正有一定的经验性,而且和个人用眼习惯很有关系,但是要想达到满意的矫正效果,还是应该进行正规验光配镜,并且定期复查更换。随意购买不适合的眼镜会加重眼睛的调节负担,导致疲劳,结果出现眼睛酸痛、畏光、充血甚至头痛等症状,对视力的损伤很大,甚至会加速眼睛老花的程度。因此,戴一副合适度数的老花镜是非常必要的。出现老花眼症状需要马上配戴老花镜,而且一定要经过医院的全面检查,查清楚眼睛是否患有其他疾病。老花眼不能通过电脑验光来配镜,因为老花眼不仅是屈光的问题,它还涉及组织的老化和自身调节能力,应该到眼科做一个系统的检查。如果远、近视力都不好(大部分老年人都是如此),就需要做进一步的检查,如在裂隙灯显微镜下查角膜、前房、虹膜、瞳孔、晶状体等部位的情况。特别要看晶状体是否混浊,即是否有白内障(50~60岁的人有60%~70%患有白内障,年龄越大,患病率越高)。

(3)青光眼。当眼压高于正常或眼内组织不能承受某一水平的眼压时,会引起视神经的萎缩,损害视功能,医学上称之为青光眼。青光眼是仅次于白内障的第二大致盲眼病,该病引起的致盲占盲人数量的13%,随着年龄增大,青光眼的患病率会逐渐增高。慢性青光眼造成的视觉损害在相当一段时间内无明显症状,容易被忽视,偶尔感觉眼睛发胀、眼眶酸痛、轻度的视物模糊及虹视,因此患者并未意识到眼病的发生。由于慢性青光眼是可以通过检查早期发现的,因此青光眼高危人群要定期进行检查,一般认为青光眼高危人群是指:有青光眼家族史、高度近视眼(度数大于-600 D)、年龄大于50岁的人群,这些人最好定期进行眼压、视力、眼底及视野等方面的检查。急性发作的闭角型青光眼症状非常明显,一般不会被患者忽视,常常表现剧烈的眼痛、眼红、头痛、恶心呕吐及视力骤降。急性青光眼会使人短时间失明。一旦确诊为青光眼,要充分重视,用药切忌不规则、不坚持;如经药物治疗不能控制,要尽早考虑激光或手术治疗。但是慢性青光眼会使患者忽视,因为视力下降和视野缺失常常是在不知不觉中发生的,而且青光眼造成的失明是不可恢复的,因此,早期眼科检查相当重要。

(4)老年黄斑变性。黄斑区是视觉最敏锐的部位,老年人黄斑变性将导致视力减退。黄斑变性多发生于45岁以上的中老年人,年龄越大,发病率越高。患者早期对视力无影响或影响较微,当病变发展到一定程度,就会影响视力,尤其是眼底出血,将使视力急骤下降,是中老年人失明三大原因之一。其真正的发病机制不明,但普遍认为可能与年龄老化,以及长期紫外线照射有关。

(5)视网膜中央动脉阻塞和中央静脉阻塞。这两种疾病虽然只差一个字,但是症状、病因和结果都完全不同。中央动脉阻塞是老年眼病中最危急的一种眼病。视网膜的主要血供来自视网膜中央动脉,一旦阻塞,就会失去供给,发生功能障碍。发展极快,往往几十分钟内,视网膜功能就会完全丧失且不可逆转。动脉阻塞常发生在原有高血压动脉硬化或心脏病的患者,突然出现一眼视力下降或丧失,要立即去医院就诊,分秒必争进行抢救。中央静脉阻塞是视网膜回流的血管受阻,以眼底出血为主要表现。高血压、高血脂、糖尿病、青光眼、颈椎病等都可能导致静脉阻塞的发生。患者常常出现视力迅速减退,眼前有黑影飘浮、遮挡。静脉阻塞的后果因人而异,尚没有针对性的预防手段,因此,早期发现、早期治疗和定期随访非常重要。

(6)视网膜脱离。视网膜脱离近年来发病率有增多趋势,在中老年患者中并不少见。高度近视、外伤和视网膜脱离关系密切,许多视网膜脱离患者都有玻璃体混浊(飞蚊症)的前驱症状,当然,不是有了玻璃体混浊就一定发生视网膜脱离,但对于突然发生的伴有闪光感的飞蚊症,要特别加以重视,及时就诊、注意随访。视网膜脱离的治疗效果不仅与医生的手术水平相关,与患者对疾病的认识和重视也密切相关,及时就诊、早期手术能为获得较好疗效创造机会,拖延时间愈久,效果愈差。

(7)泪液分泌异常。①溢泪:倒睫刺激,慢性炎症,如结膜炎、角膜炎、睑缘炎等刺激,尤其是沙眼晚期都是引起老年人流泪的常见原因。另外,溢泪还可见于甲亢患者和帕金森病的患者。若发现有明显的溢泪情况,特别是同时有大眼角流黏液或脓液时,要及时到眼科医院检查,尽快医治,不能耽误。②干眼:人们眨眼时泪液随之均匀分布在眼球的表面,清洗了眼结膜上的灰尘,保持了眼睛的明亮。人的泪液分泌随着年龄的增长不断减少,所以老年人眼干燥症的发病率较高。此外,眼睛本身的病症,如角膜退化、睑缘炎、沙眼等也会引发干眼症。

六、老年人的眼保健

随着社会的发展,生活水平的提高,卫生保健事业的完善,可期望人的寿命会继续延长,人口老年化是我国即将要面临的问题。老年性眼病的患病率随高龄人口的增长而呈直线上升趋势,老年人盲和低视力的数量在增加。具有能够自理生活的视功能是保证老年人生活质量的一个基本条件。做好老年人的眼保健可减少老年眼病。

(一)老年人眼的特点

此期,眼部的变化比中年人更为明显,主要表现在以下几个方面。

1. 眼附属器官的改变　眼睑皮下组织疏松、眼轮匝肌定位不良,导致睑内翻或外翻;眼眶内的组织疏松,眶内组织外突形成明显的眼袋;眼部组织的毛细血管变细、变脆,导致一些疏松的结构组织容易出血,如眼睑皮下出血、球结膜下出血、视网膜出血等;基础泪液分泌继续下降,干眼症发病率更高;眼外肌肌力明显下降,集合、散开问题出现,融合功能减退,出现复视;结膜暴露部分累积的局部组织变性,形成了翼状胬肉;角膜退行性改变出现老年环;瞳孔缘动脉硬化或更大的景深代偿调节幅度使得瞳孔缩小,对光反应迟钝。

2. 晶状体的改变　晶状体直径较中年继续增大,甚至超过 10 mm,厚度也增大,大于4.51 mm,此时晶状体无论直径、厚度、密度、弹性相对中年人都发生了巨大的变化,调节幅度继续下降,几乎丧失调节能力。阅读问题更加突出,并且由于密度改变出现眩光。

3. 前房的改变　前房继续变浅,闭角型青光眼发病率更高,开角型青光眼也明显高于中年人。

4. 玻璃体、视网膜的改变　玻璃体更为混浊,视网膜的老化在黄斑区更加突出,糖尿病性视网膜病变、高血压眼底病变、视网膜中央静脉阻塞、视网膜中央动脉阻塞也是老年人主要高发的眼病。

5. 视功能的改变　随着年龄的增加,视敏度继续下降,表现在弱照明下视力的减退,主要因素还有瞳孔的变小,视网膜有效光照度下降,衍射现象更加明显。

(二)老年人的眼保健

老年人的眼病和中年人基本相似,因此,预防保健的具体内容有许多共同点,可以参照中年人眼保健内容。在此,主要针对老年人常见的眼病进行保健预防进行阐述。

1. 均衡饮食　维生素 C 具有防止白内障形成的作用,它可减少光线和氧对晶状体的损害。因此,老人平时应多吃些富含维生素 C 的番茄、菠菜、洋葱、大白菜、四季豆等新鲜蔬菜和草莓、橘子、柚、橙等水果。

2. 合理起居　劳逸结合是老年人健康的首要条件,做一些轻松的运动如散步、慢跑、体操、太极、跳舞等可以增加老年人自身的素质,提高抵抗力,减少感染性眼病的发生。老年人对于缺氧比较敏感,最初感觉有头晕、嗜睡、头痛、视疲劳等,合理的安装通风设施或使用具有制氧功能的仪器可以改善室内空气质量。尽量保证室内空气不能过于干燥,以免老年人出现眼干燥症。室内光线不能过暗,否则,会继发青光眼发作。总之,保持老年人的身体、心理健康都有利于老年人眼部的健康。

3.良好的用眼卫生　调节幅度下降,使得老年人近距离阅读必然出现视疲劳,阅读、看电视等近距离活动要适当地加以控制,如果老年人此类活动较多,可以近距阅读使用近用眼镜,如有集合问题可以借助基底朝外的棱镜来帮助老年人近距离活动、工作,减少视疲劳。同时老年人可以做闭目、搓头、击鼓、转眼、远眺等来保护眼睛。

4.定期眼科检查　眼科检查的内容与中年人基本相同,可直接参照中年人眼科疾病保健预防。

5.防治全身性疾病　一些全身性疾病可以影响眼的健康,早期发现并给以适当的治疗可以减缓疾病的发展速度,降低眼部受累的风险。重点是预防心脑血管疾病,改善血液流变学、血流动力学指标可以减少视网膜血管阻塞的发生,大大降低老年人出现低视力、盲的发生。

 知识拓展与自学指导

β 胡萝卜素的作用与功效

(1)β 胡萝卜素犹如天然眼药水,帮助保持眼角膜的润滑及透明度,促进眼睛的健康。

(2)β 胡萝卜素是对抗自由基最有效的抗氧化剂之一。

(3)β 胡萝卜素强化免疫系统,增强抵抗力。

(4)β 胡萝卜素预防癌症,降低口腔癌、乳癌、子宫颈癌、肺癌等概率。

(5)β 胡萝卜素预防白内障,有助于保护眼睛晶体的纤维部分。

(6)β 胡萝卜素预防心血管疾病。

(7)β 胡萝卜素转化成维生素 A,帮助保持肌肤与器官内腔黏膜系统正常化。

(8)β 胡萝卜素增强生殖系统和泌尿系统功能,提高精子活力,预防前列腺疾病。

(9)β 胡萝卜素改善和强化呼吸道系统功能。

任务三　环境对视觉的影响

 问题引导

一名患者主诉最近视力下降较为严重,通过系统眼科及视光学检查发现,患者的近视度数一直在加深,医生为其排除了病理性近视,在进行系统问诊时,患者提到每天晚上玩电脑时间较长,并且喜欢关闭房间其他光源,根据上述结果推断患者度数一直增加的原因及改善措施?

环境与人的生活息息相关,良好的环境有助于人的身心健康,对于视觉关系密切的主要是视觉环境和光环境。

一、视觉环境

(一)视觉陈示

1. 视觉陈示的定义 视觉陈示是指各种视觉信息通过一定的形式陈列显示出来。陈示有多种多样,视觉陈示顾名思义即是以视觉为感觉方式的形式来传递各种信息。

视觉是人们与周围环境接触的主要方式,生活中大量的信息都通过眼睛传递给我们的大脑,然而这大量的信息并不是都对人有用,如何根据眼睛的特征,使需要的信息更容易被视觉接收、接收的更准确,这就是视觉陈示研究的问题。如交通标志何种形式为好;哪种光适合作夜间标志;标志的大小尺寸如何等。

(二)视觉陈示的原理

良好的视觉陈示比只是可以看更需要选择和设计,首先,良好的陈示要表现出易于使人了解和解释的形式,良好的视觉陈示应注意以下几个因素:

1. 视距 视觉陈示的视距对细节的设计,位置及色彩和照明等的处理都非常重要,如一般的书和地图都是设计成不超过40.64 cm的观看距离,而有些陈示象控制台等通常为不超过手臂的长度(71.12 cm)。还有些标志如路标则设计成很远。

专家对观察行为的研究表明,博物馆成年观众的视区仅仅是他水平视线 0.3 ~ 0.91 m的范围,平均视距为7.3 ~ 8.5 m(据笔者在博物馆中所做的现场观察,观众的视距与陈列物品的尺寸有关,美术馆观众的视距远小于上述数字。当画幅在 0.6 m×0.6 m 左右时,观众的平均视距为0.8 ~ 1.2 m,当画幅在 1.2 m×1.2 m 左右时,观众的平均视距则为 2.5 ~ 3.0 m)。陈列室空间形状和放置展品的位置都要考虑这个有效范围,否则会造成眼睛的疲劳,甚至造成错觉,减少可能加速眼睛疲劳的一个有效方法是改变放置展品的水平面,以便眼睛在观看时可以不断调节焦距而不是固定在某一点上。有关观察行为的另一些研究还表明,眼睛喜欢在视区内进行跳跃和静止两种形式的运动,即"游览"和"凝视"。大部分接受试验的人首先凝视所看材料的上方某一点,然后移向视区中心的左边,了解这一点对布置展览很重要。

2. 视角 一般来说,当视觉陈示在水平方向上最容易看,但有时因条件的限制,此时应注意因视角造成的视差和视物不明。

3. 照明 有些陈示本身是光亮的,有些则要靠其他光源的照明,有些要在较暗环境,有些则要求较佳的照明。有时需要强烈的色彩,有时则要接近自然光。

4. 环境状况 视觉陈示总是在一定的周围气氛中,如坐在汽车或火车中。良好的设计应避免不利的情况,使视觉陈示在其环境中设计适当。

5. 整体效果 有时视觉陈示不是孤立的,这时应能保证表现方式因内容而异,人们应能迅速地找到所需的陈示内容。

(三)良好视觉陈示检查表

▶陈示的方式是否可理解、判断的更快、更准确。

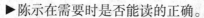

▶陈示在需要时是否能读的正确。

▶有否暧昧不明易于出错。

▶变化是否易于发现。

▶是否以最有意义的形式表现内容。

▶陈示与实际情况的对应关系。

▶陈示是否与其他陈示有分别。

▶照明是否满足。

▶是否有视差及歪曲。

（四）视觉陈示的方式及设计要点

视觉陈示的方式多种多样，如光线、显像管、仪表、图形、印刷等。通常大致可分为两种：动态和静态。随时间变化的为动态的；固定不变的为静态的。动态的多数是仪表和显像管等，静态的大多数是各种标识，如标志、图片、图形等。

1.周围照明　周围照明是指屏幕外的照明，长期以来人们总以为周围的照度最好是黑暗的，其实并非如此。实验表明：屏幕黑暗部分的明度与周围的明度相一致时观察效果最优。过暗易造成视觉疲劳。

2.暗适应　在显示器前工作的场所应注意的问题是：一是人眼要适应显示器的亮度；二是周围环境不宜过暗以造成需要观察周围时的暗适应问题。

3.屏面的大小和位置　因为人的视野是一定的，在较少移动目光的情况下，人观察的范围是一定的，它与屏幕有一定的关系，过大则人只能观察到中心的信息。而过小则会造成视觉疲劳且只注意边缘的信息，因此屏幕的面积与视距是成一定比例关系。屏幕的位置最好与人的视线垂直，视点在屏幕的中心。

二、光环境

我们生活和工作中的大量活动，都需要良好的光线，而光线的来源有两种，自然采光和人工照明。天然采光与人工照明不同，且主要是建筑上的问题。照明设计的好坏对工作和生活的影响很大。因现代建筑的内部空间越来越复杂，因此完全采用天然采光已不可能。因此光环境的设计更显重要。

（一）光环境设计的一般要求

▶适当的亮度。

▶工作位置的照明。

▶工位与背景的亮度差。

▶眩光和阴影的避免。

▶暗适应问题。

▶光色。

（二）光环境分类

1.天然光环境　天然光环境的光源是太阳。直射日光的光强度为 2.838×10^{27} cd。在大气层外，日光法线平面上的平均照度为 125.4×10^3 lx。日光穿过大气层时被大气中的气体分子、云和尘埃扩散,使天空具有一定的亮度。地球上接受的天然光就是由直射日光和天空扩散光形成的。通常以地平面照度、天空亮度和天然光的色度值来定量描述天然光环境。地面照度取决于太阳高度角、天空亮度和大气透明度。晴天,大气透明度 T=2.75 时,直射日光在地面上产生的照度按下式计算:

$$ES = 130\sin\nu\exp(-0.2/\sin\nu)\times10^3(\text{lx})$$

式中,ES 为直射日光在地面上产生的照度;ν 为太阳高度角(度);$\exp(-0.2/\sin\nu)$ 为 T=2.75 时采用的大气透过率函数。

晴天天空和全阴天空光在地面上形成的照度可分别用下式计算(T=2.75 时):

$$晴天 \ Ea = (1.1+15.5\sin0.5\nu)\times10^3(\text{lx})$$

$$全阴天 \ Ea = (0.3+21\sin\nu)\times10^3(\text{lx})$$

式中,Ea 为天空光在地面上产生的照度;ν 为太阳高度角(度)。日光在可见光波长范围内,光谱能量分布比较平衡,所以彩色物体在天然光下的显色性能优良。日光的色度坐标 $x=0.3172$,$y=0.3263$,相应色温为 6 275 K。

在世界不同的地区,由于气象因素(日照率、云、雾等)和大气污染程度的差异,光环境特性也不相同。因此,须要对一个国家和地区的天然光环境进行常年连续的观测、统计和分析,取得区域性的天然光数据。这是研究天然光环境的一项首要工作。

2. 人工光环境　为了利用天然光创造美好舒适的光环境,环境光学还要研究天然光的控制方法、光学材料和光学系统。这方面的成果已为建筑采光普遍应用。近年又发展了通过定日镜、反射镜和透镜系统,或是用光导纤维将日光远距离输送的设备,使建筑物的深处以至地下、水下都能得到天然光照明。

(三)光和视觉的关系

在人的各种感官和知觉中,眼睛和视觉至关重要。人靠眼睛获得 75% 以上的外界信息。光源发出的光照射在物体上,被物体表面反射,因物体形状、质地、颜色的差异造成入射光在强弱、方向和光谱组成上的不同变化。这些光信号进入眼睛,在视网膜上形成图像。图像传至大脑,经过分析、识别、联想,最后形成视觉。由此可见,没有光,就不存在视觉,人类也无法认识和改造环境。人借助视觉器官完成一定视觉任务的能力叫作视觉功能。眼睛区分识别对象细节的能力和辨认对比的能力,是表述视觉功能的常用指标。两者都受照明量的影响而且彼此相关。研究视觉功能与照明条件之间的定量关系,为制订照明标准提供依据,是环境光学的重要任务。30 年来,世界各国就视觉功能和照明对人的生理及心理影响等问题开展了大量研究工作。国际照明委员会总结各国的研究成果,先后发表《对照明在视觉功能方面进行评价的统一方法纲要》(1972 年)和《描述照明参量对视功能影响的分析模型》(1978 年)等文件,提出了根据视觉功能选择照明标准的统一方法。中国科学工作者近年也在实验室条件下,对青年工人的视觉功能进行了试验研究,证实了照度、视角和对比三者的相互关系。视觉与触觉不同。触觉单独感知一个物体的存在,视觉感知的却是全部环境。因此,视觉功能不但与识别对象的照度有关,还与整个光环境的质量,包括光的表观颜色、环境亮度、光的方向、光源的显色性能、直射与反射眩光等有密切联系。优良的光环境能提高人的工作效率,保护人的健康,使人感到安全、舒适、美观,产生显著良好的心理效果。所以,研究光环境的质量评价指标,同样具有十分重要的意义。

(四)光污染及其防治

人类活动对光环境造成危害,使人的视觉和健康受到影响的现象称为光污染。例如,城市大气污染严重,空气混浊,云雾凝聚,造成天然光照度减低,能见度下降,致使航空、测量、交通等室外作业难以顺利进行。又如城市灯光不加控制,夜间天空亮度增加,影响天文观测;路灯控制不当,照进住宅,影响居民休息等。另外,大功率光源造成的强烈眩光,某些气体放电灯发射过量的紫外线,以及像焊接一类生产作业发出的强光,对人体和视觉都有危害。为了防治光污染,需要弄清形成光污染的原因和条件,提出相应的防护措施和方法,并制订必要的法律和规定,目前主要从以下几个方面进行防治。

1. 光环境设计　光环境设计是现代建筑设计的一个有机组成部分,其目的是追求合理的设计标准和照明设备,节约能源,使科学与艺术融为一体。

2. 光环境与空间的关系　光环境和空间两者有着互相依赖、相辅相成的关系。空间中有了光,才能发挥视觉功效,能在空间中辨认人和物体的存在;同时光也以空间为依托显现出它的状态、变化(如控光、滤光、调光、混光、封光等)及表现力。

在室内空间中光通过材料形成光环境,例如光通过透光、半透光或不透光材料形成相应的光环境。此外,材料表面的颜色、质感、光泽等也会形成相应的光环境。

3. 光环境影响因素

(1)照度和亮度:保证光环境的光量和光质量的基本条件是照度和亮度。在光环境中辨认物体的条件有:物体的大小、照度或亮度、亮度对比或色度对比和时间。这些因素相互关联、相辅相成,其中只有照度和亮度容易调节,其他三项较难调节。可以说,照度和亮度是明视的基本条件。

照度的均匀度对光环境有直接影响,因为它对室内空间中人们的行为、活动能产生实际效果。但是以创造光环境的气氛为主时,不应偏重于保持照度的均匀度。

(2)光色:光色指光源的颜色,例如天然光、灯光等的颜色。按照国际照明委员会标准表色体系,将三种单色光(例如红光、绿光、蓝光)混合,各自进行加减,就能匹配出感觉到与任意光的颜色相同的光。此外,人工光源还有显色性,表现出它照射到物体时的可见度。在光环境中光还能激发人们的心理反应,如温暖、清爽、明快等,因此在光环境中应考虑光色的影响。

混光是将两种不同光色的光源进行混合,通过灯具照射到被照对象上,呈现出已经混合的光。在光环境中往往也用混光。

激光是某些物质的原子中的粒子受到光或电的激发时由低能级的原子跃迁为高能级的原子,由于后者的数目大于前者的数目,一旦从高能级跃迁回低能级时,便放射出相位、频率、方向完全相同的光,它的颜色的纯度极高,能量和发射方向也非常集中。激光常用于舞厅、歌厅以及节日庆典的光环境中。

(3)周围亮度:人们观看物体时,眼睛注视的范围与物体的周围亮度有关。根据实验,容易看到注视点的最佳环境是周围亮度大约等于注视点亮度。就一般经验而论,周围环境较暗,容易看清楚物体,但是周围环境过亮,便不容易看清楚。因此在光环境中周围亮度比视觉对象暗些为宜。

(4)视野外的亮度分布:视野以外的亮度分布指室内顶棚、墙面、地面、家具等表面的亮度分布。在光环境中它们的亮度各不相同,因而构成亮度对比。这种对比当然会受到各个表面亮度的制约。

(5)眩光:在视野中由于亮度的分布或范围不当,或在时空方面存在着亮度的悬殊对比,以致引起不舒适感觉或降低观看细部或目标的能力,这样的视觉现象称为眩光。它在光环境中是有害因素,故应设法控制或避免。

(6)阴影:在光环境中无论光源是天然光或人工光,当光存在时,就会存在着阴影。在空间中由于阴影的存在,才能突出物体的外形和深度,因而有利于光环境中光的变化,丰富了物体的视觉效果。在光环境中希望存在着较为柔和的阴影,而要避免浓重的阴影。

任务四　电磁波对视觉的影响

问题引导

> 一患者主诉今天路过一家维修门店,见到师傅正在进行电焊,患者注视了一会,回家后感觉眼睛剧烈疼痛,根据上述主诉,患者眼睛为何会出现上述症状,应该如何预防?
>
> 患者主诉下雪天早晨出门,突然觉得眼睛睁不开,之后眼睑充血、疼痛、视物模糊,根据上述主诉,患者眼睛为何出现上述症状,应如何预防?

通过本任务的学习,解决上述两个问题,并归纳上述两个病例中患者出现眼疾可能的因素。

人类的健康与环境相关,特定的生活、工作环境可以影响眼的健康。如长期使用视频终端的人群,长期居住在高原地区的人群,长期从事驾驶、航海、航空、观测等暴露于有强烈紫外线的大气环境中的人群,从事电焊、紫外线消毒灯下的人群、从事车、铣、磨、钳等金属切削和其他冷加工的人群,进行熔炉和其他热加工,使用 X 射线激光加工或研制的人群,在农业、化工业、建筑行业中具有腐蚀性或强酸强碱的气体、液体、固体环境中的人群,生产、运输、使用有爆炸性物品的人群眼健康的情况具有明显的环境或行为特征,此外,孕妇的内环境改变产生的眼健康问题也有其特殊性。因此,对于特殊的人群给予针对性的眼预防保健措施是非常必要的。

一、微波暴露下作业人群的眼保健

近年来随着社会的发展,微波在通讯、工农业生产和日常生活得到广泛的应用,由于眼内含水量高,容易吸收辐射能力,且眼内容物血管少,热交换很慢,使其在微波致热的时候极易损伤,故眼内组织是微波重要作用的靶器官之一。

（一）微波暴露下人群的眼健康问题

1. 角膜损伤　角膜位于眼的前表面，受辐射的概率很大，眼组织损伤与辐射强度呈正比，微波对角膜的损伤主要是由于热效应。临床上表现为角膜各层组织对微波的敏感性不同。微波照射后，角膜上皮损伤较重，而内皮细胞损伤较轻，角膜基质层以及后弹力层对毫米波不甚敏感。表现为角膜水肿、脱落、小剂量微波引起的角膜上皮损伤可以再生恢复，不留任何痕迹，而内皮细胞没有再生能力，受损伤后的修复主要靠周围组织细胞移行和体积增大，故微波能量足够大时，就可能作用到深层结构。

2. 白内障　晶状体是眼球中含水量最丰富的组织，易于吸收微波辐射能量，导致晶状体温度升高，同时由于无血管，热交换很慢，容易受微波辐射损伤，这是微波热辐射效应。另外，低强度微波辐射的非热作用可以导致非肉眼可见的晶状体生物效应，引起晶状体上皮细胞的细胞凋亡、蛋白表达或功能异常，使之不能维持正常晶状体正常生理状态，诱发白内障。临床上表现为视力逐渐下降，检查见晶状体混浊。

3. 视网膜损伤　微波对视网膜损伤目前还有争议。一般认为微波辐射一方面破坏视网膜细胞内抗氧化系统，另一方面引起视网膜细胞内脂质过氧化反应，使细胞内产生大量的自由基，细胞内抗氧化与氧化失去平衡，从而诱发细胞死亡。

（二）预防保健

一般日常生活中接触的微波，例如微波炉等对人体基本无害，对于工业中接触微波的工人应该穿戴防护微波的防护服，配戴抗辐射的眼镜来进行预防损伤，严格按照工厂安全生产标准执行，定期检查眼睛，如发现眼部有不适，及早就医。

二、紫外线暴露下人群的眼保健

光辐射可以分为三大类：紫外线、可见光、红外线。红外线一般不对眼睛造成危险。日常生活中，主要对眼造成伤害的为紫外线。自然界的主要紫外线光源是太阳。太阳光透过大气层时波长短于290 nm 的紫外线为大气层中的臭氧吸收掉。紫外线是位于日光高能区的不可见光线。依据紫外线自身波长的不同，可将紫外线分为三个区域，即 UVC（200～280 nm）、UVB（280～320 nm）和 UVA（320～400 nm）。其中 UVC 危害最大，但是 UVC 一般被大气层中的氧、氮和臭氧层吸收。

（一）紫外线暴露人群的眼健康问题

对于紫外线，当其波长缩短时，透过角膜的能力也随之减少，但吸收率却显著增加，370 nm 时，透过率为90%；330 nm 时为80%；305 nm 时为50%，300 nm 时为25%，290 nm 时仅为2% 的紫外线可穿过角膜进入眼内，其余的98%—半为角膜上皮吸收，一半为角膜间质吸收。如果波长继续降至230 nm，则约97.3% 被上皮吸收，几乎没有进入眼内。

紫外线对眼的伤害主要是短波（远）紫外线引起的。一般认为，紫外线波长在280 nm 时，对角膜的损伤力最大，而波长在310 nm 以上或254 nm 左右时，其作用相对减低。有关文献指出对角膜最有效的波长是288 nm，而角膜上皮的最佳吸收率是265 nm，亦即核蛋白的吸收波长，说明角膜的无核反应不是由于核蛋白的吸收，而是由于细胞质内的球蛋白和白蛋白的选择性吸收所致。所以,作用于角膜的紫外线是波长在 320 nm 以下的远(短波)紫外线。然而波长为 280～400 nm 波长的射线可以透过角膜到达晶状体。晶状体吸收了 UVA 中短波长的射线,加上玻璃体吸收最大至 270 nm 的射线,其他 350～400 nm 波长的射线会抵达正常眼视网膜。如果晶状体摘除患者,280～400 nm 波长的射线都会达到视网膜。

若在无任何防护情况下受到紫外线过度的直接照射,会造成眼的辐射性损伤。如电焊工作时不戴防护面具;长时间在紫外线反射光强烈的雪地、高原、海边或干燥的海港等地方活动,均会对眼造成伤害,常见以下几种眼疾。

1. 电光性眼炎或雪盲　户外常见电工焊、雪地水面反光等造成眼部紫外线损伤,紫外线对组织有光化学作用,使蛋白质凝固变性,其中波长为 280 nm 的紫外线对角膜损伤能力最强。其早期症状有剧痛、怕光、眼睑痉挛、泪如泉涌,灯光照射到眼睛,病情加重,检查眼睛发现有充血,面潮红,角膜有弥散的点状混浊,荧光素染色阳性,角膜知觉减退,瞳孔痉挛性缩小。

2. 白内障　损伤晶状体的紫外线为长波紫外线(近紫外线),其波长为 320～400 nm 的紫外线,主要被晶状体所吸收。但动物试验证明,只有使用足够破坏角膜的大剂量紫外线,才能损坏晶体。从流行病学角度调查,老年性白内障的发生率,热带地区高于温带地区,氧化损伤是导致白内障最主要的因素,常常表现为视力无痛性下降,检查见晶体后囊下皮质出现混浊,白内障核多呈棕色,或者可呈黑色。

3. 光损伤性视网膜病变　紫外线对视网膜的损伤很大程度还取决于晶状体的状况,晶状体可以吸收紫外线,保护视网膜不受紫外线的损伤,这种保护随着晶体的老化而减弱,而无晶状体眼、普通人工晶状体无法有效地滤过紫外线,加上人工晶状体的聚光作用,极易造成视网膜损伤,白内障手术后囊性水肿发生率显著高于白内障患者。常见于无晶状体眼、普通人工晶状体眼患者,紫外线照射后可出现中心暗点和中心视力下降,眼底表现微黄斑囊性水肿,黄斑中心凹反光点消失,晚期黄斑部色素紊乱。

4. 睑裂斑　眼长期吸收紫外线光谱中不同波长的射线,会引起累积效应,从而导致眼的病变。如长期暴露在 UVA 和 UVB 紫外线辐射下还可形成睑裂斑,表现为在近角膜缘处的球结膜区出现基底朝向角膜、宽度 3 mm、三角形隆起的斑块,通常两眼呈现对称性,病变初期为灰色的,后逐渐变为黄白色。

5. 翼状胬肉　在翼状胬肉发病的研究中发现,该病主要发生在那些充满阳光,灰尘和刮风的地区,而且地理纬度与翼状胬肉有较大的关系,多见于中年以上的人群,常见于户外工作者,尤其是长期室外劳动者更为多见,且随着年龄的增长而增大,故一般认为翼状胬肉的发生与长期受到风沙、烟尘、尘埃、日光(紫外线辐射)、花粉等过度刺激有关。近来报道也提到,近地球赤道和户外工作的人群如渔民和农民,翼状胬肉发生率较高。

(二)预防保健

紫外线强度弱或接触时间短,眼自身的防护功能可阻挡绝大部分紫外线。如眼球的横向排列方式及眼相对眼眶形成的凹陷构造,可有效地遮挡部分紫外线辐射。而突出的眉毛、鼻子、脸颊,也可以阻挡来自各个方向的紫外线。此外,人体一些自然机体反应,如对自然亮光皱眉、眯眼,以及当眼睑遇到强光时会反射性眨眼、闭眼、瞳孔缩小等都能提供有效的保护。

针对紫外线采取的预防保健措施主要有以下几个方面。

1. 避免眼直接暴露在阳光下　户外运动时可戴遮阳帽。太阳光非常强烈时进行户外活动最好配戴太阳镜,不仅可以防护紫外线,也可以解决眩光问题。紫外线对人眼的损伤主要决定于紫外线的波长、辐射时间和辐射强度以及人眼自身防护机制的强弱。太阳镜之所以能够阻挡紫外线,是因为镜片上加了一层特殊的涂膜,但镜片的颜色深浅只影响可见光吸收性能,与抗紫外线能力无关。抗紫外线能力决定于镜片材质,而不是颜色深浅,例如添加了吸收紫外线的化学物质的玻璃、聚碳酸酯镜片可以是无色的,但他们都具有紫外线防护功能。另外,在强光下佩戴不防紫外线的太阳镜比不戴眼镜危害更大,严重的会诱发白内障等疾病。

2. 配戴防护眼镜　儿童期、白内障手术后及无晶状体眼更应该做好紫外线的防护工作,因为10~12岁左右儿童的晶状体对紫外线十分敏感,人工晶状体植入者更容易患上老年黄斑性病变。长期居住在高原地区的人群,长期从事驾驶、航海、航空、观测和户外运动等暴露强烈紫外线下的人群,或者从事电焊、紫外线消毒灯下的人群都应该戴用紫外线的防护眼镜,以减少紫外线辐射引起的角膜、晶状体和视网膜损伤。因屈光不正需要戴矫正眼镜者,需要选择具有紫外线过滤功能的镜片来保护眼睛。

3. 正确的选择防护眼镜　常用的防护镜片有镀膜镜片、染色镜片、偏光镜片和变色镜片。这些镜片自身都与紫外线无关系,但这些镜片大多数都添加了有阻挡紫外线的材料。

(1)镀膜镜片:就是在镜片表面加多层的减反射膜,以减少镜面反射,增加透光率,确保视觉清晰,增加美感,并减少红、紫外线对眼睛的损伤。

(2)染色镜片:镜片染色可以减少达到眼睛的光线密度,而获得更舒适的视觉效果。染色镜片具有不同光线的滤过功能。多数染色镜片能阻止70%~90%的光线。部分染色镜片只能过滤特定波长的可见光,从而不能过滤其他波长的光线。多种颜色选择的染色处理也具有装饰功能,各种染色镜片的特点如下。

1)灰色片:灰色镜片的作用是能均衡吸收任何色谱。因此,配戴灰色眼镜观看景物,景物稍微变暗,但不会有明显色差,感觉看事物时较为真实、自然。

2)茶色片:茶色镜片能滤除大量蓝光,可以改善视觉的对比度和清晰度,通常在多雾天气、污染大的环境下配戴效果好。

3)绿色片:绿色镜片一方面吸收光线,另一方面最大限度地增加到达眼睛的绿色光。所以,配戴绿色眼镜的人,会有凉爽、舒适的感觉,起到缓解眼睛疲劳,适合眼睛容易疲劳的人士使用。

4)蓝灰片:蓝灰镜片与灰色镜片作用相似,同属于中性镜片,但颜色比灰色片深,吸收更多阳光中的可见光。

5)水银片:水银镜片表面采用高密度的镜面镀膜。这样的镜片能大量地吸收入射光,而且把入射光反射出去,适合户外、沙滩、雪地运动人士配戴。

6)黄色片:黄色镜片严格地说,不属于太阳镜片的范畴。因为,黄色镜片几乎不吸收可见光,但其优点在于,多雾环境或黄昏的天色时,黄色镜片可以提高对比度,提供更准确的视像,所以又称为夜视镜。适合驾车人士使用。

7)装饰片:浅蓝色、浅粉红等其他染色镜片,由于染色材料的特性原因,不吸收阳光中的可见光和紫外线。因此,这些镜片的作用是装饰性高于实用性,适合追求时尚的一族。

(3)偏光镜片:偏光镜片的主要功能是有效滤除反射光和有害紫外线,它具有一种特殊的过滤材料-偏振膜,偏振膜与镜片胶合制造偏振镜片,偏振膜是偏光片的核心部分,偏光片的功能主要取决于偏振膜。阳光向四面八方照射,当射到物体上时,光线重新定向反射出来,形成水平及垂直两种反射光,前者就是造成目眩的乱反射光,如果让它进入眼睛,视网膜上的神经在它的电场作用下,比较容易产生疲劳的感觉,而且视物不清。要清除眩光,只有将这些无用偏光过滤掉。所以,偏光眼镜解决一般有色玻璃镜片或塑胶片无法克服的反射偏光,使视物更清晰、更柔和,增加视觉美感。目前市场上,不同颜色的偏光镜可见光的透过率也不一样,例如淡灰色偏光镜,可见光的透过率为35%~43%;黄色偏光镜,可见光透过率为68%~71%,而淡茶褐色偏光镜,可见光透过率仅为18%~27%。

 知识拓展与自学指导

偏光片

偏光片由十一层材质组成:第一层为偏光层,是偏光镜片的核心,提供99%的偏光效果,有效地吸收垂直透光轴的反射眩光;第二、三层是黏接层,它保障偏光镜片有效地抵抗切割、烘弯、裁片并保障偏光镜片暴露在恶劣环境下仍然有效;第四、五层为紫外线吸收层,它使偏光镜片能吸收超过99%的UVA和99.9%的UVB;第六、七层为防冲击强化层;第八、九层是偏光颜色层,降低透光率以提供良好的保护;第十、十一层是超硬耐磨层,有效防止镜片的表面划伤。

三、红外线暴露下人群的眼保健

波长为3 000 nm以上的红外线,角膜可以完全吸收,3 000 nm以下不同波长的红外线,则透过率不同。例如,在2 300 nm时,透过率为25%,1 650 nm时为65%,1 200 nm时为80%,1 000 nm时为100%。这些透过角膜的红外线,如果波长为2 700 nm,可以全部被房水吸收;如果波长为2 300 nm,大部分将被晶体吸收;波长为1 600 nm时,全部将由玻璃体吸收。晶体是一个很活跃的吸收组织,其透光率随年龄及晶体核硬化的程度而异,其吸收率则与晶体内的类蛋白含量有关。

(一)红外线暴露下人群眼的健康问题

1.红外线性白内障　主要原因是红外线间接和直接作用晶状体,晶状体的组织发生水解变性,后发生凝固变性。临床上常表现为视力无痛性下降,检查见晶体后囊下皮质出现混浊,由视轴区向赤道部扩展,前囊下皮质成点状、线状混浊。

2.光视网膜病变 近红外线大剂量照射可透过屈光间质聚焦于后极部视网膜,产生闪光灼伤,波长短的主要为感光细胞吸收,波长较长的主要为色素上皮和脉络膜色素吸收。临床上常表现为急性视网膜病变。如日蚀性视网膜病变发病急,多见双眼,表现视物模糊、畏光、闪光幻觉、色觉以及形觉异常,中心暗点。眼底:黄斑颜色改变,呈暗褐色,重者黄斑灰白水肿,中心凹反光消失,黄斑有出血斑点,晚期黄斑囊样变性,甚至黄斑裂孔。慢性视网膜病变时无明显主观症状或视力有轻度的改变,眼底检查见黄斑部色素紊乱和黄白色不规则斑点。

(二)预防保健

红外线一般很难到达到眼睛。接触红外线的特殊职业工作人员应戴含氧化铁的特制防护眼镜。定期眼科检查排除眼疾,如果出现急性视网膜灼伤可给以激素治疗、视网膜神经保护药物、扩血管药等治疗。

四、核暴露下人群的眼保健

(一)核暴露下人群眼的健康问题

核爆炸对眼的伤害主要是冲击损伤,它主要是通过动压的撞击,抛掷或飞射的玻璃片、砖瓦等异物造成角膜、结膜的撕裂伤甚至穿通伤。严重者见到眼球破裂,与平时或常规战争中的眼外伤类似,动压或超压可造成眼内压增高,发生顿挫伤、挤压伤等。

放射性损伤角膜、晶状体和结膜属于对射线中等敏感组织,在受到中度放射病的剂量照射后,于数月或数年后可发生晶状体不全混浊以至全部混浊,角膜发生脓性溃疡和前房积脓等病变。视网膜属于对射线低度敏感组织,大剂量照射后出现充血、水肿,甚至出血,尤以视盘显著,并可累及脉络膜。出血流入玻璃体导致其混浊,视网膜中央动脉舒张压急剧降低,持续2～3周。国内外均有辐射性白内障的报道发生于核爆炸或放射治疗和职业性放射工作人员。

光辐射视网膜烧伤是核爆炸后,高亮度火球(主要由紫外线,可见光和红外线组成),会聚于视网膜,造成的视网膜烧伤。

此外,光辐射还可致闪光盲,这是由于第一脉冲释放的高强度闪光所引起的暂时性视觉功能障碍,表现为一过性视力丧失,持续时间短,可自行恢复。

(二)预防保健

核辐射对人体的危害较大,不仅对眼造成严重的伤害,甚至危及生命。核辐射主要是光辐射的高温烧伤、冲击伤、早期核辐射所致的急性放射病以及放射性沾染。根据核破坏的特点,针对周边地形、建筑、道路制定隐蔽和疏散通道,及时与气象部门沟通,随时掌握气候及风向情况,在驻地设立救护所,除一线急诊救护人员随侦检组或事故处理组行动外,尚有二线急诊医护人员配合其他的"三防"人员负责后续医疗工作。

核伤害除早期预防和做好个人防护外,在杀伤区内要遵循迅速有效,边发现边抢救,先重后轻的原则。核辐射导致的眼病按照眼科相应疾病处理,在核辐射环境下工作者,必须穿戴防核辐射衣服,严格按照规章操作,定期全身检查。

五、激光危险区人群的眼保健

激光应用技术的发展使激光在医学、印刷、办公等领域的使用越来越普遍。在激光使用过程中，如不注意眼的安全防护，则可引起健康问题。

(一)激光危险区人群的眼健康问题

1.激光对眼睛的损害　激光对机体的损害中眼睛最为严重。波长在可见光和近红外光的激光，眼屈光介质的吸收率较低，透射率高，而屈光介质的聚焦能力(即聚光力)强。强度高的可见或近红外光进入眼睛时可以透过人眼屈光介质，聚集于视网膜上。此时视网膜上的激光能量密度及功率密度提高到几千甚至几万倍，大量的光能在瞬间聚集于视网膜上，致视网膜的感光细胞层温度迅速升高，以致感光细胞凝固变性坏死而失去感光的作用。激光聚集于感光细胞时产生过热而引起的蛋白质凝固变性是不可逆的损伤，一旦损伤以后就会造成眼睛的永久失明。激光的波长不同对眼球作用的程度不同，其结果也不同。远红外激光对眼睛的损害主要以角膜为主，这是因为这类波长的激光几乎全部被角膜吸收，所以角膜损伤最重，主要引起角膜炎和结膜炎，患者感到眼睛痛，异物样刺激、怕光、流眼泪、眼球充血、视力下降等。发生远红外光损伤时应遮住保护伤眼，防止感染发生，对症处理。紫外激光对眼的损伤主要是角膜和晶状体，此波段的紫外激光几乎全部被眼的晶状体吸收，而中远以角膜吸收为主，因而可致晶状体及角膜混浊。

2.入射激光强度与眼睛损伤的关系　激光损害眼睛的程度除了与激光的波长有关外，还与激光进入眼睛总的光能量、能量密度及功率密度有关。当可见或近红外激光功率密度很低时不引起眼睛的急性损害。主要原因是由于激光的功率密度低，视网膜组织虽接受了激光光子能量逐渐变热，但热量一方面通过分子振动把热量传给周围组织，再传到眼睛外面;另一方面可以将热量传给密布于网膜底层脉络膜里的微血管，随着微血管中血液循环再散发到眼外。因此，视网膜至整个眼的温度无明显升高，或稍有升高，仍在对眼睛完全无害的范围内。视网膜的损伤取决于功率、时间，如当可见或近红外连续激光的功率密度不断增加，致视网膜上的热量积累速度大于散热速度时，或功率密度不是很高，而视网膜吸收时间很长，视网膜接受光子流部位的温度也会升高，即照射时间越长，温度升高越大，超过正常眼温10℃以上，就会引起视网膜损害。

(1)瞳孔大小及损害程度。瞳孔的大小与受损程度有一定比例关系，缩小的瞳孔可以减少进入眼底的激光量。瞳孔越大进入眼内的激光量越大，眼底损伤程度越重，且更不可逆转。因此，瞳孔缩小对保护眼底视网膜，防止激光束损伤有一定的意义。

(2)瞳孔的变化与环境。在光线较暗的室内，瞳孔散大，激光作业者要注意眼睛的保护。缩小的瞳孔，除能减少进光量之外，瞳孔外的激光量可被虹膜吸收，而将热量由虹膜的微血管扩散转移。一般人的眼睛，在已适应暗的环境中，瞳孔直径为 7~8 mm，在可见的强光下可以缩小到只有 1.5 mm，通常在白天瞳孔的直径为 2~3 mm。因此，最大瞳孔与最小瞳孔之间的透光面积相差 20 倍以上。

3.激光的入射角度与眼睛的伤害　由于眼球的特殊解剖及特殊生理关系，激光对视网膜的损伤与入射眼睛角度有紧密关系。因为眼球自身为一聚光透镜系统，射入的激光光束与视轴线平行时,于眼底黄斑区中央凹处聚焦成很小的光斑,其能量密度比角膜处高 3~4 倍。而黄斑区中央凹是眼睛视觉功能最灵敏及最重要的区域,一旦受损视觉功能将发生不同程度的改变。严重者将终身失明,因为视觉受激光光子的损伤后,致感光细胞凝固变性坏死,造成不可逆性损伤。白天,人的眼睛的色视觉完全靠黄斑部的感光作用获得,黄斑部的面积虽只占视网膜总面积的很少一部分,中央凹直径只有 0.5 mm 左右,但反映的视野(眼睛凝视前方所能看清的总面积)却占很大比例。生理结构上黄斑部中央凹有 2 万~3 万个长而细的锥体感光细胞组成,感光细胞分布密度很高,主要担负视觉功能。在受到损伤后对白昼色视觉功能就丧失。再者,视网膜黄斑的中央凹处无血管及神经分布,因此这个部位的热量扩散功能很差,一旦损伤再修复的希望就很小。中央凹是视网膜最薄弱的地方,在受到激光作用后比视网膜中其他部位更容易遭到破坏,因此激光直射眼睛非常危险。当激光稍偏离视轴角度入射眼睛时,聚焦光斑不会落于黄斑区,而落在其外围的视网膜上,即使和直射时所进入眼睛的能量完全相同,所引起的伤害也轻得多。其原因是黄斑以外的部位上感光细胞比黄斑区分布密度要少得多,而且黄斑以外的视网膜较厚,单位面积上接收到相同的能量,其温度升高的程度要小得多。此外,黄斑区以外的视网膜里密布着微血管,血液循环中可带走部分热量,使温度升高的可能性减少;反之,温度升高的程度越小,损伤的可能性越轻。激光对视网膜的急损伤主要的作用是热效应引起。激光入射角不与视轴同步,偏离角度越大,视网膜的损伤越轻,虹膜可挡住偏离的激光而不会进入眼底。由于黄斑部位中央凹在视觉功能中起的作用极重要,而且这部位又最容易受损伤,所以直视激光束的危险程度要比偏离视轴一个角度射入眼睛的危险程度大很多,必须绝对避免。

4.眼底色素含量及伤害关系 眼底色素含量多少及受到激光伤害程度有特定关系。色素组织极容易吸收激光能量,故色素含量多少直接影响到激光对视网膜的损伤适度。文献报道机体肤色深浅与眼底色素呈正相关联系,皮肤黑色重者,其眼底所含的色素数量也多;皮肤色白者,眼底含色素数量相对较少。故而色素含量越多,对激光的吸收程度也强,遭受损伤的程度越大。眼睛组织吸收了超过其本身的致伤阈值的能量以后就将受到伤害。超出越多,受到的伤害就越大。

(二)预防保健

1.激光作业人群要采取安全防护措施

(1)远红外激光的危害及其防护。常用的二氧化碳激光($10.6~\mu m$)全部为角膜吸收。由于这种激光不可见且一般功率较大,不小心就会烧伤角膜、结膜和眼睑。对于角膜烧伤,最轻是小白色浊点,照射后 10 min 出现,只涉及角膜上皮,无水肿,后消退,无可见瘢痕。较重的是从外到里形成圆柱形白色伤斑,再严重者就是形成溃疡伤斑或穿孔。虽然伤害大,但防护较简单,只需戴一副平光眼镜即可。

(2)一般防护措施。激光器应尽可能地封闭起来,激光束除接近目标处外不应外漏,不能和眼在同一水平,应止于无反射及防火物质。脉冲激光应有安全闸以防止激光爆炸。应用时,均应使用能达到目的最低辐射水平。激光室的墙壁不可涂黑,应用浅色而漫射的涂料,以减少镜式反射和提高光亮,室内应光亮以缩小瞳孔。再者,要通风良好,使二甲苯、四氯化碳(清洗用)、氮(冷却用)、臭氧等在空气中的浓度不超过准许值。室内家具应减少到最小度,家具表面应粗糙。无关人员不准入内,应设置障碍,使人不能接近激光器,像 X 射线机一样,大功率激光器工作时应有红灯标示。工作人员应穿工作服和戴手套。激光器应远距离操纵,对于特大功率的工作人员应在隔壁房间操纵,所有室内人员应戴相应的防护眼镜,切忌一镜多用。要像对待枪支那样对待激光,严禁直视激光束,尽可能远离激光束。定期检查眼睛。重视高电压的操作规则以防电击(国外报道受电击伤害的多于受激光伤害的)。对初次参加工作者应加强激光防护教育。

2. 制定国家安全标准　1960 年激光器诞生,1963 年有学者根据测得的视网膜和皮肤的损伤阈值,提出激光器最大允许照射量,随后世界上出现了多个安全标准,但由于对操作阈的理解不同(是用显微镜能检查细胞损伤,是用检眼镜能看到损伤,还是可觉察的视觉功能下降),损伤阈是根据急性反应还是慢性反应,安全因素是取 10 还是 1 000 等原因,使得提出的安全标准相差较大。

(1)全美标准协会(ANSI)激光安全委员。为了安全使用激光器,并统一标准,全美标准协会(ANSI)设立了激光安全委员会,组织多方面的力量,经过调研,于 1973 年公布了全美标准协会的"激光安全使用 Z–136、1–1973"安全标准。

为了安全使用波长 0.2 μm ~ 1 mm 的激光,该委员会推荐使用安全指南,并根据激光器原激光束时给眼或皮肤造成伤害,将激光器分为五类。第一类因功率密度小,不用特殊防护,第五类则必须置于最严格的控制之下。此安全指南讨论了危害评价、分类、控制措施、激光安全计划、医学监督、眼和皮肤的照射依据以及激光参数测量等方面的问题。

(2)中国激光安全标准。为了预防激光辐射损伤,我国也制定了一些激光安全标准。

1)GB 7247—87《激光产品的辐射安全、设备分类、要求和用户指南》。国家标准局1987 年 2 月 9 日发布,1987 年 10 月 1 日实施。

2)GB 10320—88《激光设备和实施的电气安全》。国家技术监督局 1988 年 12 月 30日发布,1990 年 1 月 1 日实施。

3)GB 10435—89《作业场所激光辐射卫生标准》。原卫生部 1989 年 2 月 24 日发布,1989 年 10 月 1 日实施。

4)国家行业标准 JB/T5524—91《实验室激光安全规则》。机械电子工业部 1991 年 7月 16 日发布,1992 年 7 月 1 日实施。

任务五　屈光不正与环境的关系

问题引导

患儿,从小体弱经常出现高热,本次高热后出现视物模糊,经过眼科屈光检查患者近视-3.50D。根据上述症状,请分析患者突然出现近视的原因?

某患者,有机磷中毒,通过系统治疗后,患者发现自身视力下降,根据上述症状,请分析患者为何中毒后视力出现下降?

通过本任务的学习,能正确分析上述两个问题,并归纳上述两个病例中患者出现眼疾可能的因素。

屈光不正是眼屈折光线的功能不正常,使视力发生障碍的一类眼病。要正确认识屈光不正的成因和类型,首先要清楚光线的运动规律和眼的屈光装置以及与视觉的关系,熟悉先天遗传、后天环境、近视调节以及与屈光不正的关系。

一、屈光不正与光线运动

光线在空间以直线通行,向前通行时遇到不同的物体会产生不同的光学现象。常见的有吸收、反射、透射和屈折四种。如遇黑色物质则光线全部被吸收了,因为黑色物具有不透光性;遇到平面镜等表面光滑的物体则光线向后方反射;遇玻璃等透明的物质则光线大部分可以通过继续前进,小部分反射过来进入人的眼睛,可见其形象。若遇到两个密度、位置不同透明体时,斜射完成则产生屈折现象。光线屈折的规律是指光线由一较稀的透明体进入一个较密的透明体则向垂直线屈折,反之则背离垂直线屈折。

光线,根据发光体的远近以及反射屈折的过程可分为 3 种:分开光线、平行光线和集合光线。在屈光学,以 6 m 为界,6 m 以内为分开光线,6 m 以外为平行光线,第一种光线经过凹面镜的反射和凸透镜的折射就产生了第二种,近则分开,远则平行;经过反射和屈折之后则集合,这就是光线运动的基本形式。

光线一般是指能引起视觉的电磁波。光学就是研究光的本性,光的反射、传播和接收,即光线运动的规律,同时也研究光和其他物质的相互作用及应用。其中几何光学是研究光的直线传播性质及光的反射与折射的规律。生理光线是研究光照对人体生理特点和对人眼的作用和影响,主要内容包括眼的视觉、色觉和幻觉等。其中视觉是人眼视网膜各部分由光照引起的生理现象以及双眼对实物的成像感觉。色觉是人眼视网膜、视神经对各种颜色的生理作用。幻觉是人眼对物体实在情况的错觉,包括对物体的明暗、反衬、距离、大小等不正确的估计。所以光线的运动是自然界永恒的普遍的物理现象。人之所以能视物,从眼外条件来讲,主要靠光线,没有光线就看不到物体。德国诗人歌德说得好,“眼睛的存在,应归功于光”,它形象地概括了眼睛与光线的依赖关系。验光检查和配镜,都是应用光线的反射和屈折的原理创造出来的研究获得的。

二、屈光不正与屈光装置

1.屈光装置　光线要通过一定途径和方式,才能进入人的眼睛产生视觉,人的眼睛里有一个天然的、屈折光线产生视觉的装置,这个装置由三个屈折面(即角膜与晶体的前后面)和三个屈折体(即前房液、晶状体与玻璃体)所组成。由于它具有组织精细、结构复杂、质地透明、自动调节等许多特点,所以又称“屈光间质”或“屈光系统”,是获得正常视力的基本条件之一。从物理光学的要求来讲,一个人的正常视力必须具备以下四个眼内条件:第一,屈光系统必须正常,才能使外界射入眼内的光线,经过屈折集合成焦点落到视网膜上以形成清晰的影像;第二,视网膜的组织结构和功能必须正常,才能有敏锐的、明察秋毫的感光能力和辨色力;第三,视神经纤维必须正常,才能将影像的兴奋作用传导到大脑视中枢;第四,大脑视中枢所属脑细胞的功能必须正常,才能使传导来的影像,经过分析变成物像感。这也是产生正常视力的基本过程,这个过程无疑是眼外条件与眼内条件互相作用的结果。从眼内条件来看,不但每个条件组织要完善,功能要健全,步调要一致,而且每个条件内部的所属各方,不能有任何误差,否则就会造成视力障碍。就屈光系统而言,它包括很多方面,任何一方面不正常,都可能产生屈光不正。

2. 正视眼的屈光特点 一个屈光正常的眼睛,屈光介质的质地必须完全透明,光线进入眼内才能通行无阻;屈光系统各个屈折面弧度,必须是正常球面,各子午线聚焦才能一致;各屈折体的位置必须固定不能移动,更不能缺少;屈光指数高低合适;眼球的前后径长短合适;瞳孔的位置和展缩功能必须正常;眼睛的调节与辐辏功能必须正常。双眼的屈光基本一致,才能保证在不用调节力的情况下,平行光线射入眼内集合成焦点,正好落在视网膜后极部的黄斑中心凹上。

屈光不正则与此相反,如屈光间质质地部分混浊可以形成不规则的散光;屈折面的弧度如凸度过大可形成近视,过小则形成远视;凹凸不平可形成散光;屈折体的位置如晶状体推前可形成远视,晶状体移后可形成近视,晶状体脱位或倾斜可形成高度散光;白内障手术摘除晶状体,则成高度远视;屈光指数,如密度太高可形成远视,密度太低可形成近视;眼球的前后径,如太长则形成近视,太短则形成远视;内眼术后或虹膜粘连可使瞳孔移位,发生散光;瞳孔扩大,不能收缩则不能视近;眼的调节能力,如太强或痉挛,可成近视,太弱可成远视;人到 40 岁以后,调节能力日渐衰退,即成老花眼。凡不用调节时,平行光线射入眼内不能集合成焦点,或集合成焦点不能落在视网膜的后极部黄斑中心凹上,这就是屈光不正的光学特点。其中焦点落在视网膜前面的为近视眼,落在视网膜后面的为远视眼,各子午线的屈折力不同,或不能聚焦或为多个焦点的为散光眼。

三、屈光不正与先天遗传的关系

屈光不正按发生的时间可分为先天与后天两大类,每一类根据病因又可分为若干种。如先天性的屈光不正,可见于角膜和晶状体畸形性病变,凡先天性大角膜、球形角膜、圆锥角膜、球形晶状体、圆锥晶状体,先天性晶状体位置异常可引起先天性近视或高度散光;先天性小角膜、扁平角膜、晶状体缺损或无虹膜,可引起先天性远视;白化病常伴近视和散光。在眼球的发育过程中,由于多种因素的影响,发育迟缓,眼球短小,是多数远视眼的病理基础,所以,先天为主;而散光,则绝大多数是先天性的。

先天与遗传具有相对的同一性,先天性的屈光不正,多与遗传有关,但先天与遗传又是两个不同的概念,先天是与后天相对而言,而遗传是与环境相对而言,先天性的屈光不正,主要为遗传所致,但不能排除环境因素。如同一种先天性疾病,可由许多不同的环境因素诱发,同一致病因素在胚胎发育的不同阶段,可以引起不同的先天性疾病,同一环境因素在不同遗传体质条件下,可发生不同的作用。后天性的屈光不正,主要由环境因素所致,但遗传因素也不能忽视。如近视眼,许多调查表明,受教育时间长和从事精细工作的人未患近视眼的人不在少数。从事农业的农民甚至文盲也有患近视。不少儿童生下来就有近视,或者一只眼有严重的近视。父母患近视,其后代患近视的占多数,高度近视的兄弟姐妹也多有高度近视,有人把出生后至 6 岁前的近视称先天性近视,多来自遗传或与遗传有关。

我国眼科遗传学专家胡诞宁,在调查 61 个高度近视家庭和 90 对双生子有关检查的基础上,提出多因子遗传假说,具有一定的权威性,得到多数学者的赞同。胡氏从 1972 ～ 1978 年调查 61 个高度近视的家庭,并从遗传学角度进行统计分析。结果显示,高度近视的双亲,其子女 100% 为高度近视,符合纯合子通婚,子代 100% 的发病规律。双亲一方为高度近视,另一方为携带者时,下代 50% 患高度近视。他认为我国人口中,高度近视的遗传,是一种常染色体的隐性遗传。双生子研究,是判断环境与遗传作用的可靠方法。胡氏对 90 对双生子进行血型、掌纹和眼科有关检查,从近视一致率,近视屈光差,相关指数、遗传指数等方面进行分析,其结果是不论近视的有无或近视屈光差异,都与遗传密切相关,但遗传不是决定近视的唯一因素,而是与环境有关的多因子遗传。一般认为遗传因素约占 60%,环境因素约占 40%,如同卵双生子的遗传因素是相同的,由于环境因素的差异,近视的发生率就有差异;异卵双生子由于原来的遗传因素已有差别,再加环境差别,近视的发生就有较大的差异。

四、屈光不正与后天因素

就近视发病的整体论来讲,许多社会调查表明,在近视的发生中环境因素的作用大于遗传因素,特别是不良的用眼习惯,会促进近视的发展和发生。如彭有富医生等对青少年近视诱发因素的调查结果发现:连续阅读 2 h 以上者占 94.95%,卧床看书者占 71.8%,姿势不正者占 66.67%,黄昏看书者占 54.41%。而对照组的比例则明显减小。

实验研究的结果,充分证实了环境因素对近视发生具有较大的影响,并在某些程度上证明了人类近视形成的过程。产生近视的因素有视觉与非视觉条件或两者结合作用。视觉条件包括亮度、波长、空间、图像等,非视觉条件包括眼压、眼球运动受限、施加在角膜上的压力、体温升高、药物作用等。临床上常见伴有高热的患儿中,近视的发生率约为正常儿童的 5 倍,最近农药导致近视亦受到广泛重视。

就近视的整体病因而言,遗传因素是内因,环境因素是外因。近视眼的发生,无不是内因与外因共同作用的结果。内因还包括体质因素,外因也包括饮食因素。据大山信朗调查,在 11 ～ 15 岁的近视儿童中,体重胸围均偏低。头部外形较大者,具有易患近视的潜在因素。身体发育低于中等身材者,近视发生率高。早产儿如体重不足者,常为新生儿近视发生的重要原因。进行性近视与骨骼结缔组织软弱以及胃肾下垂等有关。还有人发现近视儿童常常有扁平足。松井和夫等调查发现大部分近视者不愿吃肉类、鱼类,结果造成摄取米食过多,动物蛋白质摄取相对不足,使氨基酸平衡失调,特别是赖氨酸以及丙氨酸的不足而易患近视。有人认为好吃零食、甜食,不但易患龋齿,也多患近视。动物性蛋白质在食品总热量中占 10%,可以减少近视的发生和发展。

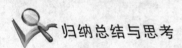

归纳总结与思考

1.影响人类眼部健康的因素　影响人类眼部健康的因素主要是环境因

素、生活及行为因素、医疗卫生服务、遗传因素。其中,环境因素是最重要的,例如近视眼、紫外线性白内障、沙眼等都具有明显的环境特征;而环境因素中的心理因素现在又逐渐被人们深刻认识,如过度的兴奋、悲伤等都会对眼的健康造成很大不良影响;化学因素临床上常见于因人们的忽视导致眼疾,且往往对眼睛造成极大的损伤,且大部分不可逆,例如碱烧伤、化学药品中毒等,但是通过防护可以避免;遗传因素导致的眼疾大多是伴有视力、视功能严重损害,因此在"视觉 2020 行动"成功实现中,遗传眼病的筛查、及早处理显得至关重要。

2. 正常人群的眼保健　眼是人类和外界环境交流的重要器官之一,眼的保健对眼的健康至关重要。不同年龄阶段,对眼的保健所采取措施有所不同,新生儿眼的保健重点是防止感染性疾病、遗传性疾病、早产等;婴幼儿是视力发育的关键时期,重点要预防眼位、视力异常、急性传染病等;儿童时期主要是眼视功能的发育时期,重点在于防治感染性疾病、养成良好的用眼卫生习惯有利于防治近视、建立正常的视功能;青少年时期眼的保健重点是预防眼外伤和注意眼屈光状态的变化,一旦发现近视及时进行、正确规范的屈光矫正;中年人眼的保健重点是防止一些影响眼部健康的中年性疾病,定期进行眼科检查,及时更换老花眼镜;老年人眼的保健重点是继续监测影响眼部健康的疾病,预防睑内翻、睑外翻、老年性白内障、青光眼,老年性白内障严重影响视力可更换晶体。

3. 环境对视觉的影响　光环境的分类,光和视觉的关系,光污染的防治;通过合理的照度、亮度,给予合适的光色,周围背景合适的亮度,视野以外的亮度合适的分布,减少视野中的眩光,保留较为柔和的阴影,避免浓重的阴影都能较好的保护人的视觉。

4. 电磁波对视觉的影响　长期暴露在微波环境下人群眼部的健康问题,针对职业背景如何预防;紫外线下常见的眼科疾病有哪些,根据不同的条件配戴太阳镜、专业的防护眼镜等,对于红外线作业患者戴含氧化铁的特制防护眼镜;核和激光损伤常见的眼部疾病,重点在于预防,严格执行国家安全标准。

5. 屈光不正与环境的关系　光线按照光的折射定律进入人的眼睛,尽可能让光线以合理的角度进入有利于防治屈光不正的发生,屈光不正与遗传密切,预防遗传疾病也是防治屈光不正极其重要的一方面;后天的环境因素也非常重要,如光线、阅读环境、饮食等。

◉学习检测

【选择题】

1. 下列关于婴幼儿的眼保健叙述错误的一项是(　　　)。

A. 视力监测

B. 婴幼儿是否患有全身疾病与眼的保健无关

C. 注意补充营养

D. 维生素以及钙与婴幼儿密切相关

2. 下列关于儿童保健叙述错误的一项是(　　)。

A. 读书写字应该尽可能选用不反光、不透光的洁白纸张

B. 人与电视的距离应该在电视 5~7 倍对角线以外为宜

C. 看电视时侯,尽量选择三维影像

D. 多吃水果蔬菜,少吃油炸的食物

3. 下列关于青少年眼保健叙述错误的一项是(　　)。

A. 加强用眼卫生方面

B. 感染性眼病进行早期发现、早期诊断、早期治疗

C. 开展视力监测

D. 可以经常的使用散瞳药

4. 中年人眼保健叙述错误的一项是(　　)。

A. 控制吸烟、酗酒　　　　　　B. 定期眼科检查

C. 40 岁以上就一定配老花眼镜　　D. 防治全身性疾病

5. 下列关于视频终端综合征叙述错误的一项是(　　)。

A. 屏幕中心点与视线齐平　　　　B. 电脑座椅高低可调

C. 每工作 1 h,休息 15 min　　　　D. 选用高分辨的屏幕

【案例分析题】

1. 婴儿,3 月,生后眼睛总有些分泌物,左眼常流泪,渐渐有了脓性分泌物,病 1 周后出现左眼红肿,表情显十分痛苦,常常哭闹,父母带其去医院眼科做专科检查。为何孩子的眼睛出现如此严重症状? 请诊断,并给出治疗方案及预防对策?

2. 张先生,工程师,最近因赶时间完成一个大项目经常加班。有一天突然感到右眼看不清楚图纸、畏光。因忙于工作,半个月以后他才去医院检查,医生诊断他眼底出血,右眼视网膜完全脱落。试分析造成右眼此症状的原因是什么,该如何治疗,提出相应的预防保健方案?

【综合能力测试题】

1. 老年性白内障患者,其视功能已严重受损,属低视力患者又不适宜手术。请分析导致患者白内障可能存在的危险因素、指导患者如何防止其恶化(可从生活方面、饮食方面、药物方面进行全面阐述),并根据所学知识指导该患者进行康复训练?

2. 新生儿,早产,请列举早产的原因? 如何开展新生儿期、婴幼儿期、儿童时期、青少年时期、中老年时期眼的保健,并根据你所学的知识评估患者在各时期的视力情况?

(刘　意　周路坦)

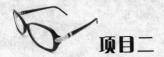

项目二

特殊人群的眼保健

学习目标

◆**熟悉** 视频终端使用人群、工业人群、驾驶人群、体育运动、孕妇等特殊人群的眼健康状况及眼保健措施。

◆**了解** 不同特殊作业人群存在的影响眼健康的危险因素。

◆**基本技能** 能给不同特殊作业的人群患者提供科学、可行、有效的眼保健方法；为不同特殊作业的人群提供解答眼部可能出现的问题及应对方案；能针对不同特殊作业的人群患者设计符合个体化的眼保健方案；培养学生逻辑分析及推断能力、自主学习能力。

 问题引导

患者到眼科医院就诊，主诉眼干、眼疲劳，并且觉得全身麻木、情绪烦躁、性情忧郁等症状，医生通过检查确诊患者干眼症、视疲劳，并且告知重点是预防。通过上述案例分析为什么医生会说重点是预防，预防的措施是什么？

通过本任务的学习，解决上述问题，并归纳总结视频终端预防的要点。

人类的健康与环境相关，特定的生活、工作环境可以影响眼的健康。如长期使用视频终端人群，长期居住在高原地区人群，长期从事驾驶、航海、航空、观测等暴露于有强烈紫外线的大气环境中的人群，从事电焊、紫外线消毒灯下的人群，从事车、铣、磨、钳等金属切削和其他冷加工的人群，进行熔炉和其他热加工，使用 X 射线、激光加工或研制的人群，在农业、化工业、建筑行业中具有腐蚀性或强酸强碱的气体、液体、固体环境中的人群，生产、运输、使用有爆炸性物品的人群眼健康的情况具有明显的环境或行为特征，此外，孕妇的内环境改变产生的眼健康问题也有其特殊性。因此，对于特殊的人群给予针对性的眼预防保健措施是非常必要的。

任务一　视频终端使用人群的眼保健

随着信息技术的迅速发展,现代人生活方式和工作方式的变化,电脑、MP3、MP4 等电子高科技产品的出现,信息交流的方式已从传统的书信来往发展到互联网。使用视频终端对于现代人来说是不可避免。越来越多的人(包括成年人和青少年)在工作和生活中需要应用电脑。对于长期(每天大于 6 h)使用视频终端者,半数以上的人会或多或少地出现一些视频终端综合征的表现。视频终端产品正进入我国社会生活的各个领域,因此,及早认识和加强防范极为重要。

一、视频终端使用人群的眼健康问题

视频终端综合征是指由于长时间在视频终端前操作和注视荧光屏而出现的一组无特征的症状,包括神经衰弱综合征(头痛、头晕、额头压迫感、恶心、失眠或噩梦、记忆力减退、脱发等)、肩颈腕综合征(麻木、感觉异常及震颤,有压痛以及腰背部酸痛不适)、眼部症状(视疲劳、干眼症、眼部发痒、烧灼异物感、视物模糊、视力下降、眼部胀痛、眼眶痛等)以及食欲缺乏、便秘、抵抗力下降等,甚至对内分泌系统产生一定影响等。国外的研究显示:在其所有症状中,眼部症状出现的概率最高,然后依次是颈肩部、背部和手臂。视频终端综合征带来的明显视觉障碍及焦虑情绪使人无法坚持工作和学习,从而严重的影响生活质量。

1. 视频终端综合征对眼部的影响

(1)调节灵活性下降。一般的近距离工作都会由于调节近点距离显著变化及所需调节反应时间的延长,调节功能持续使用会导致调节幅度的下降,过多的调节必然导致集合过度,产生集合疲劳。视频终端操作者视觉疲劳症状明显高于一般近距离阅读,因为除了近距离工作本身的调节和集合之外,视频终端有着与书本等界面不同的性质,其光照强度和刷新频率及眩光效应等均可对调节产生一定的干扰因素。视频终端是自发光的显示器,显示因素包括亮度、对比度、颜色、字体大小和间距等,这些因素均会影响操作者的行为,造成不同效果。视频终端的物理特性,如闪烁、清晰度不佳、亮度不均匀或不稳定,也会对视觉系统产生不良影响,增加眼肌的负荷。周围环境因素还会造成视频终端眩光,产生视觉混淆现象。这些均可能对阅读者的调节行为产生影响,并产生集合疲劳。视频终端操作者通常比一般办公室人员有更多的眼疲劳、头痛、视觉模糊等主诉。

(2)固视功能下降。因用眼超负荷、特定刺激源单调而出现中枢神经系统反应及功能下降,影响视觉的效率,致眼疲劳或加剧其症状。电脑荧光屏由小荧光点组成,人们在电脑前工作时,操作者的眼睛在视屏、文件和键盘之间频繁移动,双眼不断地在各视点及视距间频繁调节,以保证视物清晰,时间过长,眼肌会过于疲劳。电脑荧光屏发出的紫外线、红外线、超低频等也会对眼睛产生强烈的刺激,引起眼睛干涩、疲劳、重影、视力模糊甚至头颈疼痛等毛病,加上视屏的闪烁、反光和眩目,致使三叉神经或视神经受到影响,进而对眼睛造成伤害。

（3）视力下降，近视加重。连续视频终端操作 2 h 以上，可使视力下降，但休息 30 min 后又可使视力恢复到正常水平。因此，这一阶段的疲劳不会对视觉构成威胁，但累积到一定程度，则可导致视力下降。随着电脑游戏软件的大量开发与更新使部分青少年沉迷电脑游戏，对其视力产生不良影响。经常操作计算机者近视发生率较高，且会逐渐加重近视度数。

（4）干眼症。视频终端操作者瞬目次数减少，故通过眼睑的作用将泪液均匀分布于角膜表面的功能降低，泪液蒸发增加，加之视频终端使用者多处于空调环境中，室内相对湿度低，从而又加重了泪液的蒸发，患者可出现眼部干燥不适，严重者可发生角膜炎或结膜炎。干眼症还会由于眼表泪膜的不均匀，导致视觉质量下降，波前像差异常。

2. 视频终端综合征眼部表现的发病机制主要是屈光与调节的机制及眼表机制

（1）屈光功能改变。使用一段时间视频终端后，角膜表面的屈光会发生一定改变，角膜地形图改变，低阶像差和高阶像差都有所改变，导致角膜屈光功能改变。这主要与眼睑对角膜的压力有关。

（2）调节及集合功能改变。长时间使用视频终端会引起调节功能和集合功能减弱，可导致外隐斜视、集合功能及融像性会聚减弱，还可能会出现轻微的暂时的近视性改变，目前认为这主要与长时间近距离工作后的调节痉挛有关。眼睛的睫状肌作用在于调节焦距，当眼睛往远处看时，睫状肌松弛，若是看近处，睫状肌就会收缩。如果在电脑前持续工作时间过长，会造成睫状肌痉挛，造成视力下降。

（3）瞬目率减少。一般人每分钟瞬目 10～15 次，而在视频终端前，瞬目频率明显下降，大多数使用者可下降 60%。瞬目的减少造成泪膜质量下降，从而引起眼表干燥。

（4）眼表暴露面积增加。视线向下、平视及视线向上时的平均眼表暴露面积分别为 1.2 cm²、2.2 cm² 和 3.0 cm²。暴露面积增加，会导致泪液蒸发量增加。

（5）影响眼部干燥的其他原因。女性出现眼表干燥较男性多见，全身性疾病（包括 Sjögren 综合征及一些自身免疫性疾病）、全身性药物（利尿剂、抗组胺药、抗精神病药和抗高血压药）、配戴隐形眼镜、睑板腺的功能异常及环境因素不佳（温度、空气相对湿度、照明情况等）等情况下更容易出现视频终端综合征。

二、预防保健

1. 调整环境因素　选择辐射较小的视频，例如液晶屏，可以避免荧屏强光闪烁、眩目、各种射线、辐射等对眼的刺激；同时也可以使用电脑屏保，防反光视保屏可有效减少屏幕反射光 90%～95%，消除 99.9% 的电磁辐射。室内的照明要适度，使屏幕上的亮度和背景的明暗反差不要过大。电脑位置与窗户成直角，不要面向窗户或背向窗户，避免阳光直射荧光屏。一般要求显示屏的亮度要比周围环境亮度略高，因此，注意补充局部照明，一般采用日光灯，照明水平为 300～500 lx。视频终端屏幕的亮度和背景的明暗反差不可过大，以不出现字符跳跃或抖动为宜。电脑房间要经常通风，在室内安装换气扇或空调。调校屏幕距离及高度，屏幕的上端稍微对于视线 10°～15° 或屏幕最高点应与视线平行，屏幕与眼的距离要保持在 60 cm 以上。电脑房间要保持清洁卫生，经常清洁屏幕，减少屏幕上的污迹造成的清晰度下降。安装过滤镜，以防止反射光。桌椅的高度要

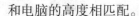

和电脑的高度相匹配。

2. 形成良好的用眼习惯 荧光屏、文件夹在同一平面同一高度,视屏顶部与操作者眼睛在同一水平。操作视频终端的时间不宜过长,最好每隔 60 min 离机休息 10 ~ 15 min,远眺 5 m 以外的景物,以利于眼睛保健及视力恢复,缓解视疲劳。保证舒适的协调体位,眼与 14 英寸屏幕距离最少要保持在 60 cm,15 英寸最好要有 70 cm 的缓冲距离,屏幕越大,所需要的距离越大。头、颈、背、臂、腕、手及脚应自然舒适,座椅、台面高度可调适,根据需要可加背垫、臂垫及脚垫,务必做到坐姿规范舒适。强化眨眼意识,使用电脑时,要有意识地多眨眼,一般每分钟眨眼应在 25 次左右,至少不低于 15 次,否则会使眼睛产生干涩感。

3. 眼病的矫正 有屈光不正、斜视者要验光配镜,原已配镜不合适者要重新验光配镜,以消除由屈光不正导致的视疲劳,配戴眼镜可以根据需要采取渐变镜或者双光眼镜。如有青光眼、高眼压者应避免电脑作业,对于有其他眼疾的患者,先对症治疗。出现视疲劳等症状时,应注意用眼休息,同时可以做热敷眼睛或进行眼球按摩。可以经常做眼睛保健操,必要时可以适当地使用人工泪液,或者其他缓解视疲劳的药物滴眼。

4. 饮食指导 补充多种维生素等营养物质,视频终端操作者因长时间的坐姿及用眼,活动量较少,加之电磁辐射对机体可能产生的不良影响,使机体能量及维生素 A 消耗较大。患者可出现眼疲劳、食欲缺乏、便秘等不适症状。因此,视频终端操作者饮食宜清淡、易消化,选择富含维生素 A、蛋白质的食物,如瘦肉、动物肝脏、牛奶、鸡蛋、胡萝卜、韭菜、菠菜、番茄、新鲜水果、果仁、花生及瓜子等。还须注意补充水分,饮用绿茶能有效预防电磁辐射引起的视频终端综合征,因其含茶多酚等天然抗氧化物。

5. 健康生活指导 长期操作视频终端者,可出现精神紧张、失眠多梦、头昏、头痛、肩颈腰部酸痛等精神症状。故指导患者科学安排工作,提倡健康合理的生活方式,规律的饮食起居,良好的人际关系,多行户外活动,定期体育锻炼,适当减压放慢生活节奏等,对缓解精神压力和紧张情绪,减轻视频终端综合征症状有积极的作用。

6. 其他 工作间歇休息时看看立体视觉图,作为放松双眼的方式,必要时,可以进行身体局部按摩来进行保健。

(1)按摩颈部:用右手指尖按着右边颈后枕的肌肉,做打圈动作做数次后,然后交换左手做,力度要适中,然后用手指尖按住颈后枕的肌肉,沿着脊椎骨一直向下推。重复 5 次。

(2)松弛颈部肌肉:颈部的骨骼几乎是全身最灵活的部分,可以上下左右的转动,所以做舒展运动时也是以这些为主,上下左右转动,每边 5 下,重复数次,切记不要用力过猛。

(3)耸肩运动:肩膀左右、上下、前后地各耸动 5 下,可以消除颈部及肩部的紧张状态。

(4)手部伸展操:站着或是坐直在椅子上,然后双手手指交叠,双手慢慢提高,同时将手掌面向天花板维持数秒,重复 5 ~ 10 次。如不能完全抬高手,可酌情伸展。

(5)手腕运动:双手伸直,手掌向地,慢慢握着拳头,手腕向下弯曲,力度适中,维持 5 s。手掌慢慢地向上提起,手心向前,前臂有轻微被拉紧的感觉,维持 5 s,重复做 5 次。

视频终端综合征的因素较为复杂,涉及面广,所以对视频终端综合征也需要进行多方面综合性预防,如:电脑设计标准、制作质量、有效使用期限和维修保养、电脑操作间环境、卫生防护、个人体质、使用电脑情况、饮食锻炼等。

任务二　工业人群的眼保健

 问题引导

　　患者,男性,饮酒后出现了头痛、呕吐、腹痛、抽搐,通过临床处理后,患者发现视力下降,患者主诉平时酒量好,患者怀疑是假酒,为何会出现上述症状,为何影响到患者的眼睛?

通过本任务的学习,解决上述问题,并指出患者视力下降的原因及如何防治。

一、工业人群的眼健康问题

在生产过程、劳动过程和作业环境中存在的危害劳动者健康的因素,称为职业性危害因素。我国常见职业性有害因素包括来源于原料、中间产物、产品、机器设备的工业毒物、粉尘、噪声、振动、高温、电离辐射及非电离辐射、作业时间过长、作业强度过大、劳动制度与劳动组织不合理、长时间强迫体位劳动、个别器官和系统的过度紧张、露天作业的不良气象条件、厂房狭小、车间位置不合理、照明不良等。这些职业性危险因素对眼睛的危害可归纳为以下几类。

1. 无机化合物中毒

(1)砷:砷的化学制剂常出现在采矿、熔炼、药物、染料、油漆、杀虫剂、毛皮加工、制造及使用砷等行业。中毒引起的眼部表现主要为直接刺激引起的结膜充血、水肿,剥脱性角膜结膜炎,甚至角膜坏死、穿孔,导致化脓性眼内炎、视网膜出血、视神经炎、视野缩小,晚期视神经萎缩。

(2)磷:磷分为无机磷和有机磷。无机磷在工业上为制造火柴、烟火、灭鼠药、磷肥等的原料,中毒后因阻碍了胆碱酯酶对乙酰胆碱的分解,造成乙酰胆碱的大量蓄积,发生瞳孔缩小或呈针孔状,光反射消失,同时视力减退。眼底可见视盘充血、边界模糊,视网膜血管变细,视网膜出血或渗出。

2. 金属中毒

(1)铅中毒:铅矿开采中接触硫化铅,进入胃后转化为氯化铅而吸收;铅冶炼是铅工业中危害最大的。如熔铅、铸铅、制铅、浮板及修理蓄电池都可接触铅。由于铅化合物多具有特殊颜色,常用于油漆工业,铅油漆在砂磨、刮铲、焊接、熔割时,可产生铅烟、铅尘;印刷业中的铅字回炉、铸铅字、排字等工种可接触大量铅;塑料、陶瓷、玻璃、景泰蓝、搪瓷、农药、锡焊等工业生产也可接触铅烟、铅尘。急性铅中毒较少见,常由于吸入大量铅尘、铅烟或吞食大量铅化合物所致。表现为视盘水肿,急性球后视神经炎和眼外肌麻痹。

急性铅中毒同时会引起脑神经损伤,被称为急性铅中毒脑病,可出现皮质性铅中毒性黑蒙,表现为双眼突然失明,但瞳孔对光反应正常,持续数小时或数日后视力可完全恢复,但可反复发作,同时可出现眼外肌完全麻痹。慢性铅中毒是由于在工业生产中长期接触铅尘所致,可引起造血系统、神经系统和消化系统等一系列全身性疾病,表现为贫血、神经衰弱、腹痛、铅性麻痹和中毒性脑病等。眼部主要表现为铅性视网膜病变,如视网膜动脉痉挛、硬化,动脉周围炎,视网膜出血及渗出,甚至视网膜中央动脉阻塞,脉络膜血管硬化和阻塞,亦可表现为球后视神经炎,视神经萎缩,视野缩小,中心、旁中心或环形暗点等。

(2)锰:锰主要用于金属冶炼,制造各种锰合金钢和电器材料等。在工业生产中,通过呼吸道长期吸入含锰浓度高的烟尘,可引起职业性锰中毒。主要表现为慢性神经系统中毒,如震颤麻痹、进行性肌运动失调、双眼瞳孔不规则、眼球运动障碍、眼球震颤、视野缩小等。

(3)铬:铬主要用于冶金、耐火材料及镀铬工业。通过皮肤、呼吸道和消化道吸收后,引起眼部表现可有角膜结膜炎、视网膜动脉变细、视网膜出血、视神经萎缩等。

(4)汞:汞是一种银白色液态金属,有挥发性,在常温下即能挥发,温度越高,挥发量越大。工业生产中引起的汞中毒主要是通过呼吸道吸入汞蒸气所致。生活中可以由食用有机汞农药污染的食物或吞食汞化合物所致。汞中毒的眼部表现为汞性晶状体病变,即晶状体前囊下出现浅灰棕色或深红棕色金属反光,瞳孔区中央最明显,一般不影响视力,脱离接触后反光也不消退;也可出现眼睑震颤,眼外肌不全麻痹,瞳孔对光反应迟钝,少数可表现为视神经炎、视神经萎缩、视野缩小等。

(5)铊:铊为银白色柔软金属,主要用于制造光学镜头、合金和化学催化剂等。急性铊中毒主要因为吸入铊烟尘、铊蒸气所致。慢性中毒常由食用或饮用被铊污染的水或土地上生长的蔬菜所致。铊及其化合物为高毒性的神经毒物,眼部中毒损害表现为虹膜睫状体炎、白内障、眼睑下垂、球后视神经炎、视神经萎缩、视网膜炎、眼外肌麻痹等。

(6)银:长期暴露于银灰尘和用硝酸银滴眼,可在结膜或角膜上发生棕黑色银沉着。晶状体表面有灰棕色和棕红色均匀反光是银中毒重要体征之一。

3. 有机化合物中毒

(1)甲醇:甲醇是一种具有轻微乙醇气味的有毒性挥发性液体,广泛用于油漆、染料、塑料工业。日常生活中常因误饮混有甲醇的乙醇而中毒,工业生产中发生中毒多因吸入甲醇蒸气所致。急性甲醇中毒表现为头痛、呕吐、腹痛、抽搐、昏迷甚至死亡。生存者清醒后多发现双眼失明,多数患者视力可一度好转,随后逐步下降以至完全失明。慢性甲醇中毒者表现为视力逐步下降,眼部检查可发现视盘炎,晚期则表现为视神经萎缩,有时可出现眼外肌麻痹和上睑下垂等。

(2)苯:苯是重要的化工原料,广泛应用于染料、制药、塑料等工业,主要经呼吸道吸入苯蒸气引起中毒。中毒后眼部表现为眼睑、结膜、虹膜、视网膜、脉络膜出血,也可出现视盘水肿和视神经炎等。

(3)四氯化碳:四氯化碳为略带氯仿气味的无色透明油状液体,为工业溶剂。通过呼吸道和皮肤吸收中毒。中毒后眼部表现为中毒性弱视、视野缩小,有时可表现为视神经炎、视网膜病变,甚至视神经萎缩等。

(4)三氯乙烯:三氯乙烯为无色液体,有氯仿气味,常作为脱脂剂和有机溶剂用于干洗衣服,金属脱脂,油脂、石蜡的萃取,制造农药及杀虫剂等。可通过呼吸道、消化道、皮肤吸收,为神经毒素,直接作用于脑神经和视神经,可引起中毒性弱视,视盘炎或视神经脊髓炎、色觉障碍,晚期视神经萎缩,甚至失明。三叉神经受累时可出现角膜知觉减退或消失,引起进行性面神经麻痹性角膜炎等。

(5)氰化物:氰化物广泛用于制药、合成纤维、塑料和杀虫剂等工业,剧毒,可通过消化道、呼吸道和皮肤吸收,能阻止所有组织细胞的氧化过程而引起窒息。急性中毒者多立即死亡。眼部表现为瞳孔极度散大、黑蒙、视网膜弥漫性水肿,视盘边缘模糊,黄斑中心出现樱桃红点,与视网膜中央动脉阻塞眼底相似。慢性中毒可表现为眼睑水肿,瞳孔对光反应迟钝,视神经萎缩等。

(6)二硫化碳:二硫化碳是一种具有挥发性且有麻醉作用的易燃液体,主要用于人造纤维、橡胶、煤气、农药、杀虫剂等工业。主要通过呼吸道吸收引起中毒。中毒后眼部可出现角膜知觉减退、视力下降、视物变形与变色,眼底可见视网膜动脉痉挛、硬化,微动脉瘤,视网膜出血,视盘水肿,视神经萎缩等。

(7)一氧化碳:一氧化碳是一种无色、无味的气体。煤炭燃烧不全、煤气泄漏是造成一氧化碳中毒的常见原因。一氧化碳经呼吸道吸入后进入血液循环,与血红蛋白结合形成碳氧血红蛋白,阻碍血红蛋白的携氧功能,造成缺氧血症,导致组织缺氧,发生病变。急性中毒者眼部表现为瞳孔散大,一过性或永久性视力减退,眼底明显缺氧,视网膜出血、渗出、血管痉挛、视盘水肿等。一氧化碳慢性中毒是由于长期接触低浓度一氧化碳所致,中毒后眼部可发生球后视神经炎,表现为视野缩小、中心暗点、瞳孔大小不均,亦可出现幻视、黄视、眼球不能转动或转动困难等。

(8)三硝基甲苯:三硝基甲苯为国防、筑路和采矿中常用的黄色炸药。在生产和使用过程中,主要通过呼吸道、皮肤和消化道吸收引起中毒,中毒后眼部损害主要表现为晶状体混浊,也称为三硝基甲苯中毒性白内障,开始时为晶状体周边部细点状混浊,逐步发展为楔形,融合成环。晶状体瞳孔区也可出现一环状混浊,似花瓣或圆盘,最终晶状体完全混浊。结膜、角膜可出现慢性炎症,眼睑可发生中毒性皮炎,少数患者可出现视神经炎、视神经萎缩或黄斑病变。

(9)萘:萘为有煤焦油气味的闪亮的鳞片状粉末,挥发性强,为防蛀剂、染料和树脂的制造原料。通过呼吸道吸入萘粉尘和萘蒸气可引起中毒。中毒后眼部表现为视盘炎及类似糖尿病眼底病变,有渗出及出血,随后视网膜脉络膜萎缩,玻璃体内闪辉样混浊及白内障。

(10)烟草:长期接触烟草环境或吸烟均可引起中毒,造成眼部损害。急性烟草中毒可表现为视力急剧下降,甚至失明,瞳孔散大或缩小,眼球震颤及红视症等。慢性烟草中毒多呈中毒性弱视,常对红绿颜色分辨不清,阅读或精细工作有困难,视力在暗处较好,病情发展缓慢。眼底检查:黄斑中心凹反光消失,呈斑点状。视野检查:双眼出现中心暗点。

知识拓展与自学指导

烟毒性弱视

这是吸烟对眼睛最常见的危害。弱视,就是矫正视力低于0.8。吸烟会导致弱视的原因,一方面是由于吸烟时人体吸入的氧气被消耗,致使血中氧的含量下降,而眼视网膜对缺氧格外敏感,长期下去,视神经纤维会发生变性,视网膜乳头黄斑区也会发生萎缩;另一方面,烟草燃烧时产生的烟焦油会导致体内维生素 B 的含量下降,而维生素 B_{12} 是维持视神经正常功能所必需的营养物质。这两者共同的影响,使得吸烟者视力下降而发生弱视,严重者可致失明。

(11)农药:农药的种类很多,主要有以下四类。①有机磷农药:如乐果、敌百虫、敌敌畏、内吸磷、对硫磷等。②有机氯农药:如滴滴涕、六六六、杀螨特、敌螨丹、稻丰宁、稻叶青、敌菌清等。③有机硫农药:如代森锌、代森锰、代森铵、代森钠、福美双、福美锌、退菌特等。④氨基甲酯类农药:如西维固、叶蝉散、天杀威、速灭威等。农药可以通过皮肤、黏膜、呼吸道及消化道吸收进入体内而引起中毒,对眼组织也可造成损害。根据农药吸入量的多少、吸入时间长短的不同,可引起全身急性中毒和慢性中毒,眼部中毒的主要表现为接触性眼睑皮肤炎,出现皮肤潮红、肿胀、水疱和接触性结膜炎和角膜炎、眼睑痉挛等。农药吸收进入体内可引起视神经和视网膜中毒,出现视盘充血,边缘模糊、视网膜水肿,中心凹反光消失,视野向心性缩小,视力下降。

4.眼外伤 除因各种不同类型的有机化合物中毒、金属和非金属化合物中毒外,在工业人群中还常见以下几种类型的眼外伤。

(1)角膜异物:细小异物碎屑停留于角膜表面或刺入角膜之中者称角膜异物,最常见的为机床溅出的金属细屑、敲击飞起的细小碎片、爆炸时的金属或火药微粒、煤屑、石屑、随风飞扬的尘粒、谷壳、细刺等。工厂工人的角膜异物以铁屑最多。大多数角膜异物存留在角膜浅支或表面,但也有刺入角膜的深层者。至于异物的数目,可为一个、数个或多个。因角膜表层富有感觉神经末梢,以痛觉、触觉极为敏感,因而患有角膜异物者,皆立即引起明显刺激症状,如异物感、刺痛、流泪、结膜充血、眼睑痉挛等。浅层异物的刺激症状,往往较深层者更为明显。

(2)眼内异物:指任何异物进入角膜或眼眶,异物的类型包括细小的木质、金属或塑料。异物在眼的不同位置引起不同的症状,通常表现为疼痛、畏光、流泪、异物感、复视等。

(3)化学性灼伤:眼部损伤者并不罕见。有人统计,化学性眼外伤占工业眼外伤的第三位。化学性眼部损伤占眼外伤的10%左右。化学性物质对眼组织常造成严重损害,如不及时给予恰当处理,预后不佳,重者甚至失明或丧失眼球。化学物质所致眼外伤中17%为固体化学物引起,31%为液体化学物所引起,52%为化学物烟雾所致,在这些化学物引起的眼外伤中,可因化学物直接接触眼部而致,也可通过皮肤、呼吸道、消化道等全身性的吸收而影响于眼、视路或视中枢而造成损伤。常见的有酸烧伤、碱烧伤等。

 知识拓展与自学指导

酸碱烧伤的危害

当酸溅入眼内以后，可使眼组织的蛋白变性，凝固成一层坏死组织痂膜，从而阻挡酸继续向深部组织渗透和扩散，对组织的破坏限制在接触酸的部位。当酸入眼后立即冲洗处理，减少其与组织接触时间，不再扩大接触面积，其烧伤一般在浅层，愈后形成瘢痕，新生血管长入，外观受影响，若遗留角膜白斑，影响视力，但深部组织一般较好。

碱入眼后与眼组织的类脂质起一种皂化反应，可以使眼组织发生溶解，其余的碱仍继续向组织深部渗透和扩散，使损害不断向深、广进展，破坏力很大。因此碱进入眼内当时看起来反应并不很大，但却不容乐观，它会逐日加重，出现结膜水肿、坏死，角膜水肿、混浊，进一步融解、坏死出现溃疡、穿孔，并引起眼深部组织变化，发生虹膜睫状体炎、瞳孔后粘连、继发性青光眼而失明或眼球萎缩。眼球表面形成浓厚瘢痕，长入大量新生血管，眼睑与眼球发生粘连，眼球不能自由转动，眼睛闭不上，失去原有的外观。治疗一刻都不能耽误。

(4)非电离辐射性光损伤：例如紫外线、红外线等对眼的损伤。紫外线对眼的损伤在前文已有叙述。红外线的热作用不仅能引起晶状体的混浊、导致红外线白内障，也可以引起日光性视网膜脉络膜灼伤。

二、预防保健

1. 加强健康宣传教育　对日常生活中的眼外伤的防护应大力宣传，避免造成损伤的原因，如禁止斗殴、乱放鞭炮、乱射弹弓、乱投石子等，尽量不使儿童接触玩弄锐利的玩具或接触危险物品，在中小学及幼儿园内开设保护视力、防止眼外伤的保健课，多方宣传普及有关防护眼外伤的卫生常识。在家庭中教育父母如何防护儿童眼外伤的发生。对于生产、运输、使用有爆炸性物品，如炸药、烟花、爆竹的人员，应教育他们严格按国家有关规范进行管理和操作。

2. 加强个人防护　对于从事车、铣、磨、钳等金属切削和其他冷加工操作时，一定要戴具有一定硬度而有不会破裂的树脂、夹层钢化玻璃制防护眼镜，以免发生眼球穿通伤。进行熔炉和其他热加工，使用 X 射线、激光加工或研制的工作人员一定要戴用能反射或吸收这些辐射线防护眼镜。同时要对他们进行定期的眼科检查，确保他们的安全。预防金属、无机化合物、有机化合物中毒引起的眼部损害，一般要求在农业、化工业、建筑行业中具有腐蚀性或强酸强碱的气体、液体、固体环境中，应采用封闭式操作，并有个人防护装置，在现场还应有供冲洗、稀释、中和用的器材药品，作为第一线急救用，若发生全身性中毒时，除采取保护肝脏、肾脏等治疗措施外，对眼部中毒者尽快送入医院采取对症治疗。

为防止个人在生产过程中受伤、中毒,个人的安全防护设备极为重要。防止眼部受伤的最好方法是戴防护眼镜、防护盾和防毒面罩等。为了达到不同防护目的,防护眼镜的选择也非常重要,一般可将防护眼镜分为三类。

(1)防御碎片眼镜:对预防机械性眼外伤有重大作用。按眼镜形式分为:①铁丝网状眼镜,主要用铁丝或其他金属丝制成,目的在防止较大碎片损伤眼部,但对细屑不能预防,另有一种防护微波用的网状眼镜,用直径 0.07~0.14 mm 黄铜丝制成,网眼为 560~186 孔/cm² 的防护镜,以防止微波的绕射和反射,应将其制成风镜式样,将框四周加上遮蔽;②鳞状眼镜是在眼镜上装有黄铜或铝制的宽框边,框边上有鳞状向外半开放的换气孔,用丝绳或皮带固定在头上,此种眼镜玻璃片较大,视野范围也大,轻便易用;③普通眼镜式的防护眼镜;④杯状眼镜,眼镜框用橡胶制成,形如圆杯状;⑤汽车司机用的四片玻璃制成的眼镜,目的是扩大视野。防护异物的眼镜片对预防机械性损伤极为重要。玻璃厚度应在 3~4 mm 以上,但仍不能确保绝对安全。

(2)防护放射损伤的眼镜:防护红外线和紫外线采用特制的防护镜片。焊工进行焊接时,除有强烈的炫眼闪光外,还有红外线和紫外线。这种镜片的要求:一方面要减弱强光刺激,阻止有害射线射入眼内;一方面要保持能通过镜片看清外界以利工作。这种镜片制作原理:在玻璃原料内混合铁、镉、钴、铈和其他金属的氧化物以达到吸收紫外或红外线的作用,但仍能使部分可视光线通过,这种镜片称为滤光器。

(3)预防灰尘、酸碱飞沫和有毒气体的防护眼镜:该眼镜必须能够使眼部与外界完全隔绝,所以眼镜框边必须用皮革或橡胶制成,呈不完全的面罩状,中间嵌有金属制成的漏斗状眼镜框,其上有少许点状换气孔。对预防无刺激性的灰尘,可用完全密闭的眼镜。这种镜框边是用橡胶制成的,框上嵌有较大圆形玻璃,没有一点空隙与外界相通。这种眼镜极易变暗,且下方接触皮肤处易发汗,只适用于短时间的防护。

(4)防止 X 射线、γ 射线和中子伤害的防护眼镜:其镜片是用特种铅玻璃制成的防护帽盔、防护盾和面具。为了防护面部不受各种碎片、溶解金属、酸碱飞沫等伤害,可用各种金属制成的附有眼镜的橡胶帽盔或面罩。喷砂时,为了防御灰尘,可用特殊闭密帽盔。电气熔接时可用手持的防护盾,或用戴在头上的帽盔或防护盾,这种戴在头上的防护盾优点是便于操作,且能达到预防有害光线的损伤。为了防止生产性损伤,如有条件应在就业前做详细的眼部检查,包括视力(远、近、双眼单视、同时视)、立体觉、色觉、视野、屈光状态和眼肌平衡状态,以便决定是否适合从事某项工作,严格执行标准,不合格者绝对不能就业。

3.改善生产设备 尽量使生产设备现代化,做到机械化、自动化、密闭化、无害化和远程操作。对生产工具、机器、车床、母机等增加安全设备。厂房内应有良好照明和通风设备。对于化学原料应尽量采用无毒和毒力小者以代替有毒者。矿山采掘应尽量采用先进技术,如水采等使粉尘下降到标准以下。对发生放射能者如 X 射线、γ 射线、中子等作业,应有良好的防护屏。在放置放射能物质处,应安设特殊指示装置。放置激光器、微波发射的房室内,应安置无光洁反光面的屏壁以免光线反射入眼。

4.严格执行生产安全卫生标准 目前,我国进行了职业性眼病诊断标准制定,分别制定了职业性白内障、三硝基甲苯中毒性白内障、辐射性白内障、电光性眼炎、二硫化碳中毒性眼部损伤等的诊断标准,同时还制定了视功能职业选择标准和眼科工伤评残标准。

厂矿企业单位领导必须设有专职人员负责安全生产,督促检查工作。必须有完整严密的岗位责任制和安全生产技术操作规程。加强考核、技术操作训练,尤其对新入厂的职工要严加约束,使职工都能严格遵守安全技术操作。利用重大工伤、中毒事故进行分析,以具体生动事例组织职工讨论,吸取教训,得出经验以教育广大职工。定期检查维修设备,杜绝跑、冒、滴、漏现象,进行有害物质的处理。定期检测作业现场、美化环境,进行文明生产。

任务三　特殊药物使用者的眼保健

问题引导

患者,女性,患有气道高敏反应,经常出现呼吸困难,临床上患者定期使用激素 4 周后,患者高敏反应很少发生,但出现了头痛、恶心等症状。根据上述症状解释患者为什么会出现头痛等不适症状?

通过本任务的学习,解决上述问题,并归纳总结此类药物对眼睛健康的影响。

一、特殊药物使用者的眼健康问题

1.解热镇痛药　大剂量服用阿司匹林、吲哚美辛、布洛芬、保泰松等药的患者可出现变态反应性结膜炎、眼压增高、白内障、玻璃体积血、视网膜出血和中毒性弱视、弥漫性视网膜变性、角膜基质混浊及失明。

2.抗结核药　长期用链霉素、异烟肼、乙胺丁醇治疗肺结核,服用过量中毒时首先发生闪光感,数日后视力明显下降,可损害视神经,发生进行性视神经萎缩和突发性球后视神经炎。也可出现视野缩小,红绿色分辨力减退,绿色色盲。过敏患者可出现眼眶周围水肿及结膜炎。症状多出现在服药后数月,停药后视力可逐渐部分恢复。

3.利尿药　应用乙酰唑胺、氯噻嗪等利尿药可出现眼压降低,晶状体前移,视网膜水肿及近视等。

4.抗疟疾药　氯喹分子易与视网膜上皮内的黑色素形成不可逆的结合物,可发生弱视或黑蒙、视网膜血管狭窄、视网膜水肿和出血、偶见视盘水肿、晚期可导致视网膜病变。奎宁、伯氨喹等药物也有类似的影响。

5.维生素类　妇女怀孕期间补充 B 族维生素、维生素 D 过量,能发生睫毛脱落、眼肌麻痹、眼球震颤、角膜钙化等病变。

6.抗生素类和抗菌药　青霉素长期大剂量使用可有幻视、一过性视力障碍等。氯霉素长期大剂量使用可引起视神经炎、幻视,连续使用 1 个月可引起中毒性视神经炎、弱

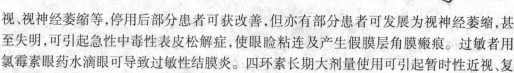

视、视神经萎缩等,停用后部分患者可获改善,但亦有部分患者可发展为视神经萎缩,甚至失明,可引起急性中毒性表皮松解症,使眼睑粘连及产生假膜层角膜瘢痕。过敏者用氯霉素眼药水滴眼可导致过敏性结膜炎。四环素长期大剂量使用可引起暂时性近视、复视、眼球运动障碍、视盘水肿等。磺胺类长期大剂量使用主要是结膜炎、视网膜炎、视神经炎、暂时性近视、中毒性弱视、白内障、眼肌麻痹等。呋喃妥因长期大剂量使用可有幻视、眼肌麻痹、球后视神经炎等。

7. 抗精神病药类　氯丙嗪长期大量应用可引起中毒性视网膜病变,出现类似色素性视网膜炎、视力减退或视野缺损等;苯海索长期大量应用可使青光眼患者完全失明。

8. 激素类　长期应用泼尼松(2~4周),可引起眼压升高而导致青光眼,一般停药后数年才能恢复。每日用量超过 10 mg,持续 1 年,可使晶状体后出现碎片状或空泡状混浊,亦有晶状体混浊引起白内障的报道。用激素类滴眼药还可引起眼色素层发炎及角膜变厚,使角膜伤口愈合减慢。此外长期局部使用皮质类固醇还可以诱发角膜产生细菌性感染、单纯疱疹病毒性角膜炎及真菌性角膜炎,甚至可导致穿孔。

二、预防保健

对于长期服用这些特殊药物的患者,应加强眼并发症的健康教育,有助于早期发现视觉问题。定期随访,给以针对性的眼部检查,对眼出现问题的健康问题进行详细检查,仔细询问可能出现的主要症状。在保证治疗效果的前提下,尽可能减少上述药物的使用剂量和使用时间,以减少相应并发症的发生。

任务四　驾驶人群的眼保健

问题引导

某驾驶员到眼科医院就诊,主诉最近连续开车 6 h 后,眼睛及眼眶周围疼痛、视物模糊、眼睛干涩、流泪等不适症状,请分析患者眼睛为何出现此症状,临床上应该如何预防?

通过本任务的学习,解决上述问题,并归纳总结驾驶员眼保健的要点。

一、驾驶人群的眼健康问题

1. 视疲劳与干眼症　这是驾驶人群常见的眼部问题。驾驶时,无论是精神还是眼睛都处于高度紧张的状态,较长时间紧张地注视前方使得每分钟瞬目的次数急剧减少,出现眼及眼眶周围疼痛、视物模糊、眼睛干涩、流泪等,极易出现视疲劳和干眼症。

2. 夜间视觉变化驾驶员夜间开车时,其视觉活动受到下列现象的影响。

(1)明适应。人从暗处走向明处,在最初的一瞬间感到耀眼发眩,什么都看不清,要经过数秒钟才能基本恢复正常,这就是对光的适应,这种现象叫明适应。这是因为在暗处时,视网膜中锥体细胞不活动,而一走出暗处,杆体细胞中的视紫红质即被强光所破坏,同时瞳孔也因强光而显著缩小,故从暗处走向明处,视觉不能立刻发生,只觉两眼发眩。经过一段时间,锥体细胞的视紫红质发生了作用,引起皮层上的兴奋过程,感受性才能恢复正常。明适应的完全恢复需要 8 ~ 9 s。

(2)暗适应。当人从亮处走到暗处时,开始什么也看不见,只有经过一段时间,视觉才能恢复,这种现象叫暗适应。当由明变暗时,锥体细胞不再发生感光作用,而杆体细胞中的视紫红质原被强光漂白,不能立刻感受微弱的光。经过一段时间后,视觉才能逐步恢复。暗适应与维生素 A 有关,若体内缺乏维生素 A,则容易患夜盲症。

(3)浦肯野现象。捷克学者浦肯野发现,在很好的照明条件下,一张红纸、绿纸和蓝纸,看起来明度相等,但拿到弱光下,绿和蓝的颜色就会显得明度更大一些,这种在弱光条件下,人眼对波长短的光感受性提高、对波长长的光感受性降低的现象,就称浦肯野现象。由此可知,浦肯野现象使得驾驶员对白天显而易见的行人和车辆等物体,在夜间会视而不见,而对白天相对不易察觉的物体,夜间却看得较为清楚。所以,驾驶员不能过分依赖白天较为明显的视觉信号,它们在夜间往往是不起作用的。

(4)视觉后像。在视觉刺激物停止作用后的若干时间内,所延长的现象称为后像。后像有正负之分。如注视电灯几秒钟后,再闭上眼睛,就会感到眼前有一个跟电灯差不多的光亮形象出现在暗的背景上,后像和灯一样都是亮的,品质相同,这就是正后像。随着正后像的出现,再将视线转向白色的背景,就会发现在亮的背景上出现黑色的斑点,因为它和亮的背景相反,所以叫负后像。

3. 眩光 夜间驾驶时迎面而来的汽车灯发出强烈的灯光,以及城市夜间照明均产生大量的眩光。在暗处,瞳孔扩大,人眼屈光系统的周边像差暴露导致视物时眩光,尤其是曾接受激光角膜屈光手术者表现更为严重。昼间日光过强时,除了直射日光外,环境中还会形成较多较强的反射光(如路面的反光等),都是眩光的光源。

4. 老视 随着人口的老龄化,40 岁以上驾车者的数量呈增长趋势。这些伴有老视的驾车者必然存在用眼困难,调节障碍,从看远方的路面到看近方汽车仪表时的近用眼之间的过渡反应迟缓,这对行车安全是不利的。

二、预防保健

1. 养成良好生活习惯 足够的夜间睡眠和午间休息,是身体处于良好状态的前提条件。有些驾驶员是由于各种原因造成睡眠不足,必然导致眼疲劳,容易发生交通事故。长时间的开车,要养成及时休息缓解疲劳的习惯。行车中途可停车作短暂的休息,或舒展一下身体平眺远方,均可以缓解视疲劳。

2. 改善膳食结构,加强眼睛营养 视力与营养有密切关系。食物中缺乏维生素 A,易导致夜盲症、眼干燥症等;铬和钙元素的缺乏,则易患近视眼;而 B 族维生素的缺乏,则可能发生球后视神经炎。这些眼病均可导致视觉功能不同程度地下降。因此,要多吃粗粮、蔬菜、水果,如动物的肝脏、玉米、胡萝卜、菠菜、番茄、南瓜、柑橘等。据测试显示,每天喝 250 mL 牛奶,吃 1 个鸡蛋及 250 g 蔬菜,可保证维生素 A 的需要。如果长期在维生素 A 缺乏地区生活的驾驶员可采取干预法:将维生素 A 药片溶在食品中,每天同食物一起食入体内;或按世界卫生组织推荐的方法,每次肌内注射维生素 A 10 万 ~20 万 U,1 年 2 次即可。但是必须引起注意的是,驾驶员大多数喜欢用抽烟或嚼口香糖、槟榔等来提精神、驱疲劳。殊不知,这种不良习惯对视力是有害的。吸烟能引起视幻症。长期吸烟,造成尼古丁中毒,出现精神障碍、缺氧、二氧化碳潴留、血氨增高、酸碱平衡失调和电解质紊乱等,从而导致视幻,即眼睛模糊,视力下降;长期嚼口香糖或槟榔,则易患眼疾病,甜食在消化吸收和代谢过程中会产生大量的酸性代谢产物,从而造成血钙减少,引起眼球房水和晶状体渗透压改变,使晶状体变凸,影像模糊,导致近视。因此,必须有一个良好的生活习惯,以保持良好的视力。

3. 加强个人防护

(1)做好强光下的眼防护。最好配染色镜片、镀膜镜片、偏光镜片等。通常宜选择遮光度较强的太阳镜。但是要注意,渐变镜片的遮光度从顶部到底部或从底部到顶部中间依次降低。虽然它能在人们眺望天空时保护眼免受到眩光伤害,同时还能清楚地看到下面的景物,且能有效反射水面或雪地的眩光,但是驾驶员不宜配戴这种太阳镜,因为当行车经过隧道时,驾驶者不能马上看清楚隧道状况。同时必须注意在夜间时不能配戴太阳镜,如果需要可以选用专用的夜间驾驶镜,该镜可以增加黑暗中的视物清晰程度。夜间如果视力下降,首先排除是否有夜盲等其他问题。如果确定是夜间近视,可以采用光学矫正解决这一问题。

(2)讲究卫生,预防眼疾病。平时每天以热水、热毛巾或蒸汽熏浴双眼 1 ~2 min,反复 5 次,以促进眼部的血液循环,防止眼睛生病;眼睛流泪或发痒时勿用手揉,要用软而干净的手帕擦拭。眼内发痒一般为炎症表现,应及时滴眼药水或用温水洗眼,用手揉眼睛易损伤眼睛和加重发炎;注意预防传染性眼病及全身性疾病,如沙眼、急性结膜炎等。因此,不管得了什么眼病,都要及时到医院检查治疗。一些其他疾病对眼睛也有很大影响,如结核病、血液病、肾病、糖尿病、性病等都会影响眼睛,严重者可导致失明。因此,除了做好眼保健外,还要积极防治其他疾病。

(3)老视驾驶人群的防护。对于 40 岁以上的驾驶人群,一旦发生视近模糊,在排除其他眼部疾病后,可以尽早配戴渐变眼镜。因为近用附加值在渐变区呈连续逐渐增加,在适当的头位下,该镜可为配戴者提供自远点到近点全程、连续的清晰视觉,因此,可以解决行车中既要看远处物体又要看近处仪表盘的难题。配戴初期可能会出现曲线效应和泳动现象,中、近距离视野相对狭小,眼位、头位运动相对增加等不适,但是症状很快会消失,随着渐变眼镜的发展,适用时间缩短为仅 1 周左右。

4. 加强锻炼提高视力 通过运动眼球来缓解视疲劳,增加眼球的血流动力学来保健眼睛。

(1)运目:运转眼球,能舒筋活络,增强眼球活力,改善视觉功能,使其更灵活、敏锐。方法:闭目转动眼球,顺时针和逆时针方向各转 10 次左右。再睁开眼,眼睛向上、下、左、右四面转动 10 次左右。

(2)摩目:经常按摩眼睛,可有效预防近视和矫治假性近视。方法:用双手指以鼻梁两侧内眼角为起点,沿眉毛围绕眼眶按摩眼的四周 24 次,手法由轻到重,开始与终末都应轻柔。

（3）熨目：用双手对掌摩擦生热后，立即将热掌心压在眼皮上 1 min，反复进行 3 ~ 5 次，这样可有效地消除眼睛疲劳，防止视力下降。

（4）极目：行车间隙，身体直立，放松眼球，平视远处，以达到养目、放松眼球、纠正视力模糊之功效。

（5）练目：坐着头不动，让眼睛很快左右扫描到视力范围内所能及的东西，可提高眼睛的灵敏度，集中视力在 10 种不同物体上 10 s，然后列出所看到物体的名称与顺序，这可使眼睛与脑快速集中在这些事物上，久之便可提高眼睛的反应能力。

任务五　体育运动人群的眼保健

问题引导

> 患者，男性，在学校篮球运动比赛中，眼镜被打碎，眼眶出现骨裂，视物模糊。这种情况在学校常有发生，如何进行有效的预防？

一、体育运动者的眼健康问题

体育运动存在一定的危险性，眼外伤在运动损伤中占有一定的比例。足球、篮球、橄榄球、棒球、高尔夫球、曲棍球、飞镖、弓箭、射击、拳击、摔跤及其他形式的自由搏击运动等都可能引起严重的眼外伤甚至失明。钝挫伤在运动眼外伤中占多数。眼的受损程度取决于钝物的大小、硬度、速度及击中眼的力度。钝挫伤的并发症包括眼球破裂、球周软组织挫伤、角膜挫伤、晶体挫伤、玻璃体积血、脉络膜挫伤、虹膜睫状体挫伤、视网膜震荡与挫伤、眼球破裂等。此外，还有一些特殊的运动性眼损伤，如潜水运动可引起气压性眼病，跳水运动可导致视网膜脱离。

二、预防保健

对于足球、篮球、曲棍球等接触性体育运动应选择护目镜较为适宜。目前的聚碳酸酯是运动护目镜唯一合适的镜片材料，因为体育运动中产生的高速、高能量的冲击远远超过其他镜片材料所能承受的极限，只有 PC 镜片才能提供足够的防护。而对于拳击、摔跤、自由搏击运动通过佩戴头盔来保护头部，可以大大降低这些导致的眼外伤发生的可能性。

镜架的选择和镜片的选择同样重要，不是所有的镜架都是合适的，镜腿带有铰链的镜架因为铰链容易断裂，会使镜框或铰链接触眼而导致损伤。一般对于运动来讲，更为理想的镜架是选择注塑成型的材料镜架，如塑料架、板材架。值得注意的是，在运动过程中选择隐形眼镜并不能起到很好的保护作用。水上运动、滑雪等运动应该配戴防护紫外线的太阳镜,防止紫外线的灼伤。

任务六 孕妇的眼保健

 问题引导

> 某孕妇,足月产小儿出现小眼球,医生询问母亲是否在怀孕期间服用过一些特殊药物或者有不良的习惯,如抽烟、酗酒等。母亲均予以否定,但是孕妇提到在怀孕大概2个月后他们住进了新家,请分析为何出现这种情况?

通过本任务的学习,解决上述问题,并提出有效的预防方案。

一、孕妇的眼健康问题

1. 孕妇自身的问题 孕妇内分泌的明显变化、水电解质水平的改变,使得角膜、晶状体内的水分增加,角膜厚度增加,越到怀孕末期,角膜厚度增加越明显,角膜敏感度降低,会影响角膜反射及保护眼球的功能。角膜的小动脉因为痉挛,使得局部血流量减少,结膜炎的发病率增高。通常,这种现象在产后6~8周可以恢复正常。

(1)干眼症。激素的改变会影响眼泪水的分泌量及其质量,泪水膜会变得不稳定及泪水层比较容易被蒸发。在怀孕末期,约有八成的孕妇泪水分泌量会减少。因此,孕妇配戴隐形眼镜时,会感到干涩及有异物感,镜片表面的油腻程度亦会增加而影响视力。

(2)视近障碍。激素分泌的改变亦会引起眼角膜及晶体内水分增加,造成眼角膜轻度水肿及睫状体调节力减弱。因而在怀孕7~9个月期间,孕妇在看近物时,容易有朦胧不清的情况,这现象大部分可在产后6星期内回复正常。

(3)屈光改变。角膜弧度在怀孕期间也会改变,且在怀孕末期改变比较明显。据研究报道,角膜弧度在怀孕期间会变得比较陡,可使眼睛屈光度有0.25升至1.25的度数改变(即俗称眼镜度数25至125度的改变)。若孕妇本身有近视,则近视度数加深。孕妇晚期,屈光不正更为明显,但是这些度数改变很可能在产后5~6周恢复正常。

受上述因素的影响,配戴隐形眼镜通常会加剧角膜水肿、角膜缺氧、角膜敏感度下降和角膜擦伤等,严重者甚至继发感染造成角膜浸润、溃疡和穿孔。角膜曲率的改变使得原来的隐形眼镜不再合适,勉强配戴可以造成角膜新生血管明显增加,矫正视力低于正常,严重出现角膜急性感染。

孕妇在妊娠早期,剧烈的早孕反应,若未能及时采取输液等营养支持,可能造成孕妇缺乏营养,引起夜盲、视力模糊、视盘等多种营养严重缺乏性眼病。而妊娠后期主要是以水肿、高血压、糖尿病和蛋白尿为主要症状的妊娠综合征,严重时可诱发子痫,危及母婴安全。当血压超过130/90 mmHg时,可能出现视盘水肿、充血、眼底出血甚至视网膜脱离,终止妊娠后,多能恢复正常。

2. 胎儿的眼健康问题　发育到第 2～3 周的胚胎，前脑泡头褶的两侧出现凹陷，称视窝，是眼的原基。胚长 3.2 mm 时，视窝逐渐变深并在前脑两侧形成对称的囊状突起叫视泡。视泡远端膨大与脑逐渐远离，近脑端变窄形成视基，即视神经的原基。此后不断发育，到胎儿 7 个月时，视网膜、视神经、虹膜、睫状体、晶状体及悬韧带、角膜、瞳孔、眼睑表皮、毛囊、汗腺、皮脂腺、泪道、泪道上皮、泪腺、副泪腺、脉络膜色素细胞、结膜上皮等均完成发育。

影响胎儿眼健康的危险因素是通过母体影响胎儿。妊娠期间母体与胎儿之间的物质交换是通过胎盘进行的，胎盘附着在子宫壁上，通过脐带与胎儿相连。胎盘中母体血和胎儿血不直接沟通，二者之间有滋养上皮细胞隔开，即所谓的"胎盘屏障"。胎盘除在母体与胎儿之间进行营养素、氧、二氧化碳和代谢产物的交换外，还有阻止一些外来化合物由母体透过胎盘进入胚胎、能够阻止母体内可能存在的细菌、原虫等病原体通过，保护胎儿免受感染，保障胎儿正常生长发育的功能。然而在妊娠早期，胎盘的结构尚未发育完全，胎盘屏障作用薄弱，不能有效地阻止病毒和药物通过。因此，如果孕妇在此期间感染某些病毒或用药不当，则病毒或药物就会侵入胎盘，进入胎体，导致胎儿流产、早产或死胎等，并且常常引起胎儿眼部发育异常。以下为常见可能导致胎儿眼部发育异常的常见不良因素。

（1）宫内感染。孕妇在孕期尤其是前 3 个月内遭受弓形虫、风疹病毒、巨细胞病毒、单纯疱疹病毒等病原体的感染。当孕妇感染时，病原体可通过胎盘垂直传播，导致胚胎停止发育、流产、死胎、早产、先天畸形等，甚至影响到出生后婴幼儿智力、先天性盲或低视力，造成终身后遗症。

1）风疹病毒：孕妇感染风疹病毒，病原通过胎盘引起胎儿感染，导致先天性风疹综合征，重则导致胎儿死亡、自发流产，轻则影响胎盘细胞的正常分化和发育，造成先天性白内障、小眼球、小角膜、青光眼、斜视等先天异常。

2）弓形虫：弓形虫病是一种人畜共患的传染病，弓形虫可通过接触、飞沫、性接触等传播途径传染及垂直传播。孕妇感染弓形虫后，可导致流产、死胎、早产、胎儿宫内发育迟缓、脑部损伤，表现为小头畸形、无脑畸形、智力低下、精神障碍，新生儿面部及脏器畸形，或增加妊娠并发症等全身异常外，在眼部还可以出现先天性白内障、视神经炎、神经萎缩等。

3）巨细胞病毒：巨细胞病毒可通过接触、飞沫、输血、性接触等传播途径传染及垂直传播。如孕妇受到巨细胞感染，胎儿发生感染的危险性大约为 50%。胎儿被感染以中枢神经系统和肝脏受损为明显症状。如脑积水、脑软化、运动神经障碍、听力丧失、损害、慢性肝炎等。同时也会引起眼部发育异常，如视网膜脉络膜炎、视神经萎缩等。

4）单纯疱疹病毒：单纯疱疹是人类常见的疾病之一，单纯疱疹病毒可通过与患儿接触感染，也可通过母婴垂直传播。如孕妇感染单纯疱疹病毒，可造成胎儿先天性心脏病、脑发育不良、皮肤疱疹、失明、耳聋、脑积水、颅内钙化等症状全身异常发育外，在眼部还可以出现小眼球、小角膜、先天性白内障等先天畸形。

（2）妊娠用药。如果在妊娠期间用药，药物可以通过胎盘扩散或传递到胎儿，可能对胎儿造成不良的影响。尤其是在妊娠头 3 个月和最后 3 个月，对胎儿的危害最大。在妊娠头 3 个月用药不当,可能会造成胎儿畸形或流产,妊娠后 3 个月可能造成早产。几乎所有的药物都会对胎儿造成不同程度的影响,这些药物主要有以下几大类型。

1)抗生素类:除红霉素外,其他抗生素均不同程度地进入胎盘。青霉素大量应用可引起黄疸甚至死亡。长期应用链霉素、庆大霉素、卡那霉素等氨基苷类药物可损害胎儿的第 8 对脑神经和肾功能。四环素(土霉素、多西环素)有明显的手指致畸作用,先天性白内障,晚期服用引起牙和骨的改变。氯霉素对胎儿产生毒性作用,可出现灰婴综合征(粒细胞缺乏)。

2)磺胺类:可与胎儿血清内胆红素争夺血清蛋白,使游离胆红素增加,胎儿出生后可出现高胆红素症,甚至核黄疸。故妊娠晚期及分娩前应禁用。

3)抗癌药物:妊娠早期可致畸或流产,晚期可引起胎儿流产、死亡。

4)抗组织胺药物:早期使用(如苯海拉敏、布克利嗪、氯苯那敏)可引起胎儿四肢缺损、腭裂;晚期应用可抑制新生儿呼吸系统,引起严重窒息。

5)解热镇痛药:阿司匹林很易通过胎盘,早期应用可致神经系统、肾畸形及胎儿动脉导管提早关闭,并导致胎儿肺动脉高压等心肺并发症。晚期应用可减少血小板凝聚力,使新生儿易有出血倾向,黄疸,头颅血肿,紫斑便血等。非那西汀早期应用可致肾畸形、贫血及肝功能受损。吲哚美辛孕妇禁用。

6)激素类药物:孕期使用己烯雌酚可引起女性子代外阴异常,青少年期发生阴道腺病,甚至阴道、宫颈透明细胞癌,由于雌激素的代谢产物可产生雄激素作用,故也可使女胎男性化;男性子代睾丸、阴茎、精液异常,甚至男胎女性化。孕期使用雄激素及合成的孕激素可致女性假两性畸形。孕妇长期过量使用糖皮质激素,可致过期妊娠、胎儿宫内发育迟缓和死胎发生率增加;孕早期应用可出现腭裂、无脑儿、死胎;短期少量应用未见不良反应,故慎用。

7)抗癫痫药:苯妥英钠、丙戊酸钠、三甲双酮、扑米酮、二苯基海因等均有明显致畸作用,孕妇禁用。

8)抗甲状腺药物:硫脲类药物可引起胎儿代偿性甲状腺肿大智力发育及生长迟缓;无机碘化合物长期应用可致胎儿甲状腺肿和呆小病;孕早期应用放射性碘可引起畸形,妊娠 10 周后应用,可引起永久性甲状腺功能低下。

9)抗糖尿病药:所有口服抗糖尿病药均会产生死胎和胎儿畸形。

10)维生素 K:维生素 K_3、维生素 K_4 可引起溶血、肝损害和核黄疸,故禁用。而天然的维生素 K 无此不良反应。

以上药物在妊娠期间对眼部的影响主要是新生儿白内障、视网膜出血、视力障碍等,严重可导致失明。

(3)妊娠期吸烟、酗酒、吸毒等。孕妇的不良习惯如吸烟、酗酒、吸毒等对胎儿发育造成严重影响,包括孕妇被动吸烟。烟草中的尼古丁可以刺激释放激素使胎盘和子宫血管收缩而减少胎儿的血液供给,造成胎盘功能低下,从而引起流产、早产、新生儿出生的体重减轻、身长缩短等现象,还可出现先天性白内障、葡萄膜缺损、小角膜、视网膜出血等眼部疾病。孕妇长期饮酒可导致胎儿乙醇综合征,乙醇综合征是孕期饮酒危害的主要表现之一。在活婴中约占 2.2‰,综合征包括:出生前和出生后生长发育迟缓、面部缺陷、小头和行为发育异常;眼部表现为视神经萎缩、视神经发育不全、视网膜血管异常、小眼球、小角膜等眼部疾病。再者,乙醇综合征是精神发育不全最常见的因素。乙醇的影响面很广,从流产到孩子严重的行为异常,如孤僻、注意力不集中等。即使出生时没有观察到新生儿有明显的出生缺陷,仍然可能发生这些问题。孕妇在妊娠期饮酒,特别是酗酒,流产的危险性几乎是通常的两倍。饮酒孕妇的胎儿,出生体重低于正常,新生儿平均体重约为 2 000 g,而正常应为 3 000 g 左右。孕妇在妊娠期间吸毒最大危险是导致贫血、血液感染、心内膜炎、皮肤脓肿、肝炎、静脉炎、肺炎、破伤风和性传播疾病。这些婴儿也有感染上其他性传播疾病的危险,有出现宫内发育迟缓或发生早产的可能,眼部病变主要是先天性白内障、小角膜、小眼球等。

(4)孕妇自身不利的因素。有文献报道,约40%的近视儿童在胎儿时,其母体曾患有严重贫血、心脏病、慢性肾炎及妊娠中毒症、羊水过多、早产等产科并发症。在胎盘缺血、功能低下时,胎儿宫内营养不足,氧气缺乏,可造成新生儿视网膜出血、缺血性视盘病变、视神经萎缩、先天性脉络膜缺损、视神经发育异常等致盲性眼部疾病。

(5)有毒化学物质。在工业"三废"、农药、食品添加剂和防腐剂、装修房子、新家具中的各种涂料、各种医用清洗剂及麻醉剂中,均含有一些影响胎儿发育的化学物质,孕妇一旦接触这些物质,都容易导致胎儿畸形,出生后婴儿有视功能障碍以及眼部先天性疾病。

(6)物理性危险因素。一些物理因子如射线、机械性压迫和损伤等也被确认为对眼有致畸作用,其中危害最大、影响最深的是电磁辐射,主要指紫外线、电脑、电磁炉、手机、微波炉、电热毯及电视机等,当辐射作用于人眼,含水量最高的晶状体易吸收较多的能量而造成损伤,又由于其无血管成分、代谢率低,很难将损伤或死亡的细胞吸收,则逐渐混浊从而导致白内障。

(7)遗传性眼病。遗传性眼疾可分为体染色体显性遗传(如家族性角膜变性、先天性无虹膜症、先天性睑裂缩小等)、体染色体隐性遗传(如先天性全色盲、球状水晶体、皮肤性白化症、视网膜胚母细胞瘤等)。

二、预防保健

孕妇的保健包括孕妇自身的保健及胎儿的眼保健。虽然妊娠期会角膜水肿、干眼症、屈光不正等变化,但是产后一般不会给孕妇留下任何眼病后遗症。

1. 均衡饮食 第一,在孕前3个月和妊娠前3个月就需要补充叶酸,以防止因叶酸的缺乏而导致胎儿神经管的畸形;第二,在早孕期间,胎儿各器官处在分化形成的重要阶段,此时又逢早孕反应,出现恶心、呕吐、厌食、偏食等症状,防止此阶段营养的摄入应重在质量,多吃一些适合口味,易消化、清淡、富有营养的食物,并且避免偏食,若反应严重,需到医院静脉补液,防止饥饿性酮症酸中毒,而影响胎儿神经管的发育;第三,孕中期是胎儿生长发育和大脑发育的迅速阶段,营养的补充必须保证质和量,动植性食物要合理搭配(五谷杂粮、瓜、果、蔬菜、坚果及海生植物等),每日糖类 400 ~ 450 g,蛋白质 75 ~ 100 g,脂肪 60 g;第四,在孕晚期,是胎儿肌肉、骨骼、脂肪及大脑等发育和功能完善的时期,应增加蛋白质、钙、铁、锌等微量元素的摄入,适当限制糖类、脂肪的量,体重的增长整个孕期应控制在 12.5 kg 左右;第五,在食物的制作上尽可能减少或避免营养素的丢失,不食或少食油炸的食物,以防维生素及矿物质的丢失。

2. 合理起居 孕妇应该保持有规律的生活起居,不能因为出现嗜睡、疲劳现象,就终日躺在床上;睡眠时间可以比平时延长 1~2 h,早睡早起,有条件可以午睡,午睡的时间约 1 h 为宜,时间长,会导致晚上不易入睡,扰乱生活规律;保持良好的心态;进行适当的活动;远离宠物,以防宠物携带的微生物感染孕妇;避免接触毒物,妊娠期间,特别是前 3个月,禁止做 X 射线检查、CT 检查;不要洗热水浴;避免长时间计算机操作以及看电视;在整个孕期不要吸烟、饮酒,更要远离毒品,同时尽量避免被动吸烟。

3. 注意眼部卫生 妊娠期最好配戴框架眼镜,否则需要再详细进行角膜健康检查、泪液评估的基础上,选择合适的基弧,透氧性更高的隐形眼镜。

4. 处理过强的早孕反应 采用静脉输液,保证足够的营养支持。

5. 防治疾病 妊娠期间积极治疗各种疾病。定期到妇科门诊检查,筛查重点疾病如肾病、心血管疾病、妊娠高血压综合征等,一旦发现,及早治疗。定期检查眼科也是必要的,可以发现孕妇的眼病及眼有关的全身疾病。考虑药物治疗时,应该在医生的指导下使用安全药物,避免使用对胎儿不利的药物如麻醉药、镇静药、解热药、皮质激素药、抗肿瘤药等。此外需要根据病情及用药情况定期随诊。

6. 开展遗传性眼疾病的筛查 包括婚前及育前的眼病遗传咨询,优生优育知识宣传,确保胎儿眼部的正常生长发育。

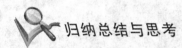 归纳总结与思考

1. 视频终端使用人群的眼保健 视频终端使用人群出现调节灵活度的下降、视功能下降、视力下降、近视加重及严重的眼干燥症,出现屈光状态的变化、调节及集合功能的变化、瞬目的次数明显减少、眼表暴露面积明显增加,重点在预防,尽量选择辐射较小的屏幕、注意用眼卫生、合理健康饮食,出现眼病及时治疗,定期做眼部及全部的放松运动。

2. 工业人群的眼保健 工业人群眼健康问题主要出现一些有机化合物中毒,主要有甲醇、苯、四氯化碳、三氯乙烯、氰化物二硫化碳、一氧化碳、三硝基甲苯等中毒;眼外伤及非电离辐射性光损伤,对此应加强健康教育及个人防护。对于有毒气体采取封闭式操作等。

3. 特殊药物使用者的眼保健 一些长期服药物的患者可能会对眼睛的健康造成不同程度的影响,应告知患者可能出现的并发症,并定期随访,进行眼科针对性检查,在保证治疗效果的前提下,尽可能可减少相关药物的使用剂量和使用时间,以减少相关并发症的发生。

4. 驾驶人群的眼保健 驾驶员眼部健康问题主要是视疲劳与干眼症,出现夜间视觉的变化、明适应、暗适应、浦肯野现象、视觉后像、眩光,并随着年龄的增长出现的老视现象;对于其预防重点是养成良好生活习惯、改善膳食结构,加强眼睛营养及卫生以预防眼病;注意驾车时眼的保护,加强锻炼提高视

力,对于 40 岁以上的老视患者可配戴渐变焦眼镜等。

5.体育运动人群的眼保健 体育运动人群存在的眼健康问题主要是眼外伤,预防重点是配戴抗摔的镜片,例 PC 镜片;更为理想的镜架是注塑成型的材料镜架,如塑料架、板材架等。

6.孕妇的眼保健 孕妇在孕妇期间眼部的生理会发生一些功能性变化,如干眼症、视近障碍、屈光度数的变化等;胎儿的眼健康问题也会受到一定影响如孕妇受到弓形虫、风疹病毒、巨细胞病毒、单纯疱疹病毒等病原体的感染,小孩会出现不同程度的畸形,眼球发育异常;孕妇在怀孕期间服用过一些特殊的药物也容易导致胎儿畸形或眼球发育异常;孕妇在怀孕期间有吸烟、酗酒、吸毒等不良生活史也会导致小孩发育异常或视觉出现异常,预防重点是合理起居、均衡饮食、主要眼部卫生、注意自身健康,尽量避免服用一些对胎儿有影响的药物、防治疾病、进行遗传性疾病的筛查等。

⊙学习检测

【选择题】

1.下列关于视频终端综合征叙述错误的一项是(　　)。

A.屏幕中心点与视线齐平　　　　B.电脑座椅高低可调

C.每工作 1 h,休息 15 min　　　　D.选用高分辨的屏幕

2.下列关于工业人群的眼保健叙述错误的一项是(　　)。

A.一氧化碳急性中毒者眼部表现为瞳孔散大,一过性或永久性视力减退

B.患有角膜异物者,会立即引起明显刺激症状

C.酸烧伤较碱烧伤严重

D.预防有毒气体的防护眼镜的镜框边是用皮革或橡胶制成

3.下列关于特殊药物使用者眼的保健叙述错误的一项是(　　)。

A.抗结核药物主要损害视神经

B.B 族维生素、维生素 D 补充过量会出现角膜钙化

C.长期服用激素容易出现激素性青光眼

D.如出现视网膜水肿可诊断患者服用抗疟疾药物

4.下列关于驾驶员的眼保健叙述错误的一项是(　　)。

A.驾驶员过隧道时眼睛要出现明适应这个过程

B.驾驶员容易出现干眼症,应注意休息

C.维生素 A 缺乏容易出现夜盲症

D.适当的眼球运动有利于缓解视疲劳

5.下列关于孕妇的眼保健叙述错误的一项是(　　)。

A.怀孕期间角膜的敏感度下降

B.怀孕期间眼角膜轻度水肿及睫状体调节力减弱导致视近出现困难

C. 怀孕期间可配戴隐形眼镜

D. 口服抗糖尿病药均会产生死胎和胎儿畸形

【案例分析题】

1. 患者,男性,职业电焊工,经常感到眼灼伤、流泪、视力模糊、眼红并伴有异物感,通过眼科医院检查确诊患有电光性眼炎,通过上述主诉检查,请给出治疗方案,并给出预防的方案。

2. 老年患者,为了预防高血压,长期服用阿可匹林药片,最近眼部出现皮疹、角膜上皮剥脱,眼感觉非常不舒服,通过眼科医生确诊患者为药物过敏。通过上述主诉检查,请给出治疗方案,并提出预防方案。

【综合能力测试题】

1. 某孕妇,在怀孕期间服用过对胎儿有影响的药物,新生儿出生后出现先天性白内障。根据所学知识评估新生儿期、婴幼儿期、儿童时期、青少年时期、中老年时期眼的健康状况。

2. 请列举根据目前你所了解的对眼睛造成影响的职业,并制订合理的预防方案。

(刘　意　黄贺梅)

实践技能　不同人群眼保健措施的制订与实施

【操作目的】

通过此项目的实施,使学生了解正常人群、特殊人群的眼健康状况及特点;熟悉不同特殊人群作业环境中存在的对眼产生不良影响的危险因素;掌握不同特殊人群的眼保健措施;能针对不同特殊人群眼健康状况制订相应的保健实施方案。

【职业素质】

1. 培养学生查阅文献、利用网络等检索工具收集资料的能力。

2. 培养学生以循证医学的思维综合分析利用信息资料的能力。

3. 培养学生的书面表达能力,综合分析解决问题的能力。

4. 培养学生沟通能力和团队协助能力。

5. 培养学生逻辑思维能力与严谨认真、实事求是的科研精神和工作态度。

【操作方法】

1. 教师强调重点,提出相关要求。

2. 分组,每组4~6名学生组成。以小组为单位完成案例的收集、阅读与讨论分析。针对不同的特殊作业环境人群各收集1个典型案例,并讨论分析总结不同的特殊作业环境人群存在的眼健康问题及其影响因素,提出相应的预防保健措施。

3. 每组选出代表发言交流,并互相评比。

4. 教师讲评。

【操作内容与实施】

1. 教师提出不同正常与特殊人群,并提出实践技能要求。

2. 学生利用课余时间,以组为单位收集不同正常与特殊人群的案例1个。

3. 课上或课下每个学习小组以小组讨论的方法讨论分析所收集到的每个案例,并撰写讨论结果准备小组间的交流及讲评。

讨论思考题:

(1)不同正常与特殊人群的眼健康问题及影响眼健康的因素?并列表比较。

(2)思考不同特殊人群眼保健的措施及实施方案?

(3)若能较好完成本实践技能项目,作为一名眼视光专业人员应具备哪些知识、技能与素质?

4. 每组选出代表发言交流与师生讲评。

【注意事项】

完成实践技能项目前要认真复习、总结教材中相应内容,并结合工作实际去理解。

【综合训练与技能提升】

1. 根据讨论结果完成不同特殊人群眼保健的措施及实施方案。

2. 比较正常人群不同时期眼健康状况及存在的危险因素。

(邢华燕)

项目三

眼病的流行病学和群体防治

学习目标

◆**掌握**　常见致盲性眼病的群体防治措施。

◆**熟悉**　常见致盲性眼病的流行病学特点及发病的危险因素。

◆**了解**　常见致盲性眼病的社会经济负担。

◆**基本技能**　能开展常见眼病的流行病学调查,针对不同的常见致盲性眼病制订群体防治措施,并组织实施评价;培养学生循证医学思维及推断能力,培养学生查阅文献获取信息的能力,培养学生的自主学习及团队协作能力。

问题引导

1999 年世界卫生组织提出"视觉 2020,享有看见的权力"行动,目标是在 2020 年全球根治可避免盲。

有报道,我国 45 岁以上人群核性白内障的患病率为 28.6%,皮质性白内障的患病率为 30.3%,后囊下混浊的患病率为 8.7%。2000 年,我国卫生部出版的《中国眼病调查数据统计分析报告》显示:在白内障、屈光眼肌、青光眼、角膜病、沙眼等几类眼病构成比中白内障所占比例最高,为 20.29%,其次为屈光眼肌肉 3.27%、眼外伤 9.48%、眼底病 7.88%、青光眼 4.45%。这些眼病影响人们的视觉健康,如何才能更好控制?

2011 年,卫生部又着手制定新的五年防盲治盲规划并就防盲工作加强了同各非政府组织以及专业机构、医疗单位之间的合作。同时,中国政府还发起了全国性的"百万贫困白内障患者复明工程",并且同其他非政府组织合作开展了"视觉第一中国行动""健康快车"等防盲治盲项目,并加大了对于非政府组织和专业眼科医疗机构防盲工作的支持力度。

这些资料让你想到了什么?

白内障、角膜病、沙眼、儿童盲、糖尿病视网膜病变、年龄相关性黄斑变性等许多眼病可导致盲与视觉损伤,是全世界严重的公共卫生、社会和经济问题。严重影响人们的眼健康水平,降低其生活质量。作为一名眼视光专业人员有责任预防这些眼病的发生。

任务一　白内障

知识拓展与自学指导

白内障

晶状体囊膜损伤使其渗透性增加,屏障作用丧失,或晶状体代谢紊乱使其蛋白质变性而造成晶状体混浊,影响视力。

自学白内障的病因、发病机制、临床表现、治疗等内容。

目前,白内障是全世界致盲和视力损伤的主要原因,是第一位的致盲眼病。原因有先天性因素、老年退行性改变、局部营养障碍、外伤、内分泌和代谢因素、物理和化学因素损害。

一、流行病学特点

(一)患病情况

随着人口的增长和老龄化,白内障引起的盲和视力损伤将越来越多。目前,全球有2 000万人因白内障致盲,预计2025年可达4 000万人。美国,43~80岁白人核性白内障的患病率为17.3%,皮质性白内障的患病率为16.3%,后囊下混浊的患病率为6.0%。我国,45岁以上人群核性白内障的患病率为28.6%,皮质性白内障的患病率为30.3%,后囊下混浊的患病率为8.7%。我国50岁及以上白内障盲人约有291万人,其中农村约59万人,白内障患病率约为20%。

(二)分布特点

1.年龄　最主要的危险因素是来自年龄的增长导致的晶状体纤维的退行性改变。随着年龄的增加,年龄相关性白内障的患病率明显增加。有资料显示,白内障患病率45~64岁年龄组为3.1%,70~80岁年龄组为75.2%;白内障盲人的患病率和发病率也随着年龄的增加而增加,45~64岁年龄组人群分别为23.0/10万,3.5/10万;65~74岁年龄组人群分别为52.6/10万,4.9/10万;75~84岁年龄组人群分别为128.4/10万,14.0/10万;85岁及以上年龄组人群分别为492.2/10万,40.8/10万。

2.性别　多项研究显示,女性白内障患病率高于男性,比例为1.38∶1。文化程度低、体重较轻者易发病。

3.国家和地区　白内障主要分布于亚洲和非洲大陆发展中国家(占85%),12%来自南美和中东地区,很少来自西方发达国家。如美国,应用Wilmer白内障分级系统,65~84岁年龄组的人群,核性白内障的患病率为46.3%,皮质性白内障的患病率为23.9%,后囊下混浊的患病率为5.4%;英国,应用Oxford白内障分级系统,55~74岁年龄组的人群,核性白内障的患病率为100%,皮质性白内障的患病率为36.0%,后囊下混浊的患病率为11.0%;我国,应用LOCS白内障分级系统,45岁以上年龄组的人群,核性白内障的患病率为28.6%,皮质性白内障的患病率为30.3%,后囊下混浊的患病率为8.7%。

发展中国家白内障是致盲的主要原因。发达国家白内障患病率也比较高,但因手术率较高,患者能得到及时的手术治疗,也就不是致盲的主要原因。我国,多个大城市调查结果显示,城乡白内障患病率分别为47.5%和46.0%,城市高于农村。我国不同地域和海拔高度白内障患病率也不同。南方和高原地带明显高于北方和低海拔地区;南部低纬度地区,尤其高原地带(如西藏1.04%),明显高于北方高纬度地区(黑龙江0.26%)。

二、发病的危险因素

目前,白内障发生的确定病因还不甚清楚,大家公认的原因是紫外线辐射,紫外线辐射量大是白内障发病的危险因素。生活在海拔高、日照时间长的地区的人群白内障患病率明显增加,发病年龄也比较早。幼年,反复腹泻引起的重度脱水可能是白内障的重要原因。遗传因素、老年女性、接触沼气产生的烟雾、营养问题、糖尿病等也与白内障类型及作用有关。见表4-1。

表 4-1　不同类型白内障的发病危险因素与作用

危险因素		白内障类型	作用
人体因素	年龄	核性、皮质性	关系密切
	性别（女性）	质性	风险轻度增加
	种族（黑/白人）	皮质性	黑人皮质性白内障的风险增加,白人核性和后囊性的风险较高
遗传因素		皮质性,核性	均有遗传因素起作用
环境因素	吸烟	核性,后囊下	关系很密切
	紫外线	皮质性	剂量反应关系充分
	低社会经济地位/教育/收入	皮质性,核性,后囊下	关系密切
	饮酒	后囊下	酗酒与后囊性关系密切
	糖尿病	皮质性,后囊下	与血糖耐受和控制水平有关
	高血压	后囊下	后囊下白内障风险高
	糖皮质激素	后囊下	与大量长期使用的关系密切

三、引起的社会经济负担

　　白内障是全世界致盲和视力损伤的主要原因,是第一位的致盲眼病。严重影响了患者的生活质量,加重了家庭与社会的负担。如白内障摘除术和人工晶状体植入术的需要已成为最耗成本的公共卫生问题之一。随着人口老龄化的加速,人类寿命的延长,白内障的患病率会越来越高,社会经济负担自然会越来越重。因此,预防白内障的发生,降低其发病率,或延缓其发生是我们不容推卸的责任。

四、群体防治措施

　　1.病因预防　主要是针对白内障发生的病因和危险因素采取措施,以提高眼的健康水平。这也是预防白内障的根本性措施。具体措施如下。

　　(1)加强预防白内障的卫生宣传教育。宣传普及眼病知识,使人们了解白内障的危险性及其发生的危险因素、发病特点、防治措施,以提高自我防治能力。日常生活中,中老年人要注意眼睛的防护,如在持续高温天气中,要避免眼睛被阳光直射,因为紫外线的长时间照射会造成角膜炎、视网膜黄斑部退化、白内障等多种眼病。

　　(2)消除、控制和避免白内障的病因和危险因素。避免过度的紫外线照射、戒烟、儿童避免反复腹泻、禁止近亲结婚、避免长期接触一些药物如糖皮质激素、补充维生素和抗氧化剂有一定效果等。

2. 早发现、早诊断和早治疗　通过宣传普及白内障的相关知识，提高眼科工作者的眼病诊断水平，更新实用、敏感的诊断技术，做到早期发现、早期诊断和早期治疗白内障的目的，以预防其病情的进展与恶化；通过开展普查、高危人群的筛查和特定人群的定期健康检查实现早期发现的目的。

3. 积极有效的治疗　根据白内障的病情严重程度和对视力影响的情况，可选择定期观察、药物治疗、手术治疗及注意手术后的屈光矫正和视力训练。

在白内障手术治疗中，应当强调：①使患者获得恢复视力和生活质量的高成功率；②向患者提供可负担的和可接近的服务，特别在缺医少药的人群中；③采取措施增加现有白内障手术设施的利用率。所采用的策略包括协调工作、培训人员和加强管理、监察和评价服务质量。

对于白内障盲的防治，应做到"大量、高质、低价"，即每年完成的白内障手术例数要多，只有这样才能尽快地解决我国白内障盲积存的问题；白内障手术的质量要高，只有这样才能使白内障盲恢复视力；白内障手术的费用应适当降低，使大多数白内障盲患者能够接受治疗。

大力开展白内障摘除术和人工晶体植入术：白内障手术是所有卫生干预措施中最具经济效益和社会效益的措施之一。其效益类似于计划免疫，投入少收益高，若能实施可迅速显著地减少可避免的盲，降低白内障的患病率和发病率，具体实施措施如下。

(1) 建立初级眼保健网，培养初级眼保健人员，开展眼病筛查、定期随诊、及时转诊和动员白内障患者接受手术治疗。将初级眼保健网纳入三级医疗保健网，通过提供预防、治疗、康复和科普健康教育等社区眼保健服务而减少白内障的发病率、患病率和致盲率；根据病变情况可半年或 3 个月到医院检查一次视力和晶状体混浊情况；一旦患者因白内障导致行动不便时（视力低于0.3），就可动员患者实施手术，不必等待到完全失明后才寻求治疗。初级眼保健人员具有早期发现适合手术的白内障患者，并能动员和转诊患者到有条件的医院实施白内障手术的能力，这是控制白内障盲和视力损伤者的关键措施。

(2) 开展能负担、高质量和可及的白内障手术。这是世界卫生组织发起的"视觉2020"行动的主要目标之一。"视觉2020"行动中对白内障的防治目标是：1999 年全球白内障手术由 700 万增至 2010 年的 1 200 万例，2020 年达到 3 200 万例。随着我国防盲工作，尤其"视觉第一中国行动"防盲项目的开展，我国白内障的年手术量逐渐上升，目前已超过50 万例/年，其中人工晶状体植入率从 1996 年的42.83%上升到 2000 年的61.17%。但我国平均白内障手术率与发达国家相比差距仍较大。

许多老人认为要等到白内障成熟后才能做手术，即等到完全看不见再做手术。其实，早期治疗白内障对维护视力非常重要。治疗老年性白内障的主要方法是手术，即把混浊的晶体取出，植入人工晶体，就可恢复视力。目前，白内障手术主要有 3 种方法，即白内障囊内摘除术及无晶状体眼的矫正、白内障囊外摘除术联合后房型人工晶状体植入术、白内障超声乳化吸除及人工晶状体植入术。选择白内障手术时应根据患者经济承受能力、医生的技术水平等选择适当的手术方法。实施白内障手术时应注意：提高手术的成功率，尽最大可能地恢复白内障患者的视力；降低手术费用，尤其是贫困人群；集中手术解决积存的白内障盲人,定期处理新的白内障盲人,优先治疗双眼盲;扩大社会和市场的作用,开展大规模手术,以提高白内障手术设备的利用率。

对于白内障患者来说,一旦具备了手术条件应及早进行手术治疗,避免致盲或发生其他并发症。现阶段,白内障手术是一个十分安全可靠的治疗手段,尤其是超声乳化技术的应用使其已不是单纯的复明手术,更多的是恢复患者原有的视觉质量。

任务二 角膜病

角膜病(corneal disease)引起的角膜混浊是致盲的主要原因之一。角膜病的病因有炎症、外伤、先天性异常、变性和营养不良及肿瘤等。其中以感染,特别是单纯疱疹病毒感染所致的角膜炎症最为多见。

一、流行病学特点

(一)患病情况

1990年以来,国内四川、湖北、浙江、山东资料均提示角膜盲约占全国盲人的1/4。2005年据统计,全国大约有400万因各种角膜病致盲。2006年第二次全国残疾人抽样调查提示角膜病占视残总人数的10.3%,是第三位致残眼病,仅次于白内障、视网膜葡萄膜病。目前,我国角膜盲患者约为300万,角膜病是继白内障之后的第二大致盲眼病,也是眼球摘除的第一致病因子。

角膜病,过去以沙眼引起的角膜并发症居首位,目前以感染性角膜炎居第一位。调查结果显示,感染性角膜病患者数量是眼科住院患者总人数的第二位。资料还显示,感染病例中单纯疱疹病毒感染占63.2%,细菌感染占27.5%,真菌感染占1.9%。85%的角膜盲缘自感染性角膜病,每年新发的感染性角膜病致盲患者约10万,其中青壮年患者占85%。世界卫生组织报道,感染性角膜病在发展中国家已占致盲性眼病的第二位,发病率仅次于白内障。除微生物感染性角膜炎外,角膜软化症(婴幼儿喂养不当、营养不良、缺乏维生素A所致)、角膜变性、外伤、接触镜及屈光性角膜手术并发症、先天性遗传性角膜病、眼部手术后角膜失代偿等也是较常见的致盲性角膜病。配戴接触镜护理不当也可引起棘阿米巴感染。

(二)分布特点

角膜病患者0~9岁儿童占23.48%,20~59岁青壮年占46.91%。男性与女性比为2:1。因青壮年男性好发,使角膜病成为严重影响我国生产劳动力的眼病;角膜病患者中,乡村占82.92%,城市占17.08%,乡村高于城市。

二、发病的危险因素

感染性角膜炎的危险因素包括角膜外伤、环境条件、个体抵抗力、术前未使用抗菌药物滴眼液或用药时间过短、术前消毒不严格、术后长期应用糖皮质激素导致角膜对感染更敏感、角膜炎症等因素。其中，最重要的危险因素是角膜外伤史。发展中国家，角膜盲发生的主要原因是沙眼、干眼症、麻疹、新生儿眼炎及麻风，世界性的农业生产也可造成表层角膜损伤导致单眼视力损伤。角膜损伤常导致快速发展的角膜溃疡和视力损伤。发达国家配戴接触镜是最主要的原因；温暖和潮湿的地区，易发生真菌性角膜溃疡；气候温和的地区，细菌性角膜溃疡更为常见。

三、引起的社会经济负担

感染性角膜炎使全世界每年至少新增 150 万单眼视力损伤患者，尤其是青壮年男性好发，对生产劳动力、社会和经济影响较大。

1. 经济影响　据统计，我国每年施行角膜移植约 1 200 例，远远不能满足我国角膜盲人的需要。目前，国内每 1 例角膜移植总费用是 4 000～10 000 元人民币，平均 6 000 元。而微生物所致的角膜炎的治疗费用非常昂贵，尤其真菌性角膜溃疡，药品昂贵且治疗效果不理想，视力恢复不尽如人意。

2. 劳动力的影响　角膜病青壮年男性好发，角膜溃疡患者往往是年轻人，且患者的另一只眼受损伤的危险性也很高，容易发生各种事故。

儿童角膜溃疡的发病率也相对较高，对其一生的社会和经济影响更是无法估计。

四、群体防治措施

角膜病的危害性在于它破坏角膜组织结构，导致角膜混浊不清，而影响视力，严重者引起失明。但感染性角膜炎是可以预防的。积极预防和治疗细菌性、真菌性、病毒性角膜炎是减少角膜病致盲的重要措施。

1. 病因预防　主要是针对角膜炎发生的病因和危险因素采取措施，以控制其发生。

(1) 加强预防角膜病的卫生宣传教育。宣传普及角膜病相关知识，使人们了解角膜的解剖及生理特点，角膜病发生的危险因素、发病特点及危害、防治措施，以提高自我防治能力。

(2) 消除、控制和避免角膜病的病因和危险因素。在生活与工作中，注意防止角膜外伤；戴角膜接触镜者要注意卫生，及时更换清洗液，不要戴镜过夜；腹泻和营养不良的患儿应补充维生素 A；避免不必要的局部用药；对于接受角膜屈光手术的患者应注意合理用药，定期随诊。

2. 加强眼保健医疗人员的培训　让他们掌握紧急处理眼外伤和及时转诊的正确方法，做到预防性地应用抗生素眼膏，密切地随诊观察，或者在角膜溃疡早期就能做出初步的诊断，及时转诊处理；学会掌握规范的治疗方法，避免因污染物品或生物材料将细菌或真菌等病原体引入眼部，导致角膜感染。

3. 积极正确的治疗　角膜病的治疗方法较多，大多数治疗能够及时控制患者的病情，如病毒性、细菌性、真菌性角膜炎等。但其病变后遗留的角膜瘢痕药物治疗无效，需要采用角膜移植手术治疗，这也是目前治疗角膜盲唯一有效的方法。严重影响视力的角膜混浊也可通过手术治疗。角膜移植手术在我国三级以上医院均能完成，但手术治疗的前提是需要有合格的透明角膜供体。虽然我国许多地区设有眼库,为角膜移植患者提供了一定量的供体,但角膜供体来源仍有很大限制,我国角膜供体材料奇缺。据统计,目前我国单眼或双眼角膜盲有 400 万~500 万人,其中 80% 左右可通过角膜移植手术得以复明,但全国每年行角膜移植手术仅约 5 000 例,且有减少趋势,这远远不能满足我国角膜盲患者的需要。因此,拓宽角膜供体的来源,丰富角膜库是我们亟待解决的问题。应当加强宣传,争取社会各界支持,鼓励更多的人去世后捐献眼角膜,使更多的角膜病盲人得到复明机会。

(1)开拓供体角膜材料。健全器官移植法规是当前我国拓展角膜供体,开展角膜移植手术最迫切需要解决的问题。

(2)加强科普教育,提倡身后捐眼。角膜供体材料涉及伦理道德问题和社会习俗问题。这需要通过各种宣传途径方法和名人的榜样效应加强宣传,让人们摒弃旧的传统观念,普遍接受捐赠眼球的举动;通过宣传教育,争取社会各界的支持,动员全社会的力量为角膜病患者伸出援助之手。

(3)加强眼库建设,提高眼库效率,尽快形成角膜供体网络系统。眼库应作为非营利发生的社会组织机构来运作,尽可能地免费给全国各医院眼科提供眼球,形成全国眼库角膜供体网络系统。并在全国设立一个角膜供体中心,负责角膜的分配和运送。运用先进的通信设施、交通工具,使眼球运输过程畅通无阻,及时送达指定医院。

4.加强角膜病的防治研究也是减少因角膜病致盲的重要措施。特别要对单疱病毒性角膜炎的免疫研究、角膜移植术后免疫排斥反应的控制、角膜移植术供体角膜材料的保存、角膜内皮细胞保护、人工角膜的研制、角膜干细胞等方面进行深入研究。

 知识拓展与自学指导

目前我国角膜库的建设情况

我国只有小型或雏形眼库 10 余个,分布在广州、北京、上海、济南、西安和郑州等城市,这些眼库很难获得眼球,常常处于"有库无眼"的状态。

（邢华燕 黄贺梅）

任务三 沙眼

沙眼是由沙眼衣原体感染所致的一种慢性传染性结膜角膜炎。在社会经济不发达的国家和地区,沙眼仍是引起盲及视力损伤的主要原因之一。但它也是世界上最常见的可预防的致盲疾病。

一、流行病学特点

(一)患病情况

据估计,全球约有 5 亿人患有沙眼,其中 1. 46 亿人是需要治疗的活动性沙眼,1 000 万人患倒睫,600 万人由沙眼导致盲和视力损伤。在我国,沙眼曾是致盲的主要原因。随着我国社会经济的发展,医疗卫生服务水平的提高,经过近 60 多年的努力,我国沙眼的患病率和严重程度明显下降。1949 年,我国沙眼患病率高达 50%。1980 年我国上海、北京、广东和黑龙江等省市的调查结果显示,沙眼的患病率为 10. 56%~52. 63%。江苏省盐城市根据《全国学生沙眼综合防治方案(试行)》,使用酞丁胺眼药水综合防治沙眼,使该市中小学生沙眼的患病率从 1990 年的 26. 8% 下降到 1996 年的 13. 3%,到 2005 年降到 9. 5%;近 5 年来一些流行病学调查报道了小学生中的沙眼患病率,河北省武县为 23. 4%,山西省大同市为 10. 9%,以滤泡性沙眼为主。北京市东城区 1998 年中小学生沙眼患病率为 13. 9%,2008 年下降到 2. 82%。目前,沙眼在我国已很少致盲,受影响的主要是没有充分获得公共卫生服务的边远农村和贫困地区。总之,随着社会经济的发展,卫生条件的改善,作为一种流行性疾病的沙眼正在迅速减少,病情也较轻。尽管儿童期仍有发病,但是在成年人中很少发现结膜瘢痕和倒睫。

(二)分布特点

沙眼多发生于儿童及少年,沙眼的感染率与年龄呈显著负相关。沙眼衣原体 C 感染引起的活动性沙眼主要见于儿童,3~6 岁儿童是流行的高峰,30%~60% 的儿童是活动性沙眼,活动性沙眼反复发作后导致瘢痕性沙眼大部分见于成年人。急性期男女发病率相似,活动性沙眼和瘢痕性沙眼更常见于女性,严重瘢痕期沙眼女性的发病率较男性高 2~3 倍。瘢痕性沙眼是衣原体感染的长期后遗症,是致盲的主要原因。

沙眼在缺少住房、水和卫生设施等条件的地区发病率高。就全球来讲,目前主要在非洲、东地中海、东南亚和西太平洋地区的 49 个国家流行。如埃及、坦桑尼亚、冈比亚、摩洛哥、马利、尼泊尔等许多国家存在大量沙眼患者。在我国,沙眼的局部高发流行区仍然存在,尤其是卫生条件较差的边远农村、山区。据资料显示,北京市顺义区后沙峪 16 个村调查结果是沙眼患病率为 79. 18%,中老年发病率最高,在所有患者中占 92%,幼儿患病率最低为 0. 5%。如果一个地区 1~9 岁的儿童中活动性沙眼的患病率超过 10%,则表明这一地区为沙眼高发流行区,应给予高度关注和重点防治。

二、发病的危险因素

沙眼常见于贫穷且缺水的群体中,在极度干旱地区、居住过分拥挤、卫生条件差的地区传播及高发。嗜眼家蝇可传播沙眼,脸部清洁状况差的儿童易患活动性沙眼。沙眼还容易交叉感染,如共用脸盆,共用毛巾。促使沙眼传播的流行病学因素如下。

(1)免疫力低。感染沙眼后,机体免疫力低下易于形成衣原体的重复感染。沙眼衣原体的重复感染和反复发作可以加重病情。

(2)不良的卫生习惯。不良的卫生习惯也是引起沙眼衣原体感染的重要因素。据调

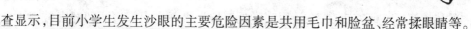

查显示,目前小学生发生沙眼的主要危险因素是共用毛巾和脸盆、经常揉眼睛等。

（3）经济条件差,居住过分拥挤、卫生条件差的地区传播。

（4）用水量的限制也是沙眼发病的重要因素。

（5）环境卫生较差时嗜眼家蝇很多,促使沙眼的传播。

（6）灰尘直接刺激眼部可加重沙眼的炎症反应。

三、引起的社会经济负担

目前,治疗沙眼的成本仍较高。控制沙眼的费用包括:检查识别高危群体、宣传教育、应用抗生素、沙眼并发症的手术治疗等。再者,因沙眼重复感染沙眼衣原体的机会较多,单纯对个别活动性沙眼患者进行治疗往往不能控制沙眼的流行和高发,应针对群体采取措施。沙眼还可导致生产力丧失。

四、群体防治措施

沙眼传播流行广泛、持续时间长、易重复感染,预防与控制沙眼在全球眼保健与防盲治盲工作中具有重要的意义。

●采取各种途径、方法加强预防沙眼的卫生宣传教育,普及沙眼预防的相关知识。政府、医务工作者和广大居民共同努力,广泛积极参与沙眼防治。

●积极处理沙眼并发症。沙眼导致的结膜瘢痕化所致眼睑畸形与倒睫均可导致一系列眼表并发症和角膜瘢痕而致盲。因此,重视治疗有睑内翻和倒睫的沙眼患者具用十分重要的意义。

●大力开展沙眼普查和防治工作,做到早发现、早治疗,以防进一步发展。

●加强公用事业、集体生活单位的卫生管理,搞好家庭和个人卫生。

●大力推广 SAFE 战略。根据沙眼的流行病学特点和危险因素,世界卫生组织提出了有效预防和控制沙眼的 SAFE 战略。该战略是成功地控制沙眼的关键。具体含义如下。

（1）S:surgery,是指采用手术矫正睑内翻和倒睫,以降低睑内翻进一步引起的致盲性角膜病变。若沙眼引起的倒睫的患病率超过 1%,则急需对该地区提供手术服务。

（2）A:antibiotic therapy,是指使用抗生素积极治疗活动性沙眼人群。推荐应用 1% 四环素眼膏,每天涂眼 2 次,共用药 6 周,能有效消除沙眼衣原体。但是,使用中很少有人能够坚持用药,从而造成难以控制沙眼的流行。目前,推荐单次口服阿奇霉素,剂量为儿童 20 mg/kg,成人 1 g,效果极佳,而且患者的用药依从性好。对于群体中有可能发生沙眼再次感染的高危险者也应给予治疗,目前推行的阿奇霉素群体治疗方案包括:①每年全体成员治疗 1 次;②每年给予新发病的 10 岁及以下儿童治疗 1 次;③每年重新筛查和治疗患有活动性沙眼的儿童及其家庭成员。

（3）F:facial cleanliness,充分地洗脸,即清洁眼面部。增加洗脸的次数以保持面部清洁可以有效地防治沙眼,同时要注意毛巾和脸盆专人专用,以防止沙眼衣原体在人间相互传播。单独使用抗生素只能在短期快速降低沙眼流行地区的感染,不能持续地改变沙眼衣原体的传播流行。研究表明,在沙眼高发地区抗生素联合面部清洁和健康教育比单纯使用抗生素干预的效果更好。

(4)E:environmental improvement,改变环境,如供水充足、改善卫生条件和居住条件环境。如消灭苍蝇、处理垃圾、睡眠分区与通风等措施。通过改变环境来控制沙眼是一项长期而艰巨的工作,也是最重要的。如北美和欧洲通过改善生活条件而消灭沙眼。

综上所述,积极治疗活动性沙眼,严防重复感染,切断传播途径,手术治疗睑内翻和倒睫且定期随诊,改善环境卫生条件,特别是全面实施 SAFE 战略是控制、根治致盲沙眼的关键。

目前,我国沙眼的防治工作距离全国防盲规划和世界卫生组织的要求还有相当大的差距,需要继续努力尽快根除致盲性沙眼。

 知识拓展与自学指导

2020 年全球根治致盲性沙眼的宏伟目标

2006 年世界卫生组织在第 10 届"2020 全球根除致盲性沙眼联盟(GET2020)"大会上指出,估计全球罹患沙眼的人数已经从 1985 年的 3.6 亿人下降到现在的 8 000 万人。GET2020 计划施行 500 万例倒睫手术、治疗至少 6 000 万名活动性沙眼患者。政府、社会各界、医务人员和广大群众应积极主动、全力以赴地落实和实施世界卫生组织提出的 SAFE 策略,实现 2020 年在全球根治致盲性沙眼的宏伟目标。在社会经济落后的地区,应增加供水、控制飞虫和家畜、建立公厕而改善生活环境,同时在公众中加强防治沙眼知识的普及和宣传教育。降低沙眼衣原体的传播是防治沙眼发生和发展的关键。防治沙眼的基础研究的进展,特异敏感的快速诊断方法的研究,将会进一步提高沙眼的诊断和治疗水平。

任务四　青光眼

青光眼是一类导致不可逆的进行性视神经功能和结构损害的致盲性眼病,包括原发性、继发性和先天性青光眼几种类型,其中以原发性青光眼最为常见。根据发病时前房角关闭与否,将原发性青光眼又分为原发性开角型青光眼和原发性闭角型青光眼。

一、流行病学特点

(一)患病情况

流行病学资料表明,青光眼是全球和我国第二位不可逆性致盲性眼病。全球青光眼的总患病率为 0.21%～1.7%。我国青光眼的患病率为 0.21%～1.64%,原发性青光眼的患病率大约为 0.52%,50 岁以上的人群中青光眼的患病率为 1%~2%。随着全球大多数国家的人口老龄化加剧,原发性青光眼患者的数量在不断增加。2010 年,全球青光眼患者数为 6 050 万人,其中开角型青光眼为 4 470 万人,闭角型青光眼为 1 570 万人。估计到 2020 年,全球青光眼患者数将达到近 8 000 万人,其中 74% 是开角型青光眼。

2004 年,中山眼科中心广州荔湾区调查(参照国际标准)显示,50 岁以上人群原发性青光眼的总患病率高达 3.8%,其中原发性闭角型青光眼的患病率为 1.5%,原发性开角型青光眼的患病率为 2.06%。

2006 年,北京市顺义区调查结果显示,50 岁以上人群中青光眼的患病率为 3.33%(2.85%~3.82%)。其中原发性开角型青光眼的患病率为 1.48%,原发性闭角型青光眼的患病率为 1.66%。

(二)分布特点

各类青光眼在不同地区、不同人群的分布具有明显的特点。

1. 地区分布 北方相对多于南方,原发性闭角型青光眼主要分布在亚洲地区,黄种人最多见,黑种人次之,白种人最少,但是在黑人中原发性开角型青光眼所致的盲人比在白人中更为多见。在 30 岁及以上人群中,原发性闭角型青光眼的发病率从低到高依次为:芬兰 4.7/10 万,泰国 7.0/10 万,以色列 10.7/10 万,日本 11.4/10 万,新加坡 12.2/10 万(其中华人的发病率为 15.5/10 万)。原发性闭角型青光眼的患病率在欧洲人群中为 0.1%~0.6%,低于亚洲,日本 0.4% 至中国北京和蒙古的 1.4%。

2. 人群分布 女性发病多于男性,男女比例约为 1:3。原发性开角型青光眼多见于 20~60 岁,随着年龄增大发病率增高;男性多见于女性;白种人患者较多,黑种人患者的视神经损害较严重,同胞比双亲或子女的发病率要高。一些以人群为基础的大型的原发性青光眼的患病率流行病学调查显示,40 以上的白种人青光眼的患病率为 1%~3%。在亚洲人中发现原发性开角型青光眼的患病率与白人相似,但是主要是正常眼压性青光眼。在非洲裔人中,原发性开角型青光眼的患病率较高,40 岁以上的人群中达 3%~9%。调整年龄之后,黑人中原发性开角型青光眼的患病率比白人高 4 倍。

二、发病的危险因素

不同类型的青光眼其危险因素稍有不同。原发性开角型青光眼的发病危险因素有种族、年龄增长、男性、高眼压、阳性家族史、近视。遗传因素在其发病中可能起一定的作用。原发性闭角型青光眼的发病危险因素主要有远视眼、年龄增长、女性、阳性家族史。而眼前节拥挤通常认为是原发性闭角型青光眼主要的易患因素,而这种情况往往有家族遗传倾向和多基因因素的作用。

三、引起的社会经济负担

青光眼因致盲和影响劳动力而导致较重的社会经济负担。青光眼是不可逆致盲性眼病,且需终生治疗。我国 2006 年,全国第二次残疾人调查表明,青光眼占视力残疾的 6.6%。在 2008 年世界卫生组织发表的资料中,青光眼是引起盲和视力损伤的第三位原因,占盲人总数的10.1%。2010年,全球因开角型和闭角型青光眼而失明的人数分别为450万人和390万人。估计到2020年,全球青光眼引起的盲人数达到1 120万人,由开角型和闭角型青光眼引起的分别为590万人和530万人。如果加上因原发性青光眼造成的单眼盲和视力损伤者,青光眼所引起的社会负担将会更大。

四、群体防治措施

青光眼是我国主要致盲眼病之一,其严重性在于引起的视功能损害是不可逆的,但是采用目前循证的临床干预措施来治疗青光眼是有效的。大多数青光眼患者,特别是早期的患者被发现,只要进行恰当的药物、激光手术治疗,就很有可能改善其视力预后和生活质量。因此,早期发现、早期诊断、合理而规范地治疗青光眼,尽可能地保持青光眼患者的有用视功能,对预防青光眼盲具有重要意义;早期识别青光眼的危险信号并及时转诊给眼科医生是十分重要的。

1. 积极开展青光眼的筛查和公共卫生宣传对防治青光眼致盲十分必要。重点进行青光眼类型、症状和年龄、相关遗传因素的公共卫生宣传教育。普及宣传青光眼相关知识,使人们了解青光眼的发生与解剖因素和遗传因素有关,熟悉青光眼的危险性及其发生的危险因素,发病特点,防治措施,以提高自我防治能力。

2. 早发现、早诊断和早治疗 积极地在人群中筛查青光眼,尤其是35岁以上个体人群是干预青光眼的有效途径之一。对35岁以上的个体和有家族史者和糖尿病患者易发生原发性开角型青光眼的高危人群加强定期筛查,以早发现患者。大部分早期青光眼患者无任何症状,他们自然不会到医院就诊,待到视野严重缺损时已是青光眼晚期。因此,早期诊断才是防治青光眼的关键。一些检查视盘的方法为人群中筛查原发性开角型青光眼提供了可能。原发性闭角型青光眼在60~69岁人群中危险性最大,因此筛查主要集中在50~59岁的人群组。青光眼具有家族史,通知其家人做筛查很重要。但早期的改变并不很明显,所以早期筛查任务十分艰巨。眼压是诊断青光眼的金标准,用眼压计和眼底镜检查眼压。但眼压筛查青光眼的敏感度和特异度很低。目前已有新的方法筛查青光眼,如倍频视野检查、视盘照相、激光扫描检眼镜等。眼底照相是开角型青光眼筛查最有效的方法。前房检查在中国人青光眼筛查中必不可少。自动视野阈上值筛查青光眼的特异度低,而倍频视野检查则可能是特异性较高的筛查青光眼的方法。

筛查早期闭角型青光眼最可行的方法是测量前房深度,然后应用一些诊断试验来确定早期无症状的原发性前房角关闭,并进行早期干预,如为青光眼患者提供合适的药物、激光或手术治疗。

3. 培训各级眼科医务人员 防治青光眼既要采取临床途径,提高临床防治青光眼的水平,也要采取公共卫生的途径。通过培训各级眼科医务人员,使他们掌握足够的防治青光眼的知识,以便能够早期发现、早期诊断和早期治疗青光眼患者。青光眼的治疗过程很长,往往需要终生治疗,因此应当定期复诊。

任务五 屈光不正

眼处于静息状态下,外界的平行光线经眼的屈光系统后,不能在视网膜黄斑中心凹聚焦,也就不能产生清晰像,这种屈光状态称为非正视(ametropia)或屈光不正(refractive error)。屈光不正包括近视眼、远视眼和散光眼,还有因年龄增加所致的老视眼,他们通常需要光学矫正或屈光手术。

一、流行病学特点

屈光不正是光学和解剖因素的交互结果,并受遗传和环境因素的影响。未矫正或未适当矫正的屈光不正是盲和视力损伤的主要原因之一。澳大利亚,2006 年近视患病为 12.8%,远视为 5.0%,散光为 9.4%,而未矫正的屈光不正占视力损伤患者总数的 53%,占"法律盲(视力小于 0.1 者)"的 24%。可见屈光不正的主要类型为近视,其患病率世界各地不一。在亚洲,近视眼发病率高且发病年轻化,是一个较为严重的公共卫生问题。我国,近视人口总数接近 4 亿,且每年新增超过 3 000 万。近视眼患病率在总人群中约为 30%,6~7 岁学龄前儿童为 3.9%~9.1%,小学生 35%,中学生 50%,大学生 80%,由此可知,近视的发生率同年龄呈正相关。远视眼约占屈光不正总数的 10%。白内障手术后的屈光问题约为 70%。相当多的屈光不正患者并未得到光学矫正。调查显示,40 岁及以上人群中,日常生活视力低于 0.1 的人群中 20% 的人可通过光学矫正使视力增加到 1.0 以上;日常生活视力低于 0.5 的人群中 73% 的人可通过屈光矫正而提高视力。据 2004 年的资料显示,全球未矫正屈光不正患病率年龄分布,5~15 岁为 0.97%,16~39 岁为 1.11%,40~49 岁为 2.43%,等于或大于 50 岁为 7.83%,因未矫正而导致的盲和视力损伤数达 1.53 亿人。可见未矫正屈光不正对视觉健康的影响较为严重,尤其是 40 岁及以上人群应引起重视。中国未矫正屈光不正患病率年龄分布 5~15 岁为 2.66%,16~39 岁为 2.66%,40~49 岁为 3.95%,等于或大于 50 岁为 9.61%。可见,我国未矫正屈光不正患病率较全球总体水平高,作为一名眼视光医务工作人员,肩负着重要的职责。

流行病学调查显示,城市近视率普遍高于农村,发达国家要高于不发达国家。

二、发病的危险因素

环境因素和遗传因素是近视眼的发生和发展过程中的主要危险因素。年龄、受教育程度、近距离工作、早产、微量元素、营养与饮食、地区差异与社会经济因素、不良用眼卫生习惯等因素与近视的发生有关。调查显示,我国青少年近视的主要原因是学生学习负担重,长时间近距离用眼。同时,近视眼不能得到及时充分的光学矫正,就有可能导致因屈光不正引起的盲和视力损伤的人数增加。

三、引起的社会经济负担

屈光不正导致的社会经济负担不容忽视。高度屈光不正、屈光参差和弱视可导致永久性的视力损伤。高度近视眼与视网膜脱离和近视眼视网膜病变等导致视力损伤和盲密切相关,且治疗费用昂贵,同时患有这些眼病的人群劳动力丧失,引起巨大的经济损失。再者,发展中国家还没有考虑未矫正屈光不正导致的视力损伤所引起的劳动力丧失的经济损失。还有很大一部分未矫正屈光不正导致的盲和视力损伤者还处于能较好创造经济效益年龄段。可见,屈光不正能造成较大的经济损失。

四、群体防治措施

屈光不正严重影响人群眼的健康水平,且造成较大的经济损失,防治屈光不正是我们重要的社会责任。目前预防屈光不正的发生尚无有效的方法措施。因此,病因预防是预防屈光不正的根本性措施。

1.病因预防 主要是针对屈光不正发生的病因和危险因素采取措施,以便控制其发生。

(1)加强预防屈光不正的卫生宣传教育。宣传普及屈光不正的相关知识,使人们了解其解剖、生理特点、发生的危险因素、发病特点及危害、防治措施,以提高自我防治保健能力。如散光的预防主要是加强安全教育和宣传,尽量避免角膜外伤及其他各种眼外伤的发生。

(2)消除和控制屈光不正发生的病因和危险因素。①预防近视的措施:养成正确的用眼习惯,如减轻用眼负荷、限制近距离用眼时间或正确近距离用眼;适当的体育运动,进行视力与调节训练;合理采光、照明、合理膳食营养等;睫状肌麻痹剂和双焦点镜也有可能减少近视眼的发生和发展。②预防远视的措施:远视主要是眼球发育受影响,目前尚无比较行之有效的预防方法,只能预防远视可能带来的各种并发症或者不适症状。③预防散光的措施:解除各种可能对眼球产生压迫的因素,如睑板腺囊肿摘除、眶内占位性病变摘除等。

2.早发现、早诊断、早治疗

(1)加强视力筛查。通过开展视力筛查发现视力低下和屈光不正患者,以便及时预防矫正。尤其是在校学生,视力筛查是非常实用、有效发现和防治屈光不正的方法。

(2)加强眼保健医疗人员的培训,提高其防治屈光不正的诊疗水平。重视近视眼的早期征兆,尽早做出相应处理。如视疲劳、知觉过敏等。

(3)对有视力损伤的危险人群(主要是老年人)检查日常生活视力,对视力低于0.5的人进行屈光和光学矫正服务,这是因视力低于0.5将有可能严重影响生活质量和缩短寿命。

3.通过配镜来预防屈光不正 通过雾视法、普通眼镜和渐近镜来预防近视。通过提高屈光服务的水平,可根治屈光不正导致的盲和视力损伤者,其具体措施有:①开发验光配镜的人力资源;②生产实用、价廉的眼镜;③提供方便、可及和准确的验光服务。

发达国家,易采用眼镜、接触镜和屈光手术等方法来矫正屈光不正。美国的统计资料显示,55%的美国人配戴框架眼镜,10%的人配戴接触镜,剩余的35%至中年后需要进行老视眼的光学矫正,即几乎所有的人一生中都需要解决屈光问题。

许多发展中国家,很多人有了视力改变,也不愿意或无能力进行矫正。我国,对眼镜矫正视力有足够的认识,需求量也巨大,但眼镜的质量不容乐观。因此,国家制定切实可行的眼镜质量标准,建立健全眼镜质量监督管理体系,以加强眼镜质量管理势在必行。这能使所有屈光不正患者得到及时和恰当的矫正。

4. 屈光手术是矫正屈光不正的有效方法之一　某些国家和地区矫正屈光不正的手术数量已超过白内障。我国,近十余年采用屈光手术矫正屈光不正也较为常见。

任务六　眼外伤

　问题引导

1. 角膜破裂　患者,女,6岁,2012年6月25日,在学校被锋利笔头戳破角膜,当天晚上未能及时送医院治疗,到26日晚上才送到县医院行手术治疗术。

2. 视神经损伤右眼无光感　患者,男,21岁,因车祸撞到头部,造成右眼视神经损伤,但右眼眼球无事,却完全看不见。

3. 左眼视网膜脱落　患者,男,24岁,遮住右眼,左眼能够感觉明显感光和视觉非常差,之前未发现,估计已有半年时间。

如何预防以上案例的发生?若发生眼外伤如何才能尽最大可能控制其进一步发展?

眼外伤是指机械性、物理性和化学性等因素直接作用于眼部,造成眼球或附属器的器质性和功能性的损害,统称为眼外伤,是全球性的一个重要的公共卫生问题。眼外伤主要包括钝挫伤、穿通伤、眼内异物和化学伤。眼受伤后常会导致单眼或双眼不同程度的视力障碍,是单眼致盲的主要原因,也是双眼视力损伤的原因之一。预防和正确处理眼外伤,可明显地减少致伤和致残,对保护和挽救视力具有重要的医学和社会意义。

一、流行病学特点

据世界卫生组织估计,全球每年有5 500万人发生眼外伤,其中75万人需要住院治疗,大约20万人是开放性眼球损伤。每年因外伤约有160万人失明,1 900万人导致视力损伤。我国每年发生眼外伤约500万到1 200万例,占眼科住院患者总数的16%~35%。最常见的眼外伤的原因是树枝、石头和金属异物。

调查资料显示,眼外伤多发生于儿童、青少年或壮年,以青壮年较多,其中男性占60%~70%。我国儿童眼外伤占全部眼外伤的12%。农村和山区发生率较城镇高。职业以工人、农民较多。

二、发病的危险因素

眼外伤致伤主要是由工农业生产及学生、儿童娱乐与玩耍所造成的意外性损伤。其危险因素有年龄、性别、职业、文化程度和运动等因素。

1. **年龄与性别**　眼外伤各年龄段均有发生,但儿童和青壮年多见,男性多见。儿童的眼外伤常见于打闹玩耍、危险的运动和带尖头的玩具,如木棍、石块、弹弓、气枪子弹等玩具易导致损伤眼睛,严重的眼球穿孔伤发生率高。青壮年的眼外伤大多因职业和交通事故而造成,或因情绪易于激动而发生的过激行为。同时,年轻人易受伤,主要与缺乏安全设施、违章操作及自我保护意识较差有关。男性因职业、个性特征和运动使其眼外伤的概率高于女性。

2. **职业**　从事农业生产、交通运输、建筑工程职业的人群眼外伤常见。工人在工作环境中,较多地接触化学品,如遇到飞、溅、撞击物,引起的眼内异物、化学伤等。植物性(稻谷、竹子)角膜外伤并发角膜感染通常发生在亚洲、非洲东南部温暖的农业地区的稻谷收割季节。其重要的原因是预防不力和眼保健水平差。

3. **运动**　人们在运动过程中因未戴防护眼镜而遭受眼外伤,尤其是运动员。

4. **地震、爆炸**　在战争、地震和地雷多的国家或地区,眼外伤是盲的主要原因。柬埔寨某医院的眼外伤患者调查显示,眼外伤是盲的第四大原因,占双眼盲的4%。其中,绝大多数是15～35岁的男性,82%是因地雷爆炸所致。而我国,过节放鞭炮也会导致严重的眼外伤。

5. **其他**　糖皮质激素类药物的滥用可能会损伤正常眼组织和延误严重眼外伤和眼病的治疗时机,或导致眼外伤后角膜溃疡等病变的常见原因。

三、引起的社会经济负担

严重的眼外伤或因眼外伤而导致盲或视力损伤会给个人、家庭和社会带来较大的经济和生活负担。因除支付较为昂贵的医疗费用之外,还会影响劳动能力。1989～1991年,澳大利亚维多利亚州的调查估计,31 000例眼外伤患者损失了3 025万美元和总计147个工作年的时间。眼外伤的社会成本和医疗费用是巨大的。眼外伤是可以预防的,预防眼外伤是降低发病率、致残率和死亡率的有效途径,并能显著节约财力和人力。

四、群体防治措施

眼外伤是可以预防且有多种有效的方法与措施。目前,发达国家已制订了降低工业和运动性眼外伤的严格的规定。

1. **病因预防**　主要是针对眼外伤发生的病因和危险因素采取措施,以控制其发生。

(1)加强安全健康教育及眼外伤的预防宣传。加强法制、安全生产及预防眼外伤相关知识的宣传教育工作。如学校教师和健康教育人员应协助开展预防眼外伤的健康教育;防护眼镜的使用、避免液体溅入眼内和不玩不安全的玩具;加强道路安全教育,可避免和减少交通事故引起的眼外伤。

(2)消除和控制眼外伤发生的病因和危险因素。①注意劳动保护、严格执行操作规章制度,完善防护措施,加强爆炸物品的管理及劳动安全防护措施;②对从事对眼以及面部有潜在危险工种和体育运动的特殊人群,要加强安全生产教育及安全操作培训,配戴防护眼镜和面罩,如曲棍运动员和短枪射击,可有效预防曲棍球运动或短枪射击导致的眼外伤,强热环境下作业人员配戴防护眼镜和面罩可预防眼烧伤;③系安全带可有效预防驾驶车辆所造成的眼外伤;④对儿童要加强安全防护:首先应引起全社会的关注,加强家长、教师、保育员以及儿童本身的安全教育,使人人都认识到眼外伤的危害性及保护眼睛的重要性。监护人要提高防御保护意识,对其加强安全意识教育,增强辨别能力,不让儿童玩耍尖锐、爆炸等危险性的物品,锥、针、铁丝等要严加保管。

2. 早发现、早诊断、早治疗

(1)加强从业前眼部检查。对从事视力要求较高工种的人员,就业前要做详细的眼部检查,如视力、色觉、立体视觉、视野、屈光状态和眼肌平衡状态,避免视觉不合格者从业而导致眼外伤。

(2)加强眼保健医疗人员的培训,提高其正确处理眼外伤的应急能力及急救水平。眼外伤大多发生在工作或运动的现场,医疗条件相对较差的地方。作为初级眼保健人员能正确及时处理眼外伤,可提高眼外伤的治疗效果,减少其并发症。

(3)一旦发现眼外伤者应立即给予积极的治疗,并选择正确的治疗方法与措施,以防病情进一步发展,减少并发症的发生。

眼外伤及职业性眼病不仅给患者本人且对整个社会产生深远影响,眼外伤和职业性眼病的防治是一项重要社会工作,必须引起广泛的重视。利用一切宣传工具大力宣传其危害、影响及其可避免性,关键在于做好防护工作,尤其对职业性眼外伤的防护更为重要。

 知识拓展与自学指导

> ### 眼外伤
>
> 1. 眼外伤现场急救培训　①化学物质溅入眼内应立即用大量清水冲洗。②详细询问病史,及时发现穿孔伤及角膜异物。用棉棒小心剔除角膜表面异物;发现眼球穿孔伤应及时转诊到有条件的医院进行及时治疗。③眼外伤者无眼球穿孔伤在眼科专科医生检查之前应当涂用眼膏。
>
> 2. 眼外伤的治疗　①眼球穿通伤。对于眼球穿孔伤、破裂伤处理时应首先封闭角膜或巩膜创口,复位或切除嵌顿的葡萄膜及玻璃体,恢复眼球形状,恢复眼压,减少眼内持续出血、反复出血及视网膜脱离的机会。②眼球内异物。尽早摘除眼内异物。③并发症治疗。眼外伤预后主要取决于受伤时的直接损伤和伤后并发病。④严重破裂伤。

(邢华燕　周路坦)

任务七　糖尿病性视网膜病变

糖尿病性视网膜病变是糖尿病最严重的微血管的并发症之一,也是一种常见的致盲眼病。随着社会经济的发展、人口老龄化的加速,糖尿病和糖尿病视网膜病变成为全球性严重的公共卫生问题。

一、流行病学特点

糖尿病性视网膜病变在发达国家是 20～74 岁人群中致盲的第一位原因,而在发展中国家糖尿病和糖尿病性视网膜病变也呈迅速增长的趋势,其发生和流行在不同的国家或地区有明显的差异。如在非洲的城区糖尿病性视网膜病变患病率为 15%～50%。Ⅰ型糖尿病的年龄调整后的发病率每年 10 万人中,冰岛为 9.4 人、挪威为 22 人、丹麦为 24 人、瑞典为 36 人。其中,在冰岛,对Ⅰ型糖尿病患者采用眼底照相检测,糖尿病性视网膜病变的粗患病率是 52%。美国威斯康星糖尿病性视网膜病变流行病学研究组,采用立体眼底照相检测的结果,早期糖尿病患者群中 71% 的人患有糖尿病性视网膜病变,23% 的人患有增生性糖尿病性视网膜病变,6% 的人患有临床意义的黄斑水肿。在美国,估计糖尿病患者中糖尿病性视网膜病变的患病率为 40% 左右,包括增生前期、增生期和黄斑水肿严重的糖尿病性视网膜病变的患病率为 8%。

2007 年调查显示,我国 20 岁以上人群中糖尿病患病率为 9.7%,大约有 920 万糖尿病患者,其中男性为 10.6%,女性为 8.8%,与 1980 年相比,我国糖尿病患者增加了 15 倍。而且我国糖尿病患者的未诊断率高达 57%。导致视力损伤的糖尿病性视网膜病变在糖尿病患者中发生率很高。我国 40 岁以上人群中糖尿病患者中糖尿病性视网膜病变发病率为 30%～60%。在以医院为基础的调查中,糖尿病患者中糖尿病性视网膜病变的发生率高达 36% 左右。

二、发病的危险因素

糖尿病患者发生糖尿病性视网膜病变的危险因素较多。糖尿病性视网膜病变的发生与病程、年龄、血糖水平呈正相关,血糖控制不佳、高血压、肥胖和血脂异常会促使糖尿病性视网膜病变的发生。病程越长和控制程度越差,糖尿病性视网膜病变发生的程度越高。病程 20 年以上的Ⅰ型糖尿病患者中 30%～40% 的患有增生性糖尿病性视网膜病变,而病程 25 年以上的糖尿病患者中 25% 患有黄斑部水肿。研究表明,糖尿病患者患有高血压者比未患高血压的糖尿病患者更易发生糖尿病性视网膜病变,且能促进糖尿病性视网膜病变的发展。

近几年的研究还表明,基因多态性对糖尿病性视网膜病变的发生发展也起着重要作用。目前,已筛选出数十种基因可能与糖尿病性视网膜病变的发生有密切关系,如血管内皮细胞生长基因、糖基化终末产物受体基因、亚甲基四氢叶酸还原酶基因、醛糖还原酶基因等。

三、引起的社会经济负担

糖尿病性视网膜病变的治疗相对复杂,治疗的效果并不令人满意。尤其是糖尿病性视网膜病变的发生与糖尿病的病程呈明显正相关,只要糖尿病患者的寿命足够长,几乎一定会发生眼部严重的并发症。因此,糖尿病性视网膜病变常常会给患者个人、家庭和社会造成巨大的社会经济负担。

四、群体防治措施

1. 病因预防

(1)加强预防糖尿病性视网膜病变的眼保健宣传教育。通过健康教育宣传糖尿病性视网膜病变发生的危险因素、发生发展过程及预防糖尿病性视网膜病变的相关知识,增加全社会对糖尿病及其并发症危害的认识和了解,以提高其自我保健能力。大力宣传筛查的必要性,促使更多的居民接受常规的检查,确保患者定期检查眼底。

(2)消除和控制糖尿病性视网膜病变发生的病因和危险因素。积极治疗与预防糖尿病,控制血糖水平、高血脂、高血压、肥胖,以降低糖尿病的发病率。严格控制血糖是防治糖尿病性眼病的根本措施。

2. 早发现、早诊断、早治疗

(1)加强糖尿病和糖尿病性视网膜病变的筛查和随诊。由专门培训的眼科医生、验光师、全科医生或内科医生通过视力和眼底检查定期开展筛查眼部改变,对预防糖尿病并发症导致的视力损害具有十分重要的意义。如1980年,在冰岛实施了一个糖尿病眼部疾病的筛查和诊治项目,对糖尿病患者进行有定期规范的诊治。参与这一项目的Ⅰ型糖尿病患者人数从1990年的70%～80%上升到1994年的90%以上。1990年,冰岛大约有50%的Ⅱ型糖尿病患者参与这 ·项目。研究显示,12岁以下的糖尿病儿童并不需要规律的眼病筛查。对Ⅰ型和未患糖尿病性视网膜病变的Ⅱ型糖尿病患者每半年一次的眼部检查和眼底照相就已足以控制病情。对于增生性糖尿病性视网膜病变和黄斑水肿的患者给予激光光凝治疗,使这一项目取得了很好的效果。

非散瞳下的眼底照相机可为参与糖尿病性视网膜病变筛查的卫生工作者提供帮助。筛查糖尿病性视网膜病变的方法还有,流动医疗队在社区范围内为公众免费提供散瞳后眼底照相,以期早期发现糖尿病性视网膜病变患者。

糖尿病患者无论有无视力改变,均应接受定期的眼部检查。血糖控制稳定者,每半年散瞳检查一次眼底,血糖控制不稳定的,则3个月检查一次。有条件者应行眼底荧光血管造影检查,这是目前早期确诊糖尿病性视网膜病变的方法。糖尿病妇女,应在计划妊娠前12个月内到医院检查眼底。妊娠后应于孕12周内再进行眼底检查,以后定期复查。若有不能解释的眼部症状,戴眼镜后视力减退,眼球胀痛,视物变形,眼前黑影情况,应立即请眼科医生会诊。

(2)控制糖尿病性视网膜病变致盲的策略。①通过眼保健教育,确保患者定期检查眼底;②开展由眼科医生、糖尿病内科医生、一般内科医生和其他人员参与的糖尿病眼部并发症的筛选;③启动早期治疗,防止不可逆的视力损伤发生;④确保患者遵循医嘱,定期检测,治疗糖尿病眼部并发症。

(3)启动早期治疗措施,预防不可逆的视力损害,如适时应用激光光凝视网膜来防治糖尿病性视网膜病变。

糖尿病的患者如果血糖控制不好,病程长,就可能发生糖尿病性视网膜病变,引起眼底出血,使视力下降,严重时眼底会大量出血,最后导致失明。除此之外,还会继发新生血管性青光眼,加重了患者的痛苦。

3. 我国加强了糖尿病管理模式与糖尿病性视网膜病变的防控 近几年,卫生部发布了糖尿病宣传知识要点和糖尿病管理模式推广项目实施方案和技术操作手册,从行政和业务两方面加强包括糖尿病性视网膜病变在内的并发症防控干预,为防控糖尿病性视网膜病变提供了良好的平台,将有利于降低糖尿病性视网膜病变的发病率和致盲率。

任务八　年龄相关性黄斑变性

年龄相关性黄斑变性是老年人中黄斑部发生视网膜下沉着物、视网膜色素上皮层退行性改变、地图状萎缩或有新生血管的一种病变,临床上以视力进行性下降、视物变形和黄斑区变性为主要特征,是导致盲和严重视力损伤的主要原因之一。年龄相关性黄斑变性在欧美等发达国家多见,是其老年人致盲的首要原因。随着人口老龄化进程的加快,我国年龄相关性黄斑变性的发病率呈逐年增高趋势,应引起社会的广泛关注。

一、流行病学特点

年龄相关性黄斑变性是一种随年龄增加而发病率上升并导致患者的中心视力减退的眼病。年龄相关性黄斑变性多发于 50 岁以上的人群,双眼先后或同时发病,一只眼发病者,另一只眼 5 年内发病率为 40%,无性别差异。

目前,年龄相关性黄斑变性是世界范围内发病率最高的疾病之一。据文献统计,其发病率在 55~65 岁为 1.7%~7%,65~74 岁为 14.4%~24%,75 岁以上可高达 40%~44.4%。全世界患病人数超过 3 000 万。90 岁以上的人有 2/3 的人将发生早期的年龄相关性黄斑变性,1/4 的人会有视力损伤。近几年,随着我国人均寿命和眼科诊断水平的提高,本病的发病率呈逐年增高之势。45 岁以上人群发病率在 2.9%~12.9%,且随年龄增长将会明显增加。2007 年全国九省市眼病调查结果显示,50 岁及以上的人群中,盲和视力损伤的原因中年龄相关性黄斑变性占 3.1%。据流行病学调查显示,年龄相关性黄斑变性患病率在西藏和广东为 10.59%,上海 50 岁以上者为 15.5%。

最近,美国国立眼科研究所公布的"年龄相关性眼病研究"的结果显示,年龄相关性黄斑变性是导致视力下降和致盲的首要原因,随着人类平均寿命的延长,年龄相关性黄斑变性盲人将成为不容忽视的公共卫生问题。国际眼科理事会所发布的流行病学报告也表明,年龄相关性黄斑变性的致盲率已跃升为人类四大致盲性眼病中的第一位。因此,本病不仅是西方国家 50 岁以上人群低视力和盲的首要原因,也是我国今后面临的主要致盲性眼病。

二、发病的危险因素

年龄相关性黄斑变性的确切病因尚未确定,一般认为是多种因素复合作用的结果。包括年龄、性别、遗传倾向性、环境因素、吸烟、肥胖和高血脂、阳光暴露(光损伤)、抗氧化状态、炎症过程、代谢及饮食营养等。目前有报道提出,年龄相关性黄斑变性可能是环境因素与个体遗传易感性共同作用的结果。

1. 年龄　年龄相关性黄斑变性的发生率与年龄呈密切正相关,是 50 岁以上人群中不可逆视力损伤的主要原因之一。

2. 遗传因素　年龄相关性黄斑变性家族史是较强的危险因素,其相关系数为 3 以上。相关因素有补体因子 H、HTRA1、CX3CR1 等。研究显示,大约 1/4 年龄相关性黄斑变性是由遗传因素决定的,遗传的易感性在疾病的发生中起到关键的决定性因素。

3. 性别　研究显示,年龄相关性黄斑变性的发生无性别差异。但也有研究提示,女性更有可能发生年龄相关性黄斑变性,而男性发生晚期年龄相关性黄斑变性的可能性为 1.0% 大于女性 0.1%。这可能是年龄相关性黄斑变性的发生与外源性雌激素有关。免疫及炎症为主要致病因素。研究显示,过多摄入饱和脂肪和胆固醇与早期年龄相关性黄斑变性的发生相关。

4. 吸烟　研究显示,吸烟增加年龄相关性黄斑变性发生的危险性,吸烟者患病危险性是不吸烟者的 3~5 倍。是唯一已被证实的发生年龄相关性黄斑变性的危险因素。它是新生血管性年龄相关性黄斑变性发生的启动因子或促进因子。戒烟可预防或延缓年龄相关性黄斑变性的发生。

5. 饮食营养　叶黄素、类胡萝卜素、玉米黄素抗氧化营养素可能对年龄相关性黄斑变性的发生具有保护作用。补充叶黄素与玉米黄素能延缓、逆转年龄相关性黄斑变性的发生。通过饮食摄入或补充抗氧化剂、锌能延缓年龄相关性黄斑变性病程的进展。但总胆固醇水平升高会增加新生血管性年龄相关性黄斑变性发生的可能性。因此,食入含有这些抗氧化剂的蔬菜和水果可预防年龄相关性黄斑变性的发生。

6. 其他　浅色虹膜的人群患新生血管性年龄相关性黄斑变性的概率有所增加。白内障手术后年龄相关性黄斑变性患病率升高,人工晶状体眼发生年龄相关性黄斑变性的概率比正常眼高 4 倍;高血压、动脉粥样硬化、高胆固醇、高体重指数是年龄相关性黄斑变性的潜在危险因素。

三、引起的社会经济负担

年龄相关性黄斑变性患者主要导致盲或严重的视力损伤,从而影响患者的生活质量和日常生活劳动能力,甚至许多人生活不能自理。在美国,年龄相关性黄斑变性大约影响了 800 万人,175 万人患有严重的年龄相关性黄斑变性。

四、群体防治措施

1.加强预防年龄相关性黄斑变性的眼保健教育　通过健康教育,让人们了解认识年龄相关性黄斑变性发生的危险因素、发生发展过程及危险性,养成良好的行为生活习惯,做到合理营养等,以降低年龄相关性黄斑变性的患病概率。如加强宣传吸烟有害,戒烟有利于健康的知识普及;建议在饮食中增加抗氧化物质的摄入和避免吸烟对该病的控制具有一定帮助,并纠正可导致心血管疾病发生的高危因素(包括降低胆固醇和饱和脂肪酸的摄入及控制高血压)。加强监测定期眼部检查,应密切观察,定期随访并检查眼底和视功能,常规定期进行散瞳孔眼底检查有助于发现该病的早期阶段。减少日光暴露;不吸烟;适量补充锌剂和抗氧化剂消除氧自由基,延缓老年化病变进程;对家族中发生年龄相关性黄斑变性患者的高危人群加强监测。

2.养成良好的生活习惯　良好的生活习惯、加强紫外线的防护和适当补充维生素类和其他一些抗氧化药物对预防年龄相关性黄斑变性有一定帮助。如中老年人在日常生活中应适当多吃些富含维生素 A、维生素 C、维生素 E、维生素 β 胡萝卜素及锌、硒等微量元素的新鲜蔬菜、水果和鱼贝类,不吸烟、不酗酒,低脂肪、低胆固醇饮食;脑力工作者要注意用眼卫生,防止眼过度疲劳。此外,在户外同样要做好防范阳光对视网膜的损伤而引起的黄斑变性。黄斑变性目前也是不可逆转的,需要引起高度警惕。

3.积极治疗,提高患者生存质量　阻止年龄相关性黄斑变性患者病情的进展,改善现有视功能。如早期的康复治疗和低视力的服务可改善年龄相关性黄斑变性导致的低视力患者的视力功能。发生黄斑变性早期用激光治疗,封闭病变的血管组织,防止病情发展。发生眼底出血者,不要紧张,及时到医院请医生诊治,并注意卧床静养,避免用眼。使用助视器来提高低视力患者的视功能。

 知识拓展与自学指导

低视力康复

低视力康复的内容:①低视力的群体康复。②低视力的社区康复。③低视力的医院康复:医院的眼科或专设的低视力康复门诊可以对低视力患者提供帮助。任何可以改善低视力患者生活或工作能力的工具或设备均可以称为助视器,可分为光学和非光学助视器。④低视力的家庭康复。

请自学光学和非光学助视器的种类及其功能。

(吕保良　刘 意)

任务九 儿童盲

儿童盲与视力损伤在发达国家和发展中国家均是一个严重的公共卫生问题。导致儿童盲与视力损伤的主要原因是视网膜病（29%）、角膜瘢痕（21%）和全眼球疾病（14%）。

一、流行病学特点

据估算，全世界约有盲童150万，其中48%生活在亚洲，24%生活在非洲。不同国家的儿童盲患病率相差较大，全球儿童盲患病率为15/10万，我国为22/10万，肯尼亚为100/10万，英国和美国只有9/10万。每年大约有50万名儿童成为盲人。导致儿童盲的主要眼病有新生儿眼炎、早产儿视网膜病变综合征、维生素A缺乏、弱视、外伤、沙眼、先天性或先天性白内障等。

1. 新生儿眼炎　经济水平影响新生儿眼炎的发病率。发达国家新生儿眼炎的发病率为0.1%~1%，而发展中国家如东非为10%以上。

2. 早产儿视网膜病变　是一种未成熟或低体重出生婴儿的增生性视网膜病变。孕期34周以下、出生体重小于1 500 g和出生后吸氧史是发生早产儿视网膜病变综合征的高危险因素。早产儿视网膜病变综合征的发生率为10%~34%，是5岁以下儿童死亡率低于30/1 000的国家致盲的主要原因。在发展中国家，盲校中的盲童和严重视力损伤的儿童中1/3是早产儿视网膜病变综合征。在发达的国家，如美国早产儿视网膜病变综合征的患病率较低，早产儿中仅为8%~19%。在我国，随着围生医学和新生儿重症医学医疗技术水平的提高，早产儿存活率不断提高，早产儿视网膜病变综合征的发生率及致盲率也呈现上升趋势。据调查资料显示，2004年广州市盲校中盲和低视力儿童中由早产儿视网膜病变综合征的占37.9%；2005年上海盲校的盲童中早产儿视网膜病变综合征占32.99%，位居儿童致盲原因的首位。保守估计，我国每年约新增20万例早产儿视网膜病变综合征患儿。

3. 维生素A缺乏　这仍然是非洲的一个公共卫生问题。全球青少年儿童中，亚临床表现者每年约1.25亿人，干眼症为500万~1000万名儿童，其中50万名儿童因此而失明，100万~250万例导致死亡。目前，在许多国家随着社会经济的发展，饮食结构的改变干眼症的发病率有所下降。

4. 弱视　弱视是造成18~35岁成人单眼视力损伤的原因之一，儿童弱视的发生率估计为1%~2.5%。

5. 遗传性眼病　发达国家，遗传性疾病大约占儿童盲和严重视力损伤的50%。据调查，我国华东地区六所盲校16岁以下儿童盲和严重视力损害的主要原因是：白内障、视网膜营养不良、视神经发育不良。在盲童中可避免性盲占47.23%，其中可预防盲为22.84%，可治疗性盲为24.39%。

6. 儿童白内障　该病不是导致儿童盲的主要眼病，据估计，全球约有20万儿童盲是由白内障导致。

二、发病的危险因素

1. 影响儿童盲患病率的疾病不同　在发达国家,导致儿童盲的主要原因是:早产儿视网膜病变综合征、遗传性白内障和视网膜营养不良、中枢神经系统的问题(如视路的缺氧或低氧)、先天性畸形(如小眼球、无眼球、视神经发育不良)和眼球震颤;在发展中国家,导致儿童盲的主要原因是:维生素 A 缺乏、沙眼、遗传性疾病、白内障和新生儿眼炎。

2. 影响儿童盲患病率的因素不同

(1)社会经济发展水平和医疗保健水平。如在富裕家庭的儿童一般不发生感染性眼病和营养不良。如农村,因维生素 A 缺乏引起的角膜病变是儿童盲的主要原因,而城市早产儿视网膜病变综合征却是导致儿童盲的主要原因。

(2)围生医学和新生儿重症医学医疗技术水平。在某些发展中国家,因围生医学和新生儿重症医学医疗技术水平低,早产儿存活的几率很低,所以早产儿视网膜病变综合征很少发生。反之,因挽救了低体重儿童早产儿的生命,使早产儿视网膜病变综合征患病率明显增高。

(3)遗传因素。在一些地区因存在血亲婚姻,而造成儿童遗传性疾病的增加。

(4)围生期因素。在某些国家,新生儿眼炎和产伤已被确定为儿童盲和视力损伤的常见原因。

三、引起的社会经济负担

儿童盲对社会和家庭带来沉重的负担。儿童盲虽然数量不多,但致残时间长。如新生儿眼炎和早产儿视网膜病变综合征会影响患儿一生的生活与学习,可使一个月内的新生儿终生失明或视力减退,创造的社会价值少,带来的费用支出增加。如因视力障碍丧失生活与劳动能力,减少为社会创造价值的机会,给患者自身及其家属带来终生的额外生活费用,特殊教育及劳动能力培训的经费。再者,维生素 A 缺乏对经济的影响巨大。因它是发展中国家学龄前儿童致盲的最主要原因。世界银行和世界卫生组织的伤残调整寿命年(DAIY)研究估计,每年因缺乏维生素 A 而损失的 DAIY 可达 7 400 万美元。还有其他致盲性眼病带来严重的后果,增加了社会经济负担。

四、群体防治措施

尽管儿童盲全球防治效果不尽如人意,但仍需积极开展一些相应的工作,尽可能降低其发病率。在我国儿童盲主要是由先天/遗传性眼病所致。应当加强宣传,注意孕期保健,避免近亲结婚,开展遗传咨询,提倡优生优育,能有效地减少这类眼病发生。同时在一些地区也应注意维生素 A 缺乏和早产儿视网膜病变的防治。此外儿童眼外伤时有发生,应做好宣传,教育儿童不随意燃放鞭炮、乱投石块、玩耍锐利器具。国家防盲规划、视觉残疾的康复任务、"视觉 2020"行动均有预防儿童盲的计划,如 2006～2010 年全国防盲规划中要求儿童盲防治知识的知晓率达 80% 以上。其主要预防措施如下。

1. 病因预防

（1）加强健康教育：①广泛宣传儿童盲发生发展过程及危险因素、预防治疗的相关知识，提高家长、教师及儿童的安全意识；②教育儿童避免危险游戏；③教育怀孕的母亲孕期内合理用药；④在学校卫生课程中介绍眼的卫生保健和视力复筛查的重要性，提高学生的爱眼意识。

（2）加强遗传咨询、干预近亲结婚。

（3）预防接种麻疹和风疹疫苗。

（4）提高饮食质量，摄入足量的富含维生素 A 或抗氧化剂的食物。

（5）防治沙眼。

（6）为出生后的婴儿立即提供广谱抗生素预防新生儿眼炎。

2. 加强眼病的筛查工作

（1）做好新生儿和学龄前儿童的眼病筛查工作。

（2）对学生定期筛查视力，及时矫正屈光不正，治疗弱视。

（3）确保盲校的所有儿童接受眼科医生的定期检查，以使能被及时治疗的儿童得到及时治疗。

3. 积极早期治疗

（1）早期处理先天性白内障、青光眼等眼病。

（2）早期诊断和治疗细菌性角膜溃疡。

（3）加强眼库建设，开展儿童角膜移植的医疗服务。

任务十 急性结膜炎

急性结膜炎是由病毒或细菌感染引起的最常见的急性流行性眼病。主要有：急性化脓性结膜炎，由淋球菌或脑膜炎球菌引起的急性化脓性结膜炎，又称超急性细菌性结膜炎；急性细菌性结膜炎，主要由表皮葡萄球菌和金黄色葡萄球菌引起，还有肺炎球菌或链球菌、流感嗜血杆菌；流行性出血性结膜炎由 70 型肠道病毒引起的一种暴发流行的眼部传染病。

 知识拓展与自学指导

结膜

结膜是由睑缘黏膜开始，覆盖于眼睑后部和眼球前部的一层薄而透明的黏膜组织，分为睑结膜、穹隆结膜和球结膜。它由富含神经、血管以及大量淋巴细胞的固有层和含有杯状细胞的上皮层组成。结膜病包括感染、外伤、先天性疾病和肿瘤等。

一、流行病学特点

急性细菌性结膜炎,俗称"红眼病",在急性期具有很强的传染性,多见于春秋季节,可散发或流行。超急性细菌性结膜炎一般呈散发,传染性较强。多见于成年人,小儿较少,婴幼儿一般不患此病,即使感染,症状亦轻。1992～2002 年深圳市福田区研究结果显示,2002 年急性结膜炎暴发流行,其疫情报告发病率为 83.98/10 万,其余各年为散发或无疫情报告。主要传染途径为患眼—水—健眼,或患眼—手或物—健眼。淋球菌性结膜炎传染性强,可严重危害视力。它主要通过生殖器—眼接触或生殖器—手—眼接触而引起。

流行性出血性结膜炎的潜伏期短,传染性极强,可大面积迅速流行。世界各地都发生过此病流行。1971 年曾经在我国大范围流行。多发生于夏秋季节,常迅速蔓延流行,为丙类传染病。目前,它在国内外均有小范围的流行。据统计数据显示,某市 2007 年急性结膜炎的流行病,农村是重灾区,其发病人数占全市 2007 年发病人数的 70% 以上。中老年是该病的高发人群,中老年患者数占全市的 40% 以上。

二、发病的危险因素

急性结膜炎是由病毒或细菌感染引起的,影响此传染病的危险因素如下。

(1)微生物的大量繁殖。室外的高温、高湿使微生物某地点大量繁殖。

(2)结膜受刺激,抵抗力下降。因灰尘、太阳的辐射及生物燃料燃烧产生的烟雾持续地刺激结膜,使其易于受到侵害。

(3)环境卫生质量差,嗜眼家蝇多。

(4)室内空气流通性差。室内拥挤和通风不够,环境差,使感染更易传播。

(5)不良卫生习惯。共用毛巾、手帕与脸盆也可促进感染传播。

三、引起的社会经济负担

此眼病相对于其他的导致盲与视力损伤的眼病来讲,其社会经济负担较轻。当流行性出血性结膜炎的大面积流行可影响社会生活,妨碍群体性活动的开展。

四、群体防治措施

急性结膜炎主要是通过接触传播,最常见为眼—手—眼的传播。接触分泌物污染的手、手帕、用具、电子游戏机、电脑的键盘等,或到患者接触过的泳池、浴池等都有可能感染此病。因此其预防的关键是切断传播途径和管理传染源。

1.隔离、消毒患者所用物品 如毛巾、脸盆、手帕等日常用品。

2.养成良好的卫生习惯 如饭前、便后、外出回家后要及时洗手或肥皂洗手。避免用手揉擦眼睛十分重要。

3.加强卫生监督管理 如一旦发现红眼病,应及时隔离,所有用具应单独使用,最好能洗净晒干后再用;做好学校、幼儿园、托儿所、理发店、饭店、工厂、游泳池、商场、娱乐场所等人员集中地的卫生监督管理工作;初级眼保健人员不应当随意使用糖皮质激素类药物治疗急性结膜炎患者;接诊医务工作人员要及时遵循国家传染病管理法及时上报流行性出血性结膜炎疫情。

4.积极恰当治疗　治疗过程中,眼部卫生保健对预防急性结膜炎的交叉传播十分重要。用清洁水反复冲洗患眼,接触患眼后和抱小儿前彻底洗手以及分开使用毛巾都是十分有效的预防措施。

归纳总结与思考

白内障、角膜病、沙眼、儿童盲、糖尿病视网膜病变、年龄相关性黄斑变性等许多眼病可导致盲与视觉损伤,是全世界严重的公共卫生、社会和经济问题。严重影响人们的眼健康水平,降低其生活质量。作为一名眼视光专业人员有责任控制这些眼病。

导致盲与视觉损伤的眼病的预防措施与策略主要有:①病因预防。加强眼卫生保健健康教育,提高人们自我保健意识与能力;消除与控制引起眼病的病因与危险因素。②早发现、早诊断和早治疗。加强眼病的筛查检测,提高眼保健医务工作者的诊疗水平,加强眼病的卫生监督与管理,以做到早发现、早诊断。③选择恰当的治疗措施,积极进行常见眼病的治疗,防止其进一步发展。

⊙学习检测

制订某市某小学学生近视发病情况的调查计划,并开展实施。针对其调查结果分析其流行病学特点,并制订群体防治措施。

(邢华燕)

实践技能　眼病流行病学调查与群体防治

【操作目的】
通过此项目的实施,使学生熟悉常见致盲眼病及其流行病学特点、危险因素;了解常见致盲眼病的治疗措施及引起的社会经济影响;掌握常见致盲眼病的群体防治措施;能针对不同常见致盲眼病提出相应的预防措施及实施方案。

【职业素质】
1.培养学生查阅文献、利用网络等检索工具收集资料的能力。

2.培养学生以循证医学的思维综合分析利用信息资料的能力。

3.培养学生的书面表达能力,综合分析解决问题的能力。

4.培养学生沟通能力和团队协助能力。

【操作方法】

1.教师强调重点,提出相关要求。

2.分组。每组4～6名学生组成。以小组为单位相关资料的收集、阅读与讨论分析、总结。针对不同常见致盲眼病,讨论分析总结其流行病学特点及其危险因素,提出相应的预防保健措施。

3.每组选出代表发言交流,并互相评比。

4.教师讲评。

【操作内容与实施】

1.教师提出不同的常见致盲眼病,并提出实践技能要求。

2.学生利用课余时间学习眼科学中每个常见致盲眼病的病因、病理改变、发病机制、临床症状、治疗措施等内容。

3.以组为单位通过文献、网络等工具收集常见致盲眼病的有关资料。

4.课上或课下每个学习小组以小组讨论的方法讨论分析所收集到的资料,并撰写讨论结果准备小组间的交流及讲评。

讨论思考题:

(1)常见致盲眼病的流行病学特点(三间分布)是什么? 请列表比较。

(2)思考常见致盲眼病的群体防治措施及实施方案?

(3)若能较好完成本实践技能项目,作为一名眼视光专业人员应具备哪些知识、技能与素质?

5.每组选出代表发言交流与师生讲评。

【注意事项】

1.在医院眼科见习中,针对每个常见致盲眼病收集1～2个完整的临床案例。最好将临床病例内容完整复印。

2.完成实践技能项目前要认真复习总结教材中相应内容。

3.将医院眼科见习中,针对每个常见致盲眼病收集的1～2个临床案例与眼科学中相同眼病的病因、病理改变、发病机制、临床症状、治疗措施等内容进行对照分析。

【综合训练与技能提升】

根据讨论结果制订常见致盲眼病的群体保健的措施及实施方案?

(黄贺梅)

项目四

社区眼视光学服务

学习目标

◆**掌握** 社区眼视光学服务的概念及内容。

◆**熟悉** 眼视光学的服务内容;社区眼视光学服务站的设置。

◆**了解** 社区健康教育的概念及基本内容。

◆**基本技能** 能够针对不同层次的社区开展眼视光学服务;能针对不同特殊人群开展视光学服务工作;培养学生综合分析解决问题的能力,团队协作制订社区眼视光学服务工作计划。

 问题引导

以小组为单位,组织学生对2~3个社区进行眼健康状况及眼视光学服务需求调查:

(1)设计调查表。

(2)实施社区眼视光学服务需求调查。

(3)分别整理调查表中的调查内容。

随着人们保健意识的增强,对视觉质量要求的不断提高,视力保健的需求在迅速增大;我国青少年近视发病率高达20%~30%,大学生高达85%,这需要大量具有专门视光学知识的专业人员去从事近视的预防治疗和眼保健工作。据资料报道,我国老年人口占总人口的12.9%。有关专家预测,到2050年,中国老龄人口将达到总人口的三分之一。老视是绝大多数人都避免不了的正常生理现象,多数老年人都需要老视镜以满足"阅读"等近距离用眼的需要。每个人一生中因机体自然退化后老视也至少需要一至两副眼镜。可见,为人们提供视觉保健服务,提高其视觉质量具有重要的现实和长远意义。

任务一　社区眼视光学服务的概念和意义

一、眼视光学服务

2005 年,世界眼视光学会在加纳举行的全体会员大会上通过了适用于全球的视光师执业范畴的基本模式:"视光学专业是一项自主的,需要教育的和规范的(经认证/注册)健康保健专业。视光师是眼睛和视觉系统的基本健康保健医生,提供全面的视觉保健服务,包括屈光检查和配镜,发展/诊断和处理眼疾以及视觉系统症状的康复。"这对世界视光学及其教育的规范化都具有里程碑的意义。

作为一名视光师能为人们提供视觉检查,眼睛的健康保健,屈光矫正眼镜的验配,角膜接触镜的验配,视觉训练,近视控制,低视力保健,公众视觉保健普及和咨询服务等眼视光学服务。验光师能为人们提供视觉检查,屈光矫正眼镜的验配,角膜接触镜的验配等眼视光学服务。

近年来,我国眼科的疾病谱已发生了明显的变化,视觉与视功能有关的问题日益增多。如屈光不正、老视眼、小儿斜视弱视、视觉疲劳、低视力等。世界卫生组织 2008 年的资料显示,全世界 1.51 亿人的盲和视力损伤是由未矫正屈光不正引起,在其导致的原因中排第二位。盲和视力损伤限制了人们的教育、就业,对其患者的生活产生不良影响。同时,屈光不正多发生于年轻人,存活的年数较长,相应影响的时间也较长。目前,全世界约有 10 亿多人患有老视眼,尤其是发展中国家人口老龄化速度加快,老年人越来越多。再者,发展中国家文盲率的降低,对阅读和近距离工作需求增加,近视力变得越来越重要,矫正老视眼导致近视力损伤的需求将迅速增加。据我国小儿斜视、弱视专家,北京大学第一医院郭静秋教授在对北京 3 万名学龄前儿童视力检查结果的统计分析,视力不良率达到 20%,其中斜视、弱视是导致视力不良的主要病因。对于该疾病的防治,关键在于早期发现(学龄前),并通过物理训练进行矫正。信息量的几何递增加快了社会发展的节奏,同时也使视觉器官在单位时间内接受信息的工作量增多。电脑化、网络化、电视的普及等使人们长时间面对电脑荧光屏或视屏,而又保持固定操作姿势,双眼长时间处于调节和辐辏状态,瞬目减少产生了视觉疲劳,甚至导致"文明病"——视功能失平衡、双眼视问题等。因此,屈光不正、老视眼、小儿斜视弱视、视觉疲劳、低视力对视力造成的损伤及存在视觉问题的解决,所提供的治疗、预防、康复、健康促进是眼科和视光学人员所面临的重要任务。

二、社区眼视光学服务

1. 社区眼视光学服务的概念　社区眼视光学服务是以社区为基础,向居民提供预防保健、医疗康复、健康促进为内容的眼视光学服务。是社区卫生服务的一部分。社区是指聚居在一定地域范围内的人们所组成的社会生活共同体,与居民生活有着息息相关的关联。我们每个人都生活在一个相对固定的区域,它具有一定数量的人口、一定范围的地域空间、一定类型的社区活动、一定规模的社区设备和一定特征的社区文化。社区居民具有共同的区域身份、某些共同的看法、相关的利益和比较密切的交往。通过将社区眼视光学服务纳入初级卫生保健和社区卫生服务,可使社会、家庭和个人积极参与眼视光学服务,以便扩大眼视光学服务的范围,早发现、早诊治居民存在的眼视觉问题,及时转诊,更好满足人类眼保健和提高视觉服务质量的需求。

社区眼视光学服务具有服务对象广泛,服务内容综合性的特点。服务对象包括健康人群、发生眼病和视光学问题的高危人群和亚健康人群及眼睛和视觉系统有问题的患者;服务内容包括眼睛疾病和视力损伤的治疗、预防、康复和健康促进等工作。目前,我国因缺乏受过正规教育训练的眼视光学专门人才,开展社区眼视光学服务的理念不强,更是缺乏开展社区眼视光学服务的成熟模式,使得眼视光学服务只能集中在大中城市的社区,大多数社区还没有开展眼视光学服务,生活在社区的大量屈光不正患者不能获得高质量的、经济的、方便的屈光服务。

2.社区眼视光学服务的内容　社区眼视光学服务是初级眼保健服务的重要组成部分,通过提供视力监测筛查、验光服务、眼镜定配服务、培训眼保健人员、常见眼病的筛查及防治、视力康复、眼的健康促进等,以满足社区居民对眼视光学服务的需求。

(1)开展视力监测筛查,矫正屈光不正。社区配备足够数量,经过严格验光、配镜培训的眼保健专门人员或通过培训社区在岗护士、眼科技术人员或验光技术人员,提高社区居民视力筛查质量,早发现存在视觉问题的人群,并提供高质量的眼镜验配服务。社区眼视光服务应注重针对不同层次人群的需要,提供适宜的解决屈光不正的方法,以全面满足居民的需要。

(2)提供眼病筛查服务及低视力服务。通过开展常见眼病的筛查,早发现、早诊断、早治疗常见眼病,并做到及时转诊,以充分体现社区眼视光学服务的优越性。对于筛查发现的低视力患者或社区低视力者提供高质量的低视力康复服务。

(3)培训眼保健人员。对社区眼保健人定期开展验光、配镜和低视力相关知识的培训,以提高从业人员的服务质量。

(4)建立可持续的、经济有效合理的社区眼保健模式。探索良好的社区眼保健模式,可有效提供高质量的社区眼视光学服务,以提高居民的视觉质量。

(5)开展社区眼保健健康教育。通过开展社区眼保健教育,可普及眼病防治知识、视力损伤防治与屈光不正矫正知识,提高人们眼保健和及时矫正屈光不正的意识,以提高社区眼保健水平。

(6)建立眼科健康档案。对社区居民建立眼健康档案,以便做好居民眼健康状况调查、追踪观察,及时收集居民眼健康基线资料,为制订居民眼保健预防措施、制订社区眼视光服务政策与管理措施提供科学依据。

任务二　社区眼视光学服务

问题引导

2013年5月3日上午,温州医科大学附属眼视光医院(浙江省眼科医院)社区服务点在三垟街道社区卫生服务中心授牌,成为温州眼视光医院的第一个社区服务点;2013年1月30日,河北省廊坊市安次区银河南路社区卫生服务中心眼视光门诊开展服务。

(1)社区眼视光学服务的地位如何?

(2)社区眼视光学服务的设置?

(3)社区眼视光学服务的工作内容?

一、社区眼视光学服务站的设置

社区眼视光学服务是社区卫生服务的主要内容之一,社区眼视光学服务站是最基层的眼保健服务中心,设置在城市社区或农村乡、镇,以"立足社区、方便群众、服务家庭"为宗旨,致力于辖区内居民的眼睛基础保健工作。目前,社区眼视光服务站多为眼视光门诊或具有眼保健功能的基层眼镜店,一般覆盖人数为4万~6万人。

(一)社区眼视光学服务站的服务范围

1. 婴幼儿视力发育障碍的早期筛查和科学干预　通过建立婴幼儿眼健康档案,定期开展检查,以便及时发现与矫治婴幼儿视力发育障碍问题,并做好相应的预防工作。

2. 儿童斜弱视的早发现、早诊断和早治疗　斜视患病的主要群体是儿童,弱视儿童在门诊中尤为常见。斜视、弱视的治疗关键是提倡"三早",即早期发现、早期诊断、早期矫正。这对于患儿今后的健康成长有积极意义,因为儿童1岁到2岁期间是眼睛发育最关键的时期,且治疗时机的选择非常重要。由于弱视小儿双眼外观并无改变,和正常儿童一样,极难发现,所以在社区定期做好眼的健康检查非常重要。最好每半年检查一次儿童视力。

3. 开展验光配镜服务,矫正屈光不正　在社区对居民开展屈光不正和老视眼的检查服务,并对他们进行健康指导、验光配镜、及时随诊服务方便及时,有利于提高居民眼的健康水平和视觉质量。

4. 常见眼病的筛查与转诊　社区眼视光服务站能发现常见眼病,如白内障、青光眼、糖尿病眼病等致盲性眼病,并及时转诊到上一级医疗机构进一步诊断治疗,定期对他们进行随诊。

5. 康复训练　非致盲性眼病视觉疲劳和视觉功能障碍的康复训练。

6. 中老年视力障碍的矫治　我国已进入人口老龄化,随着人口老龄的加速,预计到

2020年,老年人口将达到2.48亿,同时视觉质量对中老年人的生活质量影响较大,社区完成中老年视力障碍的矫治可行、方便,且具有重要和长远的意义。

7. 眼保健知识的健康教育,提供眼保健相关产品,并进行使用指导　社区开展眼保健健康教育,普及眼病防治知识和爱眼护眼常识,如告知家长应观察孩子看东西有无歪头、离电视很近、阅读做题串行等。指导眼保健相关产品的使用及意义,如助视器、眼保健产品等,提高社区居民眼保健自我保健意识及眼保健水平,以提高社区居民眼健康水平和视觉质量。

8. 培训验光配镜及眼保健专业人员　社区眼视光服务站可以作为基层验光配镜及眼保健专业人员实践培训基地。

(二)社区眼视光学服务站的科室设置与设备配置

社区眼视光学服务站的科室设置与设备配置要满足其服务范围的需求。

1. 眼科门诊检查室　配有用于检查评估外眼、眼前节和眼后节的裂隙灯活体显微镜,评估眼底的状况和检查常见眼底疾病的检眼镜,用于黄斑部的功能检查的阿姆斯勒表,以及非接触式眼压计、眼科A超测量仪、角膜地形图检测仪等先进的眼科常规检查设备。

2. 综合验光室　配备用于远视力检测及验光配镜的灯箱视力表;近视力检测及近用眼镜的验配的手持近视力表;视力检测、屈光的矫正和验光配镜的镜片箱;眼屈光状态检测及客观验光的电脑验光仪,以及综合验光仪、多功能视力表投影仪、进口佳乐普角膜曲率电脑验光仪、同视机、视动性眼震仪、立体视检测卡、选择性观看检测表、医用三棱镜、色盲检查图等。

3. 视觉训练室　配备双面镜、聚散球、绳散球、立体图、轨道图、字母表、集合卡、裂隙尺、视觉追随训练本、扫视运动练习本、弹跳床、触觉球、旋转盘、红绿可变/固定矢量图等视觉功能训练检测设备。

4. 角膜接触镜验配室　专业配置角膜塑形镜、高透氧半硬性隐形眼镜。

5. 加工室　备有用于测量眼镜片的顶焦度、棱镜度,柱镜的轴位方向,检查镜片是否正确安装在镜架中的焦度计及电脑镜片检测仪、超声波清洗机、磨边机、倒边机、开槽机、抛光机、打孔机、烤灯、焊枪、手钻等设备及调整工具一套。提供各种高难度、高精度眼镜加工、检测、维修、保养等服务。

6. 健康教育室　定期邀请知名眼科、眼视光专家进行眼视力保健的知识讲座。

7. 门诊手术室　开展常规的门诊外眼手术、眼科美容手术。

8. 视力健康档案　采用眼视光电子病历诊疗管理系统,为每一位前来就诊的顾客建立全面的眼视力健康档案。

(三)社区眼视光学服务站的人员配置

社区眼视光学服务站通常配备1~2名具备眼科学或视光学背景的医务人员,2~3名辅助工作人员。

1. 医疗人员的要求与分工

(1)具备一定的眼科学知识,能完成如白内障、青光眼、糖尿病眼病等常见眼病的筛查、治疗及转诊。

(2)掌握视光学知识,具备验光配镜的能力,并能对各种屈光不正提出屈光矫正的建议。

(3)能够熟练操作使用社区眼视光学服务站的所有设备,并能对简单的设备故障进行识别与排除。

(4)熟悉流行病学和卫生统计学的基本知识,能组织开展常见眼病的流行病学调查、相关资料的分析及防治措施的制订。

(5)掌握眼保健及健康教育的基础知识,能宣传和普及爱眼护眼的常识,能结合居民眼健康状况实际开展眼保健健康教育及视觉保健指导。

2. 辅助工作人员的要求与分工 通常是指验光员、定配工、护理人员或经过专业培训的眼保健人员。

(1)具备眼科屈光学的基础知识,能够进行最基本的远、近视力的检测及矫正。

(2)具备眼镜学的基本知识,能够进行眼镜的加工、调整、检测与维修。

(3)了解和熟悉将患者转诊至上一级医疗机构的相关流程及组织能力。

(4)熟悉爱眼护眼常识,并能进行眼预防保健知识的宣传普及。

(5)了解和熟悉眼病流行病学调查的知识,能够开展常见眼病的流行病学调查及相关资料的收集。

(6)具备一定的沟通、协调、组织与营销能力。

二、社区特殊人群的眼视光学服务

(一)社区儿童眼视光学服务

儿童处于视觉发育的关键期和敏感期。自出生到3岁期间基本完成眼结构的发良,4~14岁期间主要是眼的功能发育。由于容易受各种因素的影响而形成弱视、斜视、近视和先天性眼病。据资料显示,我国儿童斜视、弱视的患率分别为1%和3%~5%,儿童中大部分的视力损伤是由屈光不正造成的。眼视觉的发育正常与否不仅关系到儿童未来的生活质量和工作能力,而且直接关系到儿童的智力、思维和心理发育。在社区早期加强儿童光学干预,及早发现屈光异常及眼病具有重要的意义。但只有采取科学安全、合理有效的屈光矫正手段,才能真正做到有效防治斜视、弱视,以预防近视的发生和发展,保护和增进双眼视功能。社区儿童眼视光学主要的工作包括以下几方面。

1. 儿童常见眼病的处理 社区眼视光学工作者作为初级眼保健工作人员,可通过检测视力、矫正屈光不正、提供眼镜等来满足社区儿童屈光服务的需求。

(1)小儿屈光不正、斜视、弱视和眼外伤等常见眼病的筛查、预防与处理。

(2)儿童先天性眼病的预防,提供相应的咨询服务。

(3)提供验光配镜服务以矫正、处理屈光不正和提供低视力服务。如为儿童提供正确验光,患儿选择合适的镜片、镜架;为低视力患者提供相应的训练与指导助视器的正确使用等。

(4)儿童常见眼病的诊断、治疗,并及时转诊。如对医院确诊的弱视儿童提供弱视训练,将斜视儿童及患有致盲性眼病,如先天性白内障、先天性青光眼儿童转诊到有条件的医院进行治疗。

2.开展儿童眼保健知识的宣传与普及活动 除在社区开展儿童眼保健知识的健康教育外,眼视光学工作者应定期到社区幼儿园、学校进行眼保健知识的宣传与普及,眼病筛查或验光配镜等服务,以便更好地做的儿童眼保健服务工作。健康教育的内容主要有儿童视力发育的特点,家长监测孩子视力时使用标准视力表的方法及注意事项,儿童视力发生的早期征兆,儿童弱视治疗的关键时期等。

(二)社区老视眼视光学服务

2011年国家统计局公布的第六次全国人口普查数据显示,截至2010年11月1日零时,我国总人口为13.4亿人,其中60岁及以上人口占13.26%,65岁及以上人口也已经达到8.87%,且老年人群中约35%需要进行老视矫正。这意味着,尽管中国不是老龄化程度最高的国家,但将长期是老年人口规模最大的国家。社区开展老年视光学服务对提高老年人生活质量,减少家庭及社会的经济负担具有重要而长远的意义。社区老年视光学主要的工作包括以下几方面。

1.老年常见眼病的诊断、治疗与预防 屈光不正和老视眼是影响老年人视力的主要原因。我国40岁以上的中老年人约25%的人患有近视,导致他们的远视力损伤。但他们中大部分人未配戴过老花镜,还有一些人在集市上配戴了无质量保障的老花镜,严重影响了与视近相关的功能,影响了他们的生活质量。

白内障、青光眼、年龄相关性黄斑变性和糖尿病视网膜病变等也是老年人常见的眼病。白内障患者接受人工晶状体植入手术后,因手术植入的人工晶状体度数不准确或不能植入人工晶状体等原因,常常会出现过度矫正、欠矫、散光或高度远视眼等屈光不正问题。再者,植入人工晶状体后远视力矫正到1.0以上者,因晶状体被摘除,而失去调节功能,也会出现人为的"老视",需要配戴阅读眼镜才能从事近距离工作。青光眼、年龄相关性黄斑变性和糖尿病视网膜病变等常见眼病病程长、需要长期治疗和随诊或转诊到上一级医院进行诊治。

2.开展老年人眼健康检查与老年常见眼病的筛查 白内障是最主要的致盲眼病,且大部分患者生活在社区,在社区开展白内障眼病筛查,及时发现白内障患者,并转诊到上级医院眼科接受手术治疗,能提高其手术质量,也能减轻患者的经济负担和社区的社会负担。在社区开展老年人眼健康检查,如检查视力、眼前节、眼底等,对眼病做到早发现、早诊断和早治疗,以提高老年人的眼健康水平。同时,社区老年人眼健康检查,可缓解眼科医疗资源的紧张压力,节省眼科医疗费用的支出,以减轻国家和个人的负担。

三、社区眼保健教育

社区开展眼保健教育是传播眼病防治知识,提高居民预防眼病的意识,促使眼病患者尽早就医,及时接受合理治疗的一种途径。这属于初级眼保健的内容之一,是社区眼保健设施的完善和初级眼保健网络形成的基础。积极有效地开展社区眼健康教育是充分利用眼保健资源,提高眼科医疗效率和效果的有效途径。

社区从事老年人眼保健教育的人员可以具有医疗背景,也可以是无医疗背景的社区服务人员。眼保健教育的内容主要是老年人常见眼病及其发生、发展规律、影响因素、预防措施等相关内容。

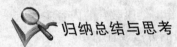

归纳总结与思考

社区眼视光学服务站的服务范围主要包括:婴幼儿视力发育障碍的早期筛查和科学干预,儿童斜弱视的早发现、早诊断和早治疗,开展验光配镜服务,矫正屈光不正,常见眼病的筛查与转诊,非致盲性眼病视觉疲劳和视觉功能障碍的康复训练,中老年视力障碍的矫治,眼保健知识的健康教育,提供眼保健相关产品,并进行使用指导,培训验光配镜及眼保健专业人员。社区特殊人群的视光学工作包括儿童社区视光学服务和老年社区视光学服务。

社区眼视光学服务站设置的科室有眼科门诊检查室,综合验光室,视觉训练室,角膜接触镜验配室,加工室,健康教育室,门诊手术室和视力健康档案。

⊙学习检测

1. 社区眼视光学服务的地位与内容?
2. 开展社区眼视光学服务的途径?

实践技能　社区眼视光学服务的开展

【操作目的】
通过此项目的实施,使学生熟悉社区眼视光学服务的概念、内容,社区眼视光学服务站的设置;了解社区健康教育的概念及基本内容;理解眼视光学的服务内容;能针对不同层次的社区设置眼视光学服务站,制订眼视光学服务工作计划,并组织实施;能针对不同特殊人群开展视光学服务。

【职业素质】
• 培养学生查阅文献、利用网络等检索工具收集资料的能力;培养学生运用现代化手段开展社区眼视光学服务。
• 培养学生以循证医学的思维综合分析利用信息资料的能力。
• 培养学生的书面表达能力,综合分析解决问题的能力。
• 培养学生沟通能力和团队协助制订社区眼视光学服务工作计划的能力。

【操作内容与实施】

· 教师强调社区眼视光服务工作的实施制订,并提出要求。

(1)前言:用简洁扼要的文字概括社区眼视光服务工作的意义、目的、对象与内容,实施方法、预期结果,字数在200字左右。

(2)明确社区眼视光服务的目的与内容。针对社区存在的眼健康问题明确工作目标及相应具体内容。

(3)确定工作对象:根据社区存在的眼健康问题,确定高危人群作为主要工作服务对象。

(4)根据工作目标与具有的人力、物力和财力,研究对象情况选择恰当的实施方法。

(5)建立社区眼视光学服务站:制订社区眼视光学服务站建立方案,简要列出所需要人力配置、仪器设置及经费。

(6)工作的开展实施:简要说明开展的具体工作内容及实施过程、要求。

· 展示案例,组织学生讨论。

(1)案例:见本项目中任务二【问题引导】案例。

(2)讨论思考题:

1)社区眼视光服务的作用?

2)社区眼视光学服务站的设置?

3)社区眼视光学服务的工作内容?

· 分组。每组4~6名学生组成,以小组为单位完成。

(1)运用网络或现场收集社区眼视光学服务站设置、人员配置、仪器设备、工作开展等相关资料,并讨论分析、总结。

(2)社区眼健康状况及眼视光学服务需求调查。设计调查表,开展社区眼视光学服务需求调查,并分别整理调查表格中的调查内容,撰写调查报告。

· 每组选出代表发言交流,并互相评比。

· 教师讲评。

【注意事项】

· 完成实践技能项目前要认真复习、总结教材中相应内容,结合实际案例深刻理解社区眼视光学服务的地位与作用。

· 学习小组深入社区了解社区眼视光学服务工作的开展及需求情况,结合所学相关专业知识明确眼视光师在社区眼视光学服务工作中的地位,应具备的知识、能力与素质。

【综合训练与技能提升】

· 制订社区眼健康状况及眼视光学服务需求调查实施方案,并组织实施,统计分析调查结果。

· 完善社区眼视光服务工作站建设方案。

· 制订社区眼视光学服务工作计划及工作内容。

(邢华燕 朱 豫)

参考文献

[1]赵家良.眼视光公共卫生学[M].2版.北京:人民卫生出版社,2011.

[2]管怀进.眼保健与眼病预防[M].北京:高等教育出版社,2005.

[3]陈君石,黄建始.健康管理师[M].北京:中国协和医科大学出版社,2007.

[4]包家明.护理健康教育与健康促进[M].杭州:浙江大学出版社,2008.

[5]傅华.预防医学[M].5版.北京:人民卫生出版社,2008.

[6]褚仁远.眼病学[M].2版.北京:人民卫生出版社,2011.